U0803071

沙尘暴医学与毒理学

孟紫强　张全喜　杨振华　著

中国环境科学出版社·北京

图书在版编目（CIP）数据

沙尘暴医学与毒理学/孟紫强，张全喜，杨振华著. —北京：中国环境科学出版社，2012.4
ISBN 978-7-5111-0853-1

Ⅰ. ①沙… Ⅱ. ①孟…②张…③杨… Ⅲ. ①环境医学②环境毒理学 Ⅳ. ①R12②R994.6

中国版本图书馆 CIP 数据核字（2012）第 001355 号

责任编辑 赵惠芬
责任校对 唐丽虹
封面设计 玄石至上

出版发行 中国环境科学出版社
（100062 北京东城区广渠门内大街 16 号）
网 址：http://www.cesp.com.cn
联系电话：010-67112765（总编室）
发行热线：010-67125803，010-67113405（传真）
印 刷 北京东海印刷有限公司
经 销 各地新华书店
版 次 2012 年 4 月第 1 版
印 次 2012 年 4 月第 1 次印刷
开 本 787×960 1/16
印 张 12.5
字 数 180 千字
定 价 35.00 元

前 言

沙尘暴是一种自然现象，在我国 205 B.C.就有记载，它是沙尘天气的一种。沙尘天气包括浮尘、扬沙、沙尘暴及强沙尘暴 4 种天气类型。沙尘暴发源于沙漠及其周边地区，那里自古人烟稀少，这种灾害天气对健康的影响以往很少受到重视。随着人口的增加、环境污染的加剧以及人类活动对地表植被的严重破坏，强沙尘暴发生的频率和影响范围急剧增加。随着沙尘暴强度的升级，其影响越来越向更远的地方传输开来，进入人口密集的城镇，甚至大都市。沙尘暴发生时，巨大的人群暴露在沙尘天气的侵扰之中，从而使沙尘暴对健康的影响成为全社会共同关心的问题，于是研究沙尘暴对健康的影响及防护的意义就越来越重要。为此，自 2002 年开始，依托孟紫强教授主持的国家自然科学基金重点项目“沙尘暴细颗粒物的理化特性及其对人体健康的影响”的资助，我们与北京大学和北京师范大学等专家合作，在我国北方沙尘暴频发区——甘肃省武威市和内蒙古包头市进行了大规模的流行病学调查及沙尘暴细颗粒物理化特性与毒理学效应的研究。研究发现，沙尘暴对人群健康的影响很大，这种影响可分为当日急性效应、短期滞后效应和长期累积效应。

本书主要依据我们连续多年在沙尘暴的发生、传输、理化特征及其医学和毒理学等方面的研究成果，经过总结和升华而成。同时，本书也对国内外其他实验室和作者的相关研究成果进行了介绍和评述。读者通过本书能够对沙尘暴的发生、传输、理化特征及其医学和毒理学知识有一个全面、深刻的了解，并能够应用这些研究成果去解决有关沙尘暴及其他沙尘天气的健康问题，同时也可以参考这些研究成果为防止沙尘暴的危害制定科学的防护对策。

本书供沙尘暴及浮尘天气、扬沙天气多发地区的居民和有关政府部门工作者阅读，也可供环境科学及其他相关专业本科、专科学生和研究生学习，同时也可供环境保护与环境医学科研工作者及管理人员学习参考。

由于我们的水平和著述时间所限，本书存在疏漏和不足之处在所难免，希望有关专家、老师及广大读者提出宝贵意见。

作者

2011 年 10 月 30 日

目　录

第一章　沙尘暴的发生与分布

一、沙尘暴的定义、特征与强度划分

（一）沙尘暴的定义

沙尘暴是沙尘天气之一。沙尘天气是指强风从地面卷起大量尘沙，使空气混浊，水平能见度明显下降的一种天气现象，主要发生在干旱、半干旱及土地沙漠化比较严重的地区。根据中国气象局 2003 年 3 月 1 日实施的新标准，沙尘天气分为浮尘天气、扬沙天气、沙尘暴、强沙尘暴四类。其中，浮尘天气指尘土、细沙均匀地浮游在空中，使水平能见度小于 10 km 的天气现象；扬沙天气指风将地面尘沙吹起，使空气相当混浊，水平能见度在 1～10 km 以内的天气现象；沙尘暴指强风将地面大量尘沙吹起，使空气很混浊，水平能见度小于 1 km 的天气现象；强沙尘暴指大风将地面尘沙吹起，使空气非常混浊，水平能见度小于 0.5 km 的天气现象。

关于沙尘暴天气，不同的国家或地区有不同的名称。中国学者把沙暴（sand storm）和尘暴（dust storm）合起来通称沙尘暴（sand-dust storm），有些国家（如美国）就分开来观测定义（张广兴、李霞，2003）。国际刊物上发表的文章多将沙尘暴写为 dust storm。

（二）沙尘暴的主要特征

浮尘、扬沙、沙尘暴、强沙尘暴天气的共同特点是天空混浊、能见度降低、空气质量恶化。当沙尘暴到来时，强风裹挟沙尘滚滚向前，同时伴随着高空浮尘飘飘、地面扬沙连连，使得沙尘暴与扬沙、浮尘密切联系在一起，常常难以分割。实际上，浮尘、扬沙、沙尘暴除导致空气水平能见度下降程度不同外，三者在其他方面也存在不同之处：浮尘多为远处尘沙经上层气流传播而来，或由于远地或本地产生沙尘暴或扬沙后，尘沙等细小颗粒浮游空中而形成，出现时远方物体呈土黄色、太阳呈苍白色或淡黄色；扬沙形成机理与沙尘暴相近，它们的动力和热力学机制也基本相同，但扬沙多为本地沙尘被风吹起，影响范围较小；沙尘暴或强沙尘暴传输距离远，影响范围大，出现时天空呈现黄褐或红褐色，能见度急剧下降。有的特强沙尘暴到来时，天空一片黑暗，可达“伸手不见五指”的程度，当地居民称其为“黑风”或“鬼怪”（张广兴、李霞，2003）。

（三）沙尘暴的强度划分

对沙尘暴强度的等级划分，一般采用风速和能见度两个指标，不仅因为这两个指标是目前气象台（站）的常规观测项目，资料记录历史长，应用范围广，易于获取，而且因为能见度差和强风速是沙尘暴的两个最主要致灾因素。表 1-1 为适合我国西北地区沙尘暴天气强度的划分标准（钱正安等，1997），目前多数气象台（站）均采用此标准。

表 1-1　西北地区沙尘暴天气强度的划分标准

强度	瞬间极大风速	最小能见度
特强（黑风暴）	≥10 级或≥25m/s	0 级（＜50m）
强	≥8 级或≥20m/s	1 级（＜200m）
中	6～8 级或≥17m/s	2 级（200～500m）
弱	4～6 级或≥10m/s	3 级（500～1 000m）

注：当风力和能见度不协调时，沙尘暴强度的确定方式分两种情况：①凡风速大、能见度也大时，强度以能见度对应级确定，如最大风速为 30m/s、能见度为 100m 时，则确定为强沙尘暴天气；②当风速小、能见度也小时，则从原有风速对应级上升一级强度，如最大风速为 19m/s、能见度为 100m 时，上升一级定为强沙尘暴天气。

二、沙尘暴的成因、传输与时空分布

（一）沙尘暴的成因

沙尘暴的发生是特定的气象和地理条件相结合的产物，其形成必须同时具备以下 3 个条件（王式功等，2000；秦大河，2003）：大风、丰富的沙尘物质及不稳定的空气状态。大风是形成沙尘暴的动力条件，只有具备强而持久的风才能吹起大量的沙尘。丰富的沙尘源是形成沙尘暴的物质基础，沙漠、退化的林草地、无植被覆盖的干松土地、城乡建筑工地的泥沙等都可能成为沙源。不稳定的空气状态则导致局地热对流猛烈发展，产生强大动力将沙尘卷入高空，从而形成沙尘暴或扬沙天气。

尽管沙尘暴同洪水、地震和火山喷发一样，是大自然万物消长中的一环，有其自身的活动规律。但近代沙尘暴发展趋势剧增，与自然资源被过度开发利用以及不合理的人为活动干扰造成的大面积植被破坏、沙化加剧、水土流失、土壤次生盐渍化等密切相关（Wang et al.，2005），而不能完全归结为是自然风沙活动的结果。可以说，正是人类不合理的经济活动加剧了沙尘暴的强度和频率，或者说沙尘暴是伴随人类活动破坏生态平衡而愈演愈烈的。

（二）沙尘暴的传输

沙尘暴天气过程所产生的沙尘气溶胶微粒在输送过程中不断地沉降、扩散和稀释，但粒径在 0.5～4.0 μm 的沙尘气溶胶粒子具有远距离输送的能力，可随大气环流输送到较远的地方去，对那里的天气和气候产生影响。例如，中国西北地区的沙尘暴天气过程可将当地的黄沙粒子输送到日本、韩国、中国台湾地区，甚至北太平洋地区，作为该地上空冷却云中凝结核的一部分，起到增加降水的作用。撒哈拉及其周围干旱区的沙尘可由热带东风气流的携带，越过大西洋，输送到美洲大陆；还可通过沙尘暴过程输送沉降到欧洲中部、南部以及德国北部地区等。

我国北方春季的沙尘天气是与冷空气活动产生的大风相伴出现的。与冷空气活动路径相联系，西北地区沙尘暴天气的出现主要有 3 条移动路径，即西北路径（冷空气源于北冰洋冷气团，强冷空气自西西伯利亚向东南经我国北疆、内蒙古西部入侵河西走廊，造成大风沙尘暴，穿过巴丹吉林和腾格里沙漠，然后东移至鄂尔多斯高原）、西方路径（主要发生在塔里木盆地、河西走廊西部、青海省等）、北方路径（从蒙古国经我国内蒙古中部到达宁夏、陕北、华北等地），其中西北路径沙尘暴天气最多，约占总数的 68%，且该路径沙尘暴有移动迅速、强度大、影响范围广、灾害重的特点（李耀辉，2005）。

（三）沙尘暴的时空分布

全世界四大沙尘暴多发区分别位于中亚、北美、中非和澳大利亚，无不与广袤的沙漠联系在一起。我国的沙尘暴属于中亚沙尘暴区的一部分，主要发生在北方干旱半干旱地区，是世界上唯一在中纬度地区发生沙尘暴最多的区域。我国沙尘暴总的特点是西北多于东北地区，平原（或盆地）

多于山区，沙漠及其边缘多于其他地区（李耀辉，2005）。沙源区主要分布在西北地区的巴丹吉林沙漠、腾格里沙漠、塔克拉玛干沙漠、乌兰布和沙漠、黄河河套的毛乌素沙地周围。其中，河西走廊到内蒙古中西部、宁夏干旱区既是我国沙尘暴最主要的源地区，也是受沙尘暴影响最严重的地区。华北北部的广大地区为沙尘暴的扩散影响区。扬沙的影响范围比沙尘暴要广，一直延伸到长江中下游地区。浮尘的影响范围更广，其影响区域一直延伸到四川盆地和南岭北侧。

我国沙尘暴有季节和月份变化的特点（Feng et al.，2002），冬、春季最多，夏季次之，秋季（新疆地区为冬季）最少。按月份来看，4 月发生频率最高，3 月和 5 月次之，秋季的 9 月（新疆为 12 月或 1 月份）最低。沙尘暴也具有明显的日变化特征，主要发生在午后到傍晚时段内，占总数的 65.4%。在河西走廊中部地区，黑风暴大都出现在中午 12 时至晚上 22 时。

三、沙尘暴对人类的危害及其防治对策

（一）沙尘暴对人类的危害

沙尘暴的危害作用主要表现在以下四方面（秦大河，2003）：

（1）风沙流的吹蚀与磨蚀作用可使肥沃的土壤变得贫瘠、农田及各种农业设施遭到损害，导致农作物减产甚至绝收。

（2）流沙埋压。沙尘暴所经之处，大量的沙粒沉积，可以流沙的形式掩埋农田、草场、居民区、工矿、铁路、公路等，使当地景观发生变化。

（3）大风袭击。沙尘暴来势凶猛，伴随超强的风速，产生严重的风蚀现象，是土地沙漠化最重要的因素之一。此外，破坏力巨大的风可以袭击各种工农业设施、拔树毁房、吹翻机动车辆、伤害人畜，还可以中断供电线路、破坏交通和通信设施等。1993 年 5 月 5 日发生在我国西北地区的特大沙尘暴，使新疆、甘肃、内蒙古、宁夏四省（区）共死亡 85 人，伤 264 人，失踪 31 人，死亡和丢失牲畜 12 万头，受灾农田和林地达几十万公顷，数以百计的塑料大棚被毁，公路、铁路、供电线路、基础设施等破坏严重，经济损失数亿元。2000 年 3 月中下旬的沙尘暴使内蒙古阿拉善左旗和额济纳旗 376 眼人畜饮水井被风沙埋没、近千座牲畜棚圈和塑料大棚被破坏、牧民的 80 万 kg 饲草被风刮走、8 万多亩麦田麦种被吹出，直接经济损失上千万元。

（4）污染环境。沙尘暴过程使大气中悬浮颗粒物浓度剧增，产生严重的环境污染，既使人体健康受到损害，也影响植物的光合作用。

另外，随着人们对卫星及地面无线电系统使用的持续增长，所用频率也越来越高，沙尘暴对无线电波产生的影响也引起了国内外学者的重视。

然而，也有研究表明（Feng et al.，2002），在遥远的过去，黄土高原由沙尘暴输送的沙粒和土壤堆积而成，夏威夷群岛上最初的土壤来自我国西北地区干旱苍凉的荒原。还有人认为沙尘暴对中和酸雨、减轻温室效应、减缓全球变暖趋势起到一定的积极作用（Bishop et al.，2002；Terada et al.，2002）。

（二）减少沙尘暴危害的对策

1. 沙尘暴防治措施

（1）防治沙尘暴必须树立科学的态度、正确的理念，摒弃长期以来在治理沙尘暴上的认识误区，例如：认为沙尘暴就是沙漠里的沙粒给人类造成的危害，防御沙尘暴就是治理沙漠，而没有认识到沙尘暴的主要危害成分不是沙漠里的沙粒，而是来自农田和退化草原的直径小于 100 μm 的微细颗粒；认为治沙就是植树造林，而没有认识到防御沙尘暴最主要的措施是地面植被覆盖；认为“人定胜天”，苛求“人进沙退”，背离了自然规律，虽然局部地区环境有所改善，但整体情况仍在恶化。因此，防治沙尘暴不仅要进行制度创新、技术创新，更要进行人类价值观念的创新。

（2）建立和完善沙尘天气的动态监测和预警系统，做好天气预报和预警服务，并加强对沙尘暴的科学研究，掌握沙尘暴发生、发展的规律和机制。在沙尘暴低发期和缩小期，抓住有利时机，创造有利于植被生长的环境，增加植被的覆盖度。在沙尘暴高发期和扩大期，及时预报预警，大力普及防灾知识，提高群众防灾意识，做好防护准备工作。

（3）严格执行《中华人民共和国环境保护法》、《森林法》、《草原法》、《水土保持法》等相关法律法规。在已经沙化的地区，实施生物措施与工程措施相结合，乔木、灌木、草本植物种植相结合。在生态脆弱区实行退耕还林还草和生态环境建设，严禁草场过度放牧。有计划地将西部生态脆弱区分散居住的人口迁移到生态条件较好的地区，用生态移民的办法建立生态无人区，靠自然生态的自我修复功能达到恢复生态的目的。

（4）防止沙漠戈壁边缘的土地沙化，保护好沙区现有天然植被，封沙封滩，育草育林，建立起遏制沙漠化推进的生态屏障，增加地面覆盖度，扩展沙漠绿洲。

（5）根据当地降水量、土壤储水量及水资源利用情况，合理安排作物种植，大力推广节水灌溉技术，提高水利用率，严防地下水采用过度、水位下降。

2. 沙尘暴来临时的个人防护

沙尘暴来临时要减少外出、远离沟渠池塘、避开残垣断壁、保护家禽家畜，建筑工人及清洁工人暂停户外作业，儿童迅速回家或找可靠的建筑物躲避等。如因职业或工作需要必须在室外活动时，最好使用防尘、滤尘口罩，或用湿毛巾、纱巾保护眼、耳、口、鼻等。其他保护措施包括戴合适的眼镜，穿戴防尘的手套、鞋袜、衣服，勤洗手脸。一旦发生持续咳嗽、气短、发作性喘憋及胸痛时，应尽快就诊。在沙尘暴多发季节，应多饮水、多吃蔬菜水果等清淡食物，抵抗力较差的老年人、婴幼儿以及患有呼吸道过敏性疾病者在风沙季节更应该注意保健，尽可能远离沙尘。

第二章　沙尘暴颗粒物的理化特性

长期以来，对沙尘暴的化学组成、来源、传输路径以及传输过程中污染颗粒物和矿物颗粒物之间的相互混合作用等问题进行了大量研究。近年来，山西大学孟紫强教授主持的国家自然科学基金重点项目“沙尘暴细颗粒物（$PM_{2.5}$）的理化特性及其对人体健康的影响”（2003—2006年），北京大学胡敏教授课题组和北京师范大学庄国顺教授课题组系统地研究了沙尘暴颗粒物的理化特性，取得了一系列重要成果。研究发现，沙尘暴不仅传输了大量的矿物元素，同时还携带了相当量的污染元素和营养元素，对全球的生物地球化学循环和全球环境变化将产生深远影响。研究还发现，沙尘暴颗粒物的理化特性与地区有关。对沙尘颗粒物中离子的特性、污染元素含量的变化规律等也进行了深入探讨。

一、沙尘暴颗粒物的理化特性

庄国顺等分别在内蒙古多伦（北京沙尘暴的源头之一）、陕西榆林（沙尘暴的源头之一）、北京（市区采样点北京师范大学和郊区采样点密云）、青岛和上海6个采样点，同步连续采集总悬浮颗粒物（TSP）、可吸入颗粒物（PM_{10}）和$PM_{2.5}$。化学分析发现沙尘暴颗粒物在其长距离传输过程中，既输送比常日颗粒物高达数十倍的矿物元素，同时又输送比常日高几倍甚至十几倍的痕量污染元素。这些污染物部分来自沙尘暴长距离传输过程中矿物颗粒物与沿途污染源排放的污染颗粒物的混合，部分来自沙尘暴入侵气团和北京当地污染气团之间的交汇叠加，证明了沙尘暴带来的大量矿物颗粒物尤其是其中的细粒子有利于污染物的转化和积聚。同时在沙尘暴中检测出高浓度 Fe（Ⅱ），且 Fe（Ⅱ）与硫酸盐正相关，证明了大气和海洋中可能存在的硫铁耦合反馈机制（庄国顺等，2001；孙业乐等，2004）。

庄国顺课题组研究了2002年春季沙尘颗粒物中水溶性组分的特征，证明在亚洲颗粒物长距离传输过程中不同来源和不同传输路径的矿物颗粒物与污染颗粒物相互混合的普遍存在。随着沙尘强度的增加，水溶性组分的质量分数减少。根据化学特征将沙尘暴颗粒物中的主要水溶性离子分为三组：矿物离子（Ca^{2+}，Na^{+}，Mg^{2+}），污染-矿物离子（SO_4^{2-}，Cl^{-}，K^{+}）和污染离子（NO_3^{-}，NH_4^{+}，NO_2^{-}，F^{-}）（Wang et al.，2005a）。矿物离子和污染离子分别是强沙尘天气和非沙尘时期离子的主要部分，而污染-矿物离子在不同强度的沙尘天气和非沙尘时期都占有一定比例，表明矿物颗粒物和污染颗粒物的混合在沙尘季节（甚至是强沙尘天气）普遍存在，而在中等或者较弱沙尘条件下更显著。强沙尘暴的颗粒物中主要离子的存在形式是 $CaCO_3$，中等或较弱强度沙尘暴下是 $CaSO_4$，非沙尘时是 NH_4NO_3。沙尘颗粒加速了硫酸盐和硝酸盐的二次转化，其携带的硫酸盐和硝酸盐能够进行更远距离的传输并对全球生物地球化学循环和全球环境产生更加深远的影响。

沙尘天气发生期间大气颗粒物中的主要离子浓度顺序为 $SO_4^{2-}>Ca^{2+}>NO_3^{-}>Cl^{-}>NH_4^{+}>Na^{+}$，灰霾天气发生期间，其顺序为 $SO_4^{2-}>NO_3^{-}>NH_4^{+}>Cl^{-}>Ca^{2+}>K^{+}$。沙尘天气发生期间，粗颗粒增加多，灰霾天气发生期间，细颗粒增加多。沙尘天气发生期间，颗粒物碱度高，灰霾天气发生期间，颗粒物酸度高。颗粒物 $CaSO_4$ 的形成及$(NH_4)_2SO_4$、NH_4NO_3 的形成分别是沙尘天气和灰霾天气发生期间，硫酸盐和硝酸盐的主要化学形成物，可见沙尘和灰霾颗粒物有助于硫酸盐和硝酸盐的形成。

在远离海洋的北京，即使在沙尘暴发生期间，所采集的 TSP、PM_{10}、$PM_{2.5}$ 颗粒物样品中均可检测到甲基磺酸（MSA），平均检出率达 60%，且其浓度显著高于沿海城市或远洋颗粒物中 MSA 浓度。因此，MSA 可能存在陆地源。北京颗粒物中的 MSA 没有明显的海洋源，陆地源释放的二甲基硫（DMS）和工业废弃物释放的二甲基亚砜（DMSO）可能是 MSA 的两个主要前体，低压高温气团和长时间辐照有利于 MSA 的生成，陆地的人为污染可能是北京 MSA 的重要来源。MSA 有无毒理学作用，尚未见文献报道。

元素碳（EC）和有机碳（OC）在不同采样点和不同的季节都是 $PM_{2.5}$ 的主要成分之一，占 $PM_{2.5}$ 的 15%～48%（何凌燕等，2005）。北京地区 $PM_{2.5}$ 中 OC 和 EC 污染水平显著高于其他城市（如上海、青岛、多伦等）。沙尘不仅导致 TSP 浓度急剧增加，而且还带来大量的 $PM_{2.5}$。沙尘天气发生期间及其随后的几天，元素碳浓度明显降低，这主要是因为沙尘的稀释效应。有机碳的浓度有所下降，但不是很明显。令人惊奇的是，在沙尘过后的几天，$PM_{2.5}$ 中地壳元素和元素碳都在下降，但有机碳的百分含量不断上升，这可能是由于沙尘提供了更大的反应表面积，使有机气体的气固转化增加所致。

二、沙尘暴源地和传输路径对沙尘暴颗粒物化学组成的影响

源区和传输路径是影响沙尘暴化学组成最重要的两个因素。庄国顺等以 Ca/Al 比值作为元素示踪体系来判断沙尘暴的来源。来源于内蒙古中西部沙漠及黄土高原的传输路径可被看做是“污染”路径，沿此路径传输的沙尘颗粒物携带更多的污染元素。这些污染元素可能是来自土壤尘（如 Zn），或者是沙尘与沿途污染颗粒物的混合（如 As 和 Pb），或者来自北京本地的“污染”扬尘（如 As 和 Pb）或者沙尘颗粒表面的反应（Sun et al.，2005）。相反，从蒙古戈壁滩和内蒙古北部沙地传输到北京的沙尘颗粒物中污染元素较少，是相对“清洁”的路径。

张兴赢等（2004）发现北京沙尘暴存在盐湖盐渍土源。单颗粒物分析发现，S 和 Cl 是唯一一对呈显著正相关的元素。X-射线光电子谱仪（XPS）电子能谱分析发现 S 和 Na 同时在颗粒物表面富集，离子分析表明 SO_4^{2-}和 Cl^-呈线性相关。颗粒同时含有 S、Cl 和 Na，且 S 和 Cl 呈显著正相关，Na 相对富集，表明这些颗粒来自沙尘暴途中所经过的干盐湖盐渍土地区。因此，北京沙尘暴颗粒物不仅来自于其源头沙漠，其所经过的包括干盐湖盐渍土的大范围干旱、半干旱地区的表层土也是其主要来源之一。

韩力慧等（2005）提出一种新的元素示踪法，用于估算和区分北京大气颗粒物污染的主要组成矿物颗粒物的外来源和本地源。通过采集、分析具有代表性的、可覆盖全北京所有地区的大量颗粒物、地面扬尘以及外来源代表地区内蒙古多伦等地的表层土，发现颗粒物中元素比值 Mg/Al 是区分北京地区矿物颗粒物本地源与外来源的最佳元素示踪体系。根据元素示踪法，首次估算出北京地区矿物颗粒物中本地源与外来源的相对贡献量。春季外来源占 TSP 的 38%～86%，占 PM_{10}的 52%～90%，占 $PM_{2.5}$的 59%～93%；冬季外来源占 TSP 的 52%～83%，占 PM_{10}的 52%～93%，占 $PM_{2.5}$的 7%～79%；而在夏季和秋季，外来源仅占约 20%。冬春季外来源对北京矿物颗粒物的贡献明显高于夏季，沙尘暴发生期间外来源贡献最高达 97%，成为北京大气颗粒物的主要来源。

三、沙尘暴颗粒物对城市大气环境的影响

沙尘暴颗粒物对源区城市影响最大，并随着传输距离的增加而减弱。

沙尘暴颗粒物对源区粗颗粒物的化学组分影响要大于 $PM_{2.5}$，而在远离源区的城市则对 $PM_{2.5}$ 的化学组分影响高于粗颗粒物。沙尘暴颗粒物一方面混合了沿途大量的污染物并携带到下游地区，另一方面也对一些污染物产生清除和稀释作用。不同的沙尘暴颗粒物由于其来源和传输路径不同，对城市大气颗粒物中化学组分的影响也有明显差别。颗粒物中的 Ca^{2+} 对城市酸化具有强烈的缓冲作用，可使颗粒物的 pH 值增加 1 左右。

沙尘天气发生期间，大气颗粒物浓度都有明显增加，同时有部分的二次组分被入侵的矿物组分所取代，此取代对 $PM_{2.5}$ 更明显。沙尘暴颗粒物在传输过程中，颗粒物酸度增大，表明发生了碱性沙尘颗粒物与酸性气体和污染颗粒的相互混合和相互作用。硫酸盐和硝酸盐的形成机制不同，沙尘颗粒物更有利于硫酸盐的形成。

四、农业城市：武威市沙尘暴颗粒物的理化特征

（一）地理位置和气象特征

武威市位于甘肃省中部，河西走廊的东端，东邻兰州，西通金昌，南依祁连山，北接腾格里沙漠，处于沙漠边缘，属于沙源地区，面积为 33 249 km^2。年平均气温约 7.8℃，降水量 60～610 mm，蒸发量 1 400～3 010 mm，日照时数 2 200～3 030 h，无霜期 85～165 d，属于典型的大陆性气候。

春季为武威市沙尘多发期，2000—2004 年平均每年春季暴发沙尘天气约 13 次。武威市的春季，一般白天气温相对较高，使大气处于不稳定状态。春季前期少雨，导致表层土质干燥疏松，为沙尘天气发生提供物质基础，因此非常容易发生沙尘天气。

（二）武威市大气化学组成及其影响因素

1. 大气化学组分的理化特征

武威市以农业为主，人为工业污染较少，以 2004 年为例，SO_2 年均质量浓度为 21 $\mu g/m^3$，NO_2 年均质量浓度为 26 $\mu g/m^3$，均达到国家二级标准。沙尘天气多发期（3—5 月）之外其他月份大气 PM_{10} 平均质量浓度为 87 $\mu g/m^3$，而沙尘天气多发期大气 PM_{10} 质量浓度高达 322 $\mu g/m^3$。

沙尘暴发生时，颗粒物浓度迅速增加，质量浓度最高可比前一天增加 5.2 倍。与美国 1997 年颁布的日均质量标准 65 $\mu g/m^3$ 进行比较，有的年份在 3—5 月间超标的天数高达 75%左右。可见武威市春季颗粒物污染严重，

而且受到沙尘天气的严重影响。

武威市春季大气 $PM_{2.5}$ 的主要离子成分为 SO_4^{2-}，OC 的质量浓度在总质量中所占的比例也较高。在沙尘天气发生时，来自地壳的 Ca^{2+}、Mg^{2+}、Na^+和 PO_4^{3-} 质量浓度迅速升高，而一次排放的 EC、Cl^-以及来自生物质燃烧的 K^+的质量浓度有所下降，说明沙尘天气对一次污染有稀释作用。

在沙尘天气过程中，地壳元素随沙尘的发生迅速升高，而由于冶炼产生的微量元素组分随着沙尘天气的发生质量浓度迅速下降。说明沙尘天气带来大量地壳组分的同时，对局地的污染物有一定的稀释作用。

武威市春季 $PM_{2.5}$ 污染非常严重，月平均值都在 80 μg/m³ 以上，明显高于美国 EPA 的日标准 65 μg/m³。由于 3 月武威市仍然处于采暖期，因此人为污染比较严重，4 月由于沙尘过程中风速较高，对污染物的扩散有利。SO_2 和 NO_x 二次转化产物硫酸盐和硝酸盐浓度呈现出采暖期明显高于非采暖期的特点，颗粒物中 NH_4^+浓度 3 月也明显增高，可能与春耕使用化肥有关，也和武威市以农业为主的产业结构相符合。在整个春季，地壳组分的质量浓度都很高，所占比例也很高，充分体现出武威市春季沙尘多发，矿物元素是武威市春季颗粒物主要组成的特点。颗粒物中微量的组分主要是一些重金属以及冶炼产生的污染物。武威市虽然以农业为主，工业所占比重很小，重工业很少，但是由于武威市境内有比较丰富的矿产资源，因此在武威市春季的颗粒物中有一定量的微量组分，但是质量浓度并不高。作为内陆地区，Cl 元素被认为是来自于煤的燃烧，而不是来自海盐。

2. 燃煤排放对大气组分的影响

武威市冬春季节比较寒冷，每年都有较长的采暖期。在采暖期间，以硫酸盐为代表的人为污染物的质量浓度明显要高于非采暖期，而且由于农业使用化肥的原因，铵盐的含量也是采暖期高于非采暖期。

沙尘天气发生时，地壳组分的质量浓度和所占的百分比都迅速增加。相反地，人为污染物所占的百分含量有所减少。

3. 不同天气状况对大气组分的影响

根据沙尘天气情况、$PM_{2.5}$ 的日均质量浓度的频率分布及 SO_4^{2-}占 $PM_{2.5}$ 的百分比，可将武威市的采样天气大致分为以下 4 种类型：

（1）沙尘天，有沙尘天气发生时，根据大气能见度分别记录并划分沙尘暴、扬沙和浮尘天气。

（2）清洁天，$PM_{2.5}$ 日均质量浓度小于美国日均质量浓度标准，即小于 65 μg/m³。

（3）重度污染天气，选择 $PM_{2.5}$ 日均质量浓度大于 100 μg/m³ 作为划分污染天的标准，并且 SO_4^{2-}占 $PM_{2.5}$ 的百分比大于该地当年采样期间 SO_4^{2-}的平均百分比。这样的天划分为重污染天，主要是关注人为活动对两地空气质量的影响。

（4）一般天，包括所有非空白其他正常采样天。

清洁天：大气颗粒物中地壳组分、有机物和 SO_4^{2-}为主要组成成分。

重度污染天气：随着颗粒物污染的加重，地壳组分所占的比例明显增加，有机物所占比例依然很高，但是所占百分含量已经有所减少，SO_4^{2-}和 NO_3^-等人为污染物所占比例要高于轻度污染天和清洁天，因为污染天一般天气条件比较稳定，有利于污染物的累积和转化，加之大气中大量的颗粒物提供了二次转化的表面，有利于二次组分的生成。

沙尘天气：沙尘天气最明显的特征是地壳组分的质量浓度迅速增加，其中 Al 在沙尘天气最高可比前一天高出 8 倍，Ca 可以高出 7 倍，Fe 高出 5 倍。沙尘天气对人为污染物，尤其是二次污染物的作用有两个方面：一方面沙尘天气发生时，大气中颗粒物浓度增加，为二次转化提供了大量的反应界面，促进二次转化的进行，从而使二次污染物的绝对质量浓度增加（Denterner et al.，1996）；另一方面沙尘天气同时伴随着大风，有利于污染物的扩散，对污染物浓度有稀释作用，使颗粒物浓度降低。颗粒物中人为污染物（如有机颗粒物、硫酸盐、硝酸盐和铵盐），这些二次颗粒物组分在沙尘天气一般要低于污染天气甚至一般天，加之在沙尘天气时总的质量浓度要比平时高，这些人为污染物所占颗粒物总质量浓度的百分比在沙尘天气要远低于一般天气。因此，从整体角度看，大风对沙尘颗粒物中人为污染物的稀释作用要大于对二次转化的促进作用。

当发生扬沙天气时，地壳组分的质量浓度迅速增加，成为颗粒物的主要成分，其中未定组分中有大量的来自地壳的不溶物质，故在扬沙天气大气颗粒物中未定组分所占比例也迅速增加，甚至可以占到总质量的 40%以上。相反地，由于扬沙天气的风力有助于人为大气污染物的扩散，因此人为污染物（如有机物、SO_4^{2-}和 NO_3^-等）百分含量迅速下降，SO_4^{2-}所占的百分比只有 5%以下。浮尘天气情况却不太一样，由于浮尘天气大气状况相对扬沙天气要稳定，因此除了地壳组分和未定组分百分含量和扬沙天气类似也急剧增加之外，人为污染物 SO_4^{2-}和 NO_3^-的百分含量相比扬沙天气不但没有降低反而有所升高，甚至 SO_4^{2-}占总质量浓度的百分含量与污染天相近，这主要是因为浮尘天气一般天气条件比较稳定，风力较弱，有利于污染物的累积和转化，加之大气中大量的 $PM_{2.5}$ 提供了二次转化的反应场所，因此人为大气污染物含量迅速增加。但是 NO_3^-和有机物的百分含量比污染天气要少很多，可能是由于 NO_3^- 和有机物在转化过程中，光起到很重要的作用，由于浮尘天气大气中存在大量的颗粒物，对阳光起到了反射和散射的作用，削弱了光强，因此减缓了转化速度。

五、工业城市：包头市沙尘暴颗粒物的理化特征

（一）地理位置和气象特征

包头市位于内蒙古自治区中部，东与呼和浩特市相邻，西与巴彦淖尔盟市连接，北与蒙古国接壤，南濒黄河与鄂尔多斯市隔河相望，处于几大沙地和沙漠包围之中，面积为 27768 km^2。年平均气温 6.4℃，年降水量 310mm，无霜期 110～142d，属于温带大陆性气候。

包头市冬春时节昼夜温差较大，气温变化剧烈，使大气处于不稳定状态，春季前期少雨，也非常容易发生沙尘天气。

（二）包头市大气化学组成及其影响因素

1. 大气化学组成的特征

包头市是内蒙古自治区最大的工业城市，被称为“草原钢城”，煤炭、冶金、电力等重工业发达，大气污染属于典型的煤烟型污染，加之采暖期长，大量燃煤排放污染物，恶化空气质量，特别在沙尘天气的作用下，浮尘天气会出现 $PM_{2.5}$ 浓度和气态污染物浓度双高的情况。在冬、春季节西北风、北风的作用下，包头市的污染物排放还可能使华北地区的大气质量恶化。SO_2 在采暖期和非采暖期呈现较高浓度差别，说明 SO_2 主要来自于采暖燃煤的排放。

沙尘天气发生时，$PM_{2.5}$ 质量浓度迅速增加，大气能见度剧减。若将 $PM_{2.5}$ 日均值与美国 1997 年颁布的日均质量标准（65 μg/m^3）进行比较，则在春季超标天数约占 80%。2004 年 $PM_{2.5}$ 日均质量浓度最高值为 361.66 μg/m^3（3 月 9 日，扬沙），超标 4.56 倍；2005 年 3 天超过 400 μg/m^3（其中 2 天浮尘，1 天扬沙），最高值达 817.60 μg/m^3（4 月 27 日，扬沙），超标 12.6 倍。2004 年春季日均 $PM_{2.5}$ 质量浓度超过 150 μg/m^3 的天数占总天数的 35%，2005 年春季日均 $PM_{2.5}$ 质量浓度超过 150 μg/m^3 的天数占总天数的 38%。28 天沙尘天气中，21 天日均 $PM_{2.5}$ 质量浓度超过 150 μg/m^3。可见，包头市春季大气 $PM_{2.5}$ 污染是相当严重的，其原因与沙尘天气的频发相关。

沙尘天气发生时，主要离子组分和 OC/EC 质量浓度及其相对含量的变

化情况可以大致分为 3 种情况：

（1）污染组分：主要来源于人为排放的组分，沙尘天气时其质量浓度有减小趋势，主要包括 EC、F^-和 Cl^-，沙尘颗粒物对它们的主要作用为稀释。

（2）地壳组分：主要来源于地壳的组分，沙尘天气时其质量浓度及其所占 $PM_{2.5}$ 的比例均有所增加，主要包括 PO_4^{3-}、Na^+、Mg^{2+}和 Ca^{2+}，是沙尘颗粒物的重要组成成分。

（3）耦合组分：主要是二次生成组分，沙尘天气时其质量浓度趋于增加，但其所占 $PM_{2.5}$ 的比例有减小趋势，主要包括 OC、NO_3^-、SO_4^{2-}和 NH_4^+，沙尘颗粒物为它们的二次转化生成提供了大量的活性反应界面。

沙尘天气发生时，$PM_{2.5}$ 元素组分的质量浓度均有不同程度的增加，沙尘天气对元素组分的影响可以大致分成两种情况：

（1）主要来源于地壳的元素组分：如 Al、Ca、Fe、Mg 和 Na，沙尘天气时这些元素组分含量的增加非常显著。

（2）其他来源的元素组分：如生物质燃烧排放的 K，沙尘天气有稀释作用，同时也提供源于地壳的 K，故其质量浓度的增加比较缓和。化石燃料燃烧可释放大量 SO_2，沙尘天气颗粒物提供活性反应界面，促进其转化生成 SO_4^{2-}，但沙尘气团对 SO_2 有所稀释。同时，沙尘天气颗粒物也会提供部分 S，所以沙尘天气时 S 的增加也是比较缓和的，占 $PM_{2.5}$ 的比例较平时甚至有所降低。

2. 燃煤排放对大气组分的影响

采暖燃煤排放是有机物、EC、Cl^-和 SO_4^{2-}的主要来源之一。采暖燃煤也会排放部分氟，但在包头市氟最主要的来源是工业源。据调查，包头市每年排入大气中的氟达 4 000 多 t，98%以上是工业排放，其中钢铁、铝和稀土冶炼过程排放量占 90%，燃煤排氟量不足 5%（匡运臣，高晓玲，1995），氟的工业排放量比较稳定，在大气中的相对含量也比较稳定。

沙尘天气发生时，在矿物颗粒物的稀释作用下有机物、EC、Cl^-和 SO_4^{2-}在 $PM_{2.5}$ 中所占的百分含量均有所降低。地壳组分和微量元素的百分含量比较稳定，这是因为包头市春季风沙大而频繁，即使没有形成一定规模的沙尘天气，仍能将大量地面物质卷入大气，沙尘天气的影响占绝对优势。

3. 不同天气状况对大气组分的影响

包头市的主要天气类型划分与武威市相似，也是根据沙尘天气情况、$PM_{2.5}$ 的日均质量浓度的频率分布及 SO_4^{2-}占 $PM_{2.5}$ 的百分比，将采样天气大致分为以下 4 种类型：

（1）沙尘天，有沙尘天气发生时，根据大气能见度分别记录并划分沙尘暴、扬沙和浮尘天气。

（2）清洁天，$PM_{2.5}$日均质量浓度小于美国日均质量浓度标准，即小于65 μg/m^3。

（3）重度污染天气，由于包头市、武威市两地污染情况有所差异，因此划分污染天有所不同。包头市和武威市分别选择$PM_{2.5}$日均质量浓度大于150 μg/m^{3}和100 μg/m^{3}作为划分污染天的标准，并且SO_4^{2-}占$PM_{2.5}$的百分比大于该地当年采样期间SO_4^{2-}的平均百分比。这样的天划分为重污染天，主要是关注人为活动对两地空气质量的影响。

（4）一般天，包括所有非空白其他正常采样天。

清洁天：$PM_{2.5}$及其各组分的质量浓度均较低，在确定组分中，有机物、地壳组分和SO_4^{2-}是$PM_{2.5}$的主要组成成分。

重度污染天气：风速较小，利于污染物的累积，且相对湿度较高，利于非均相反应的发生。SO_4^{2-}等二次污染物通过非均相反应迅速而大量生成，其质量浓度和在$PM_{2.5}$中所占百分比均显著增加。

浮尘天气：地壳来源的组分和二次组分的质量浓度和在$PM_{2.5}$中所占的百分比均较高。这是由于大气中悬浮的大量颗粒物，为二次反应尤其是SO_2－SO_4^{2-}气粒转化提供了更多的活性反应界面，促进了二次反应的进行，使二次污染物的质量浓度迅速升高，并且大气条件比较稳定，气团稀释作用较小，所以二次组分的百分比也较高。

扬沙天气：风速一般较大，$PM_{2.5}$及其各组分的质量浓度较高。其中，地壳组分百分含量较清洁天显著增加，有机物百分含量急剧下降，但仍大于地壳组分。SO_4^{2-}质量浓度增加，但其所占$PM_{2.5}$的百分比降低，这主要是因为大风扬尘的贡献：携带大量源于地壳的物质，虽然也卷携地面的某些有机物和SO_4^{2-}，或者一定程度上促进了SO_2—SO_4^{2-}的气粒转化，但它们所占比例较低，加之气团对它们的稀释作用，其比例更难抬升。

沙尘暴：沙尘暴发生时，不仅风速较大，而且当地源于地壳的组分大量被扬起进入大气，同时，还有大量沙尘颗粒物随风远距离传输而来，使得$PM_{2.5}$质量浓度很高。由于大风扬沙、气团稀释、远源传输等作用同时存在，各组分的质量浓度因其性质和来源的差异呈现不同的变化特点。源于地壳的组分，包括地壳组分、微量元素、未定组分及沙尘颗粒物能促进其非均相生成的二次组分，尤其是SO_4^{2-}，质量浓度均较高。由于沙尘颗粒物呈碱性，将推动NH_4^+—NH_3平衡向NH_3生成方向移动，NH_4^+的质量浓度增加不明显，甚至有所下降。由于受到远距离输送来的沙尘颗粒物的影响，地壳组分含量最高，显著大于有机物，但有机物的含量仍大于SO_4^{2-}。

六、武威市和包头市沙尘暴 $PM_{2.5}$ 理化特征比较

武威市是受沙尘影响的农业城市，而包头市是受沙尘影响的工业城市，因此两个城市 $PM_{2.5}$ 的很多组分有较大的差别。作为一次源排放特征物的 EC，包头市要明显高于武威市，来自燃煤的 Cl 也表现出包头市高于武威市的特点；由于一次排放的 SO_2 和 NO_x 很高，因此由二次转化生成的 SO_4^{2-} 和 NO_3^- 也是包头市要高于武威市；由于包头市受其有色金属冶炼工业的影响，故其 $PM_{2.5}$ 中 F 的含量很高；微量组分中的一些元素（如 As、Cu、Ni、Pb 等）也同样来自冶炼，因此包头市的微量组分也高于武威市；而 NH_4^+ 主要来自于自然源，尤其是农牧业，因此武威市 NH_4^+ 的质量浓度要高于包头市。由于包头市工业排放较多，虽然沙尘天气带来大量来自地壳的碱性物质，但是仍然不能完全中和人为排放的污染物，而武威市由于人为污染少，阴阳离子基本平衡，颗粒物呈中性。

武威市和包头市春季 $PM_{2.5}$ 污染严重，但包头市比武威市严重，以 2005 年春季为例，包头市 $PM_{2.5}$ 平均质量浓度为 152.15 μg/m³，而武威市为 85.30 μg/m³。沙尘暴和扬尘天气不仅使粗颗粒物浓度增加，也使得 $PM_{2.5}$ 的浓度水平明显增加。地壳成分、有机物和 SO_4^{2-} 是春季大气 $PM_{2.5}$ 的主要组成，其浓度水平及相对含量与沙尘天气的频繁出现和采暖期间燃煤的排放密切有关。

包头市和武威市春季大气 $PM_{2.5}$ 的污染特征受到不同的工业结构、地理和气象条件的影响。包头市受沙尘天气影响的频率和强度明显比武威市高，$PM_{2.5}$ 中地壳组分含量也较高。包头市煤炭、冶金、电力等重工业发达，机动车排放量相对较高，大气颗粒物中 As、Mn、Pb、Zn 等金属元素含量及富集程度均远高于武威市；作为农业城市，武威市大气颗粒物中的 NH_4^+ 要高于包头市。大范围、高密度的工业生产排放源对包头市大气环境的影响更显著，而农业生产活动排放源对武威市大气颗粒物的贡献则更明显。由于武威市位于沙漠边缘，居民健康水平可能受到沙尘侵袭的直接影响；包头市位处沙尘传输途中，空气质量和人体健康明显受到工业污染排放和沙尘暴的共同影响。

第三章　沙尘暴对人群健康的急性效应

沙尘天气是我国北方多发的恶劣天气，也是欧、美、非、澳各洲的一些国家和地区常见的天气现象。近年来强沙尘暴的发生更加频繁，严重影响了生态环境和人群健康。

依托国家基金重点项目“沙尘暴细颗粒物的理化特性及其对人体健康的影响”，孟紫强等选择沙尘暴多发区的小学生及其家长为观察对象，在沙尘暴多发的3—5月进行健康问卷调查，选用广义估计方程（Generalized Estimating Equation，GEE）模型来研究沙尘暴对暴露区小学生和居民健康的急性效应，以期为揭示沙尘天气，尤其是沙尘暴，对居民健康的影响提供依据。

一、沙尘暴多发区气象和大气环境状况

沙尘暴主要发生在沙漠及其邻近的干旱、半干旱地区，世界上有中亚、北美、中非及澳洲四大沙尘暴区，我国西北地区属于中亚沙尘暴区的一部分。这些地区常年气候干燥、降水稀少、植被稀疏，具有丰富的沙源；春天风力强劲，为沙尘暴的形成提供了极大的动力条件；同时，人类的不合理活动，如滥伐乱垦、过度放牧以及水资源过度开发，使土地裸露沙化，导致沙尘天气不断发生。

甘肃省地处青藏高原、黄土高原和蒙古高原的交会处，最西部处在南疆沙漠和戈壁边缘，北部与巴丹吉林沙漠和腾格里沙漠接壤，是沙尘暴的源地和频发区。武威市地处我国甘肃省河西走廊东端，现辖一区三县（凉州区、民勤县、古浪县和天祝藏族自治县），总面积3.3万km^2，总人口近200万，其中市区人口100.82万人（2004年武威市统计局资料）。该地区属典型的温带大陆性气候，多年平均气温7.8℃、降水量60～610 mm、蒸发量1 400～3 010 mm、日照时数2 200～3 030 h、无霜期85～165 d，是甘肃省重要的商品粮、油和瓜果蔬菜生产基地。由于太阳辐射强，降水少而蒸发量大，且常受风沙影响，其市区大气环境质量不高，尤其在春季，由沙

尘天气造成的颗粒物污染成为影响其大气环境质量的主要因素，同时沙尘天气也对人群的健康造成了消极影响（罗晓玲等，2004）。

为了研究甘肃省武威市社区小学生和社区居民在沙尘暴期间各种症状的发生随沙尘暴滞后天数的变化，孟紫强等收集了 2004 年 3 月 1 日至 5 月 31 日和 2005 年 3 月 1 日至 5 月 31 日逐日地面气象资料（气温、相对湿度、大气压、露点温度等）、逐日大气污染资料（SO_2、NO_2、TSP、PM_{10}等）及逐日大气 $PM_{2.5}$ 浓度监测值。

表 3-1 描述了 2004 年和 2005 年同期（3 月 1 日至 5 月 31 日）武威市气象资料和大气污染物浓度的频数分布。研究期间主要大气污染物中 SO_2、NO_2 的日平均值均低于国家空气质量二级标准（SO_2，0.15 mg/m^3；NO_2，0.08 mg/m^3）（GB 3095—1996 环境空气质量标准）。

表 3-1 2004 年和 2005 年（3—5 月）武威市气象和大气污染物浓度频数分布（24 h 均值）

年份	项目	指标	$\bar{x}$	s	min	P_{25}	P_{50}	P_{75}	max
2004	气象条件	风速/（m/s）	6.28	3.60	2.62	3.51	5.05	7.78	20.48
		气温/℃	11.86	6.66	-4.20	6.65	12.90	17.43	23.00
		相对湿度/%	33.83	13.44	14.00	25.00	29.50	38.75	84.00
		大气压/hPa	845.59	4.81	834.30	842.03	845.35	848.58	856.30
	大气污染物浓度/（μg/m^3）	PM_{10}	120.79	66.14	39.00	71.25	95.50	149.50	294.00
		$PM_{2.5}$	84.67	35.67	38.8	60.53	72.33	99.02	192.8
		SO_2	30.73	28.00	8.00	15.75	28.00	41.38	104.00
		NO_2	12.75	4.74	3.52	9.61	12.72	16.73	26.28
2005	气象条件	风速/（m/s）	7.58	5.25	2.65	3.81	5.07	10.58	20.52
		气温/℃	8.72	7.43	–6.51	3.38	9.68	15.19	20.52
		相对湿度/%	40.43	13.43	26.57	30.19	34.55	48.25	84.80
		大气压/hPa	850.00	13.71	828.57	841.11	845.68	854.21	887.52
	大气污染物浓度/（μg/m^3）	PM_{10}	104.58	76.59	45.80	62.14	76.43	115.01	516.30
		SO_2	50.60	18.23	16.05	35.31	51.22	62.78	97.52
		NO_2	12.75	3.72	6.16	9.81	12.45	14.98	22.13

注：P_{25} 为 25%分位数，P_{50} 为中位数，P_{75} 为 75%分位数。

如表 3-2 所示，沙尘天气发生时，大气压改变不大，气温、相对湿度有下降趋势，但与非沙尘天气比较差异无统计学意义。大气污染物 SO_2、NO_2 质量浓度变化也不大，且均未超过国家空气质量二级标准；与非沙尘天气相比，2004 年风速在浮尘、扬沙、沙尘暴 3 种沙尘天气时均显著增高（$P \leqslant 0.05$），而 2005 年风速只有在沙尘暴时显著增高（$P \leqslant 0.05$）；两年中 PM_{10} 在扬沙与沙尘暴发生时均显著增高（$P \leqslant 0.01$），在 2004 年 $PM_{2.5}$ 在扬沙与沙尘暴发生时也显著增高（$P \leqslant 0.01$），不同沙尘天气下的增高幅度依次为：沙尘暴天气＞扬沙天气＞浮尘天气。

表 3-2　2004 年和 2005 年（3—5 月）武威市沙尘天气与非沙尘天气气象和大气污染物指标的比较

年份	天气状况	时间/d	大气压/hPa	气温/℃	相对湿度/%	风速/（m/s）	PM_{10}/（μg/m³）	$PM_{2.5}$/（μg/m³）	SO_2/（μg/m³）	NO_2/（μg/m³）
2004	非沙尘天气	79	845.7±4.9	12.1±6.5	34.5±13.7	5.8±3.0	108±59	75.8±26.9	33.0±19.8	12.8±4.8
	（3 月）	（29）	（847.8+3.6）	（4.7+3.9）	（34.8+12.1）	（9.6+3.1）	（137+66）	—	（43.7+17.8）	（23.3+19.4）
	浮尘	2	848.0±0.8	6.0±5.2	26.5±2.1	11.3±3.5*	140±93	107±7	35.9±5.8	14.5±6.0
	扬沙	11	844.3±4.6	12.2±8.0	31.3±13.5	12.4 ±5.3*	205±41**	131.4±36.1**	47.5±20.5	11.5±4.6
	沙尘暴	2	846.2±1.9	5.4±5.7	28.0±1.4	13.6±6.1*	285±49**	171.3±16.6**	50.6±14.7	15.9±0.1
2005	非沙尘天气	82	851.2±14.0	10.6±7.3	41.0±14.1	8.5±6.7	68±41	—	34.8±26.7	12.3±4.0
	浮尘	6	842.7±6.5	16.3±4.1	32.6±9.3	3.6±0.3	104±48	—	46.1±30.5	16.1±4.2
	扬沙	7	842.3±5.9	14.5±4.2	39.0±7.4	8.5±4.0	251±45**	—	55.4±28.3	9.8±5.1
	沙尘暴	3	850.2±22.9	10.8±7.5	38.2±6.5	18.1±4.3*	368±163**	—	36.7±3.7	8.0±1.5

注：① 各指标为 24 h 质量浓度平均值。② 运用 t 检验，与非沙尘天气（对照）相比，$*P \leqslant 0.05$，$**P \leqslant 0.01$，其中由于 2004 年沙尘暴均发生在 3 月，当年沙尘暴是与 3 月非沙尘天气相比。③ 统计值采用“$\overline{x} \pm s$”的形式。④“—”表示数据缺失（引自孟紫强等，2007b）。

二、沙尘暴对居民健康的当日急性效应

为了阐明沙尘天气（包括沙尘暴）对暴露人群健康的影响，一般采用问卷调查的方式进行流行病学研究。在流行病学研究中，首先要对居民的基本情况进行调查，以作为流行病学分析的基本数据。以武威市为例，为了研究沙尘天气对武威市居民健康的影响，本次调查共发放居民调查问卷 3 300 份，有效应答的居民 2 394 人，男女性别比例为 1∶0.97，年龄在 30～39 岁的占多数（82.66%）、教育程度以初中至大专为主（共计 81.87%）、健康状态良好（较好、非常好、一般状态合计占 94.11%）（见表 3-3）。

表 3-3 武威市居民基本情况统计表

项目	分类	男/人	女/人	合计/人	比例/%
年龄	20～29 岁	29	32	61	2.55
	30～39 岁	960	1 019	1 979	82.66
	40～49 岁	175	67	242	10.11
	50～59 岁	19	22	41	1.71
	≥60 岁	32	39	71	2.97
	合计	1 215	1 179	2 394	100
教育程度	1（上学少于三年）	9	26	35	1.46
	2（小学）	68	118	186	7.77
	3（初中）	314	385	699	29.20
	4（中专或高中）	430	423	853	35.63
	5（大专）	233	175	408	17.04
	6（大学本科及以上）	161	52	213	8.90
	合计	1 215	1 179	2 394	100
健康状态	0（不详）	26	29	55	2.30
	1（非常好，几乎不生病）	370	330	700	29.24
	2（较好，偶尔有小病）	618	579	1197	50.00
	3（一般，常有小病，但很快过去）	170	186	356	14.87
	4（不太好，常有小病，稍影响工作）	27	48	75	3.13
	5（非常不好，长期生病，影响工作）	4	7	11	0.46
	合计	1 215	1 179	2 394	100

（一）沙尘暴对居民室内外活动时间及交通方式的影响

调查结果表明，居民在上下班过程中，约有 55%步行、24%使用自行车或摩托车、14%使用公交车或小公共汽车、8%使用小轿车。沙尘暴来临时，在交通道路上出行时间小于 1 h 的居民人数比例比沙尘暴来临之前显著减少（$P<0.01$），出行时间为 1～2 h 的人数比例显著增加（$P<0.05$），超过 2 h 的人数比例也有所上升，但沙尘暴之后即恢复原状；在家休息（包括睡觉）和室内工作各时间段人数比例在沙尘暴前后变化不大。

如表 3-4 所示，沙尘暴对居民室内外活动时间及交通道路上出行时间的影响只限于沙尘暴当天，表现为道路交通时间延长、室外活动时间减少而室内活动时间增加，因而对一些户外工作或活动的人可能产生较大影响。

表 3-4 沙尘暴前后居民活动和交通道路各时间段人数比例 单位：%

	时间段/h	前 1 天	当天	后 1 天	后 2 天	后 3 天	后 4 天	后 5 天
t_1	$t_1\leqslant 8$	36	37.7	38.1	36.8	36.6	36.3	36.1
	$8<t_1\leqslant 10$	22	19.3	19.4	20.3	20	21.4	20.8
	$10<t_1\leqslant 12$	10.1	10.2	10.9	10.9	12.2	11.8	11.9
	$t_1>12$	31.9	32.8	31.6	32	31.2	30.5	31.2
t_2	$t_2\leqslant 4$	34.0	33.1	32.6	34.3	35.3	34.6	34.2
	$4<t_2\leqslant 8$	47.7	49.4	50.8	49.9	49	48.3	49.1
	$8<t_2\leqslant 12$	14.1	14.2	13.3	13.8	12.7	12.8	12.9
	$t_2>12$	4.2	3.3	3.3	2.0	3.0	4.3	3.8
t_3	$t_3\leqslant 2$	44.7	51.4**	45.2	46.1	46.8	47.0	46.7
	$2<t_3\leqslant 4$	18.0	15.8*	19.1	18.1	16.6	17.5	17.9
	$4<t_3\leqslant 6$	13.0	10.9*	12.8	12.1	12.5	12.3	12.3
	$t_3>6$	24.3	21.9*	22.9	23.7	24.1	23.2	23.1
t_4	$t_4\leqslant 0.5$	14.3	10.2**	15.9	14.1	14.8	15.0	14.9
	$0.5<t_4\leqslant 1$	36.2	33.5**	35.0	37.4	36	35.6	35.8
	$1<t_4\leqslant 2$	26.0	30.3*	23.6	25.3	25.2	25.1	25.6
	$2<t_4\leqslant 4$	11.3	13.0*	13.3	10.6	11.4	11.9	11.5
	$t_4>4$	12.2	13.0	12.2	12.6	12.6	12.4	12.2

注：① 人数比例间的差异运用卡方检验，$^*P\leqslant 0.05$，$^{**}P\leqslant 0.01$。

② t_1——在家休息（含睡觉）时间；t_2——室内工作时间；t_3——室外工作时间；t_4——道路交通时间。

（二）沙尘暴对居民健康当日急性效应的 GEE 模型分析

由于在沙尘暴期间所调查的小学生、居民每日所患某症状的人数可能含有前一天的人数，故在调查期间各天的症状是相互关联的，不可避免地会出现一些数据的重复测量。若将每次观察的结果割裂开进行分析，则破坏了数据之间的关联性，降低数据信息利用度，甚至可能导致错误的结论。在流行病学的研究中，对于调查问卷的多选题，采用广义估计方程（Generalized estimating equation，GEE）来分析被调查者的重复测量，比一般的多重响应分析更全面，更具体（华琳等，2006）。运用 GEE 模型来分析纵向二分类数据，能有效地结合数据之间的关联性，这也是 GEE 当前广泛被引用到环境流行病学的主要原因之一（Lee et al.，2007）。

近年来，我们开展了大样本流行病学研究，对沙尘暴影响居民健康的问题进行探讨。在 GEE 模型中以沙尘暴滞后天数、性别、年龄及是否吸烟 4 个影响因素为自变量，其赋值情况见表 3-5。

表 3-5 变量名称及其赋值

变量名	变量赋值	
沙尘暴滞后天数	0	沙尘暴发生当天
	1	沙尘暴发生后 1 天
	2	沙尘暴发生后 2 天
	3	沙尘暴发生后 3 天
	4	沙尘暴发生后 4 天
	5	沙尘暴发生后 5 天
性别	0	女性
	1	男性
年龄	0	18～35 岁
	1	36～60 岁
	2	60 岁以上
是否吸烟	0	不吸烟
	1	吸烟

1. 沙尘暴对暴露居民健康的当日急性效应

采用 GEE 模型来拟合沙尘暴滞后天数对所查各呼吸系统症状的影响。因变量（所观察的各种症状）的赋值为 0——否、1——是，即该天是否出现对应的症状。以表 3-5 所列 4 个影响因素作为自变量，分别对咳嗽、咳痰、气短、肺部喘鸣、胸部憋闷、咽干口苦、眼睛干涩、流泪、流涕、打喷嚏和心情压抑 11 种症状进行单因素和多因素回归分析。2004 年和 2005 年沙尘暴滞后天数对居民所查 11 种症状的单因素和多因素分析结果具有一致性。虽然两年中沙尘暴滞后天数（d）都对居民所查健康症状有影响，且均表现为滞后效应，但不同症状、不同年龄、不同性别、不同吸烟情况及不同年份所受影响的程度不同。

以 2004 年的调查分析为例（见图 3-1），沙尘暴发生当天居民所查 11 种症状发生的相对危险度（*RR*）均明显升高，沙尘暴过后居民发生各种症状的 *RR* 逐渐降低，沙尘暴过后 4 d，几乎所有症状均恢复正常。2004 年调查期间，居民发生咳痰、肺部喘鸣的 *RR* 仅在沙尘暴发生当天有显著性。居民气短、流涕发生的 *RR* 在沙尘暴滞后 2 d 恢复正常。单因素分析发现咳嗽、咽干口苦，与沙尘暴前相比，沙尘暴滞后第二天居民发生该症状的 *RR* 显著（$p<0.05$），在将性别、年龄和居民吸烟情况引入 GEE 模型后，滞后 2 d 咳嗽发生的 *RR* 显著性消失。胸部憋闷、眼睛干涩、流泪、打喷嚏等症状发生的 *RR* 在沙尘暴滞后 3 d 仍然处于显著水平，在将性别、吸烟和年龄等因素引入方程后，流泪症状在沙尘暴滞后 3 d 的 *RR* 显著性降低到正常水平。单因素分析结果显示，居民心情压抑的 *RR* 在沙尘暴滞后 4 d 仍然显著高于沙尘暴前，多因素分析后，显著性降低至正常水平。与 2004 年分析结果相比，2005 年调查期间居民发生各所查症状的 *RR* 表现出一定的一致性，均是在沙尘暴当天其 *RR* 升高，随着滞后天数逐渐降低，但其降低的速度有所不同，同一症状其发生的 *RR* 滞后天数也有所不同。

本研究发现，社区居民所有所查症状的发生在沙尘暴当天的危险度最高，表明沙尘暴对健康的影响存在当日急性效应。对大多数居民常见症状来说，与沙尘暴前相比，这些症状发生的 *RR* 在沙尘暴当天都有明显的升高。

2．年龄对沙尘暴当日急性效应的影响

图 3-2 总结了 2004 年调查期间，年龄对沙尘暴期间居民常见症状发生的影响，这些症状是咳嗽、咳痰、气短、肺部喘鸣、胸部憋闷、咽干口苦、眼睛干涩、流泪、流涕、打喷嚏和心情压抑 11 种。2004 年调查以 18～35 岁组作为对照（*RR*=1），与对照组相比，除心情压抑外，60 岁居民组各所查症状的 *RR* 均高于对照组。单因素分析结果显示，与 18～35 岁的居民相比，60 岁居民组发生咳嗽、咳痰、气短、肺部喘鸣、胸部憋闷、咽干口苦、流泪 7 种症状的 *RR* 显著增加。在引入性别和吸烟情况做多因素分析后，*RR* 值有所降低，35～60 岁居民组咳嗽、咳痰、气短、咽干口苦、流泪的 *RR* 显著性消失。与 2004 年分析结果相比，2005 年调查期间居民各年龄段发生所查症状的 *RR* 表现出一定的一致性，除心情压抑外，高年龄段的 *RR* 均高

于对照组。这意味着老年人群是沙尘暴事件的敏感人群，在沙尘暴来临之际应做好保护措施。

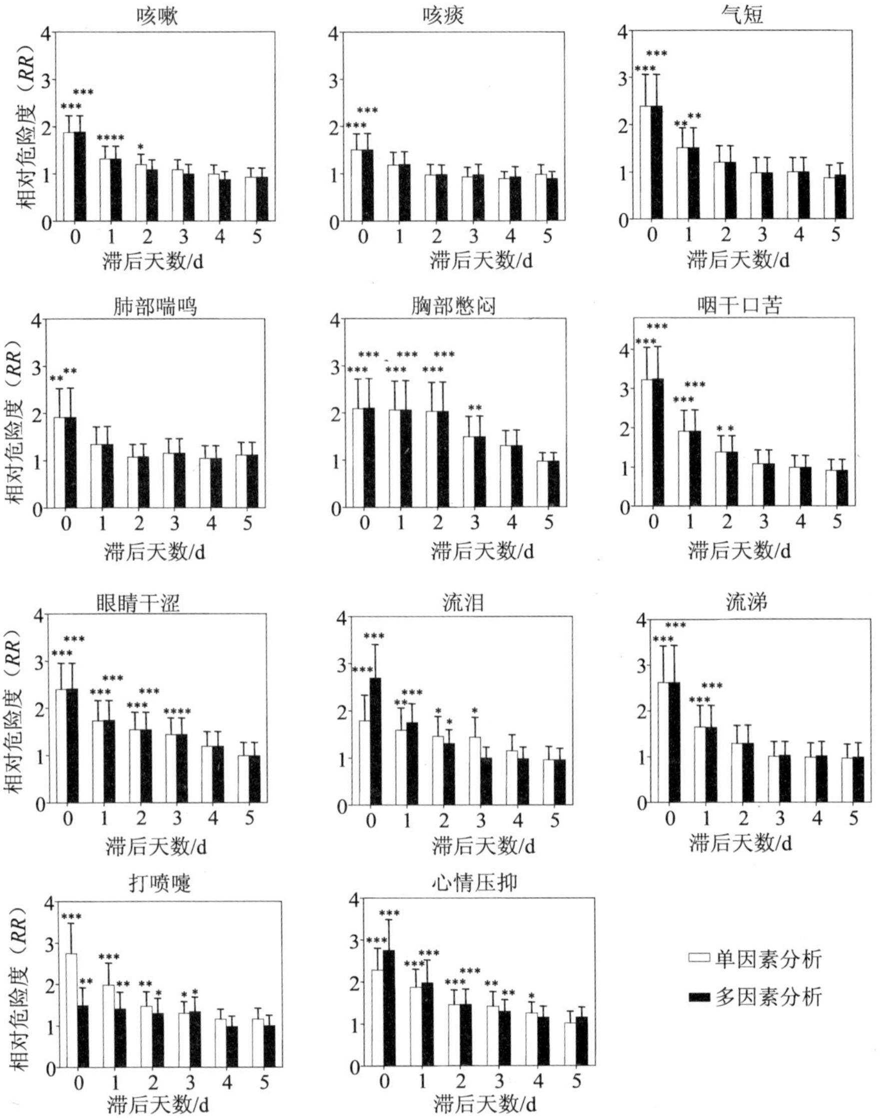

图 3-1 2004 年沙尘暴前后居民症状的单因素回归分析

注：*、**、***表示与对照相比；$P<0.05$、$P<0.01$、$P<0.001$。

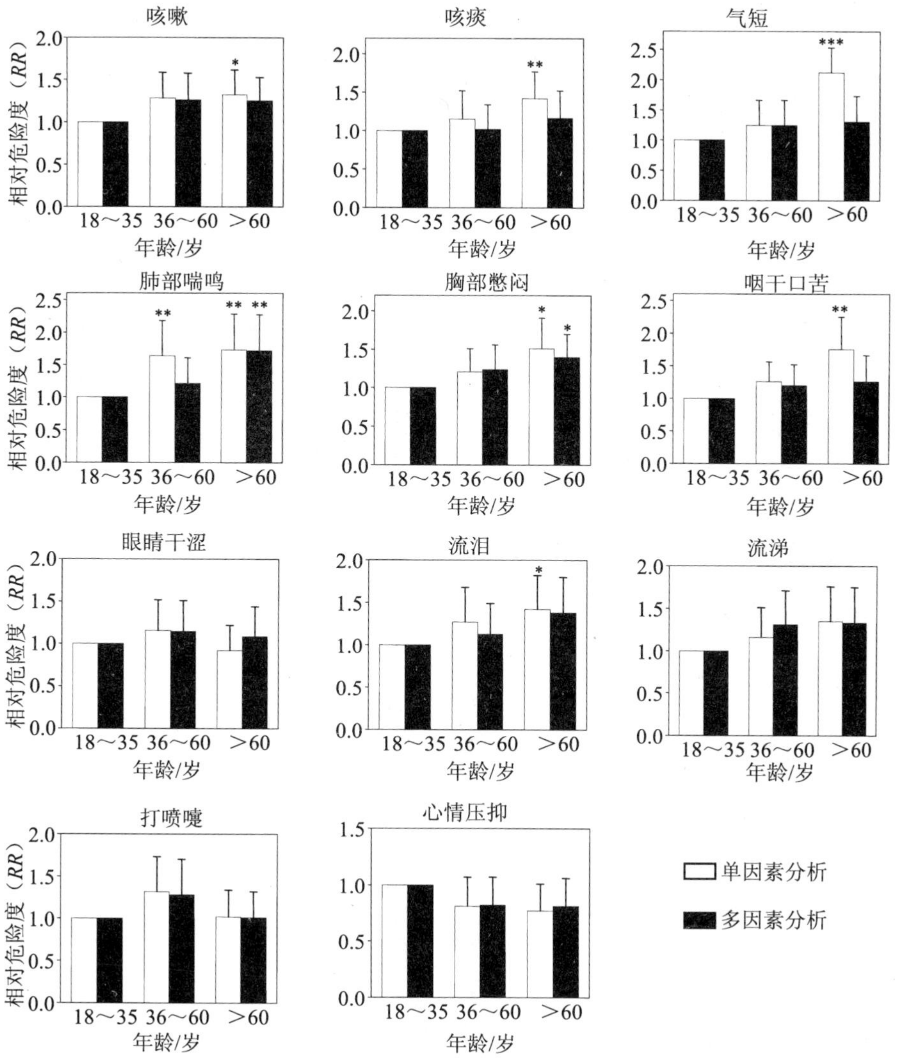

图 3-2　2004 年居民年龄对症状发生影响的回归分析

注：以 18～35 岁居民为对照组；*、**、***表示与对照相比；$P<0.05$、$P<0.01$、$P<0.001$。

3．性别对沙尘暴当日急性效应的影响

文献报道（Dimich-Warda et al.，2006），发生与气短相关的各种呼吸道疾病的发生率女性高于男性，男性咳痰的发生率高于女性，性别差异在调整了个体和职业后普遍下降。Tollefsen（2007）的研究也发现空气污染对于某些呼吸系统症状的影响，性别之间存在差异，多数呼吸系统症状发生率一般女性高于男性，咳嗽、咳痰和喉咙痛这 3 种症状发生的危险度男女差异有统

计学意义。本研究以女性居民为对照，用 GEE 模型拟合了沙尘暴期间，男性居民各种所查常见症状发生的 *RR*，发现沙尘暴当日，大部分所查常见症状发生的危险度男性高于女性，单因素分析结果显示其有统计学意义，在引入年龄和吸烟等因素做多因素分析后统计学意义消失，且大部分症状的 *RR* 低于女性，除咳痰外的其他症状发生的 *RR* 均是女性高于男性，但均无统计学意义。

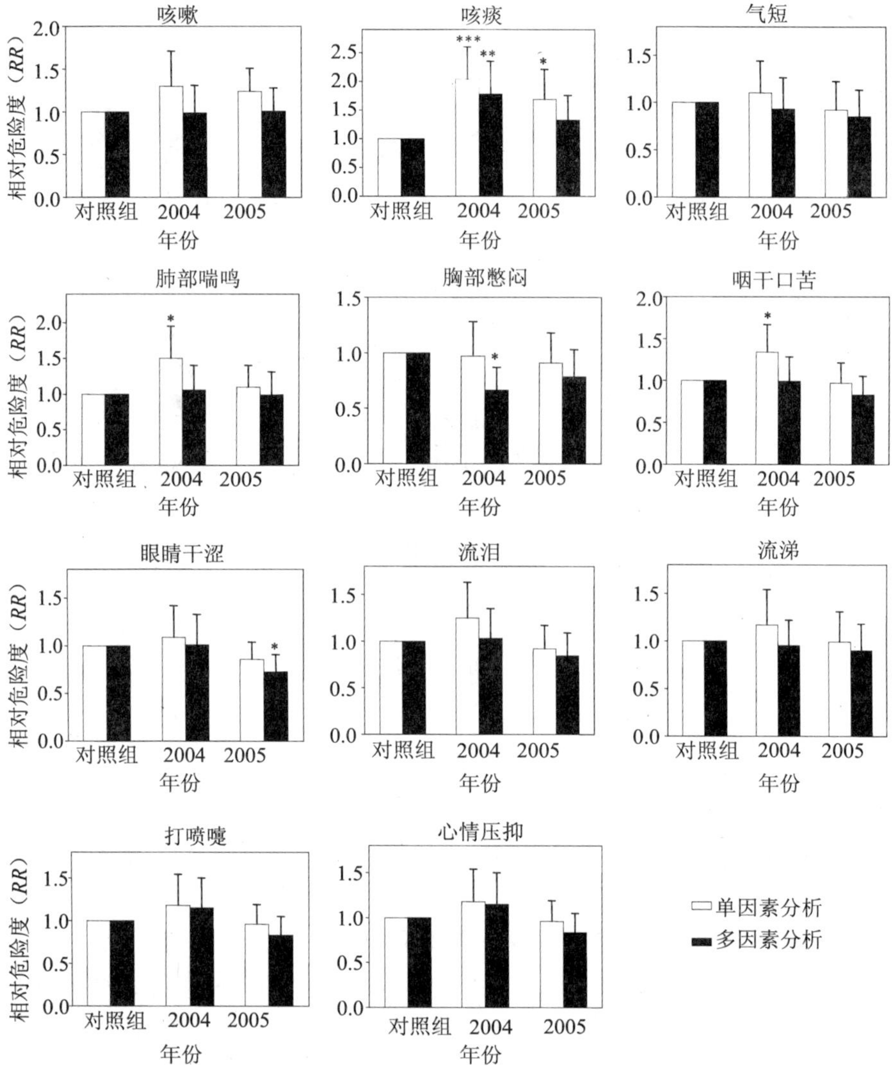

图 3-3 居民性别对症状发生影响的回归分析

注：以女性居民为对照组；*、**、***表示与对照组相比；$P<0.05$、$P<0.01$、$P<0.001$。

图 3-3 显示了以女性居民作为对照组（*RR*=1），2004 年和 2005 年调查期间，男性居民发生各种所查症状的 *RR*。2004 年单因素分析结果显示，男性居民发生咳痰、肺部喘鸣、咽干口苦 3 种症状的 *RR* 显著高于女性居民，男性居民发生其他所查症状的 *RR* 略高于女性，但不显著；在将年龄和吸烟引入方程做多因素分析后，男性居民咳痰发生的 *RR* 降低，但仍然显著，男性居民发生肺部喘鸣、咽干口苦的 *RR* 显著性消失，气短、胸部憋闷、流涕的 *RR* 低于女性居民，男性居民胸部憋闷发生的 *RR* 显著低于女性。2005 年的单因素分析结果显示，男性居民咳嗽、咳痰、肺部喘鸣、发生的 *RR* 高于女性，其中咳痰发生的 *RR* 显著高于女性；引入年龄、吸烟情况后的多因素分析，男性发生各所查症状的 *RR* 有所降低，发生气短、肺部喘鸣、胸部憋闷、咽干口苦、眼睛干涩、流泪、流涕、打喷嚏、心情压抑的 *RR* 低于女性居民，但均无显著性。

4．吸烟对沙尘暴当日急性效应的影响

图 3-4 显示以不吸烟人群为对照（*RR*=1），2004 年、2005 年沙尘暴调查期间，吸烟人群发生各种所调查症状的 *RR*。如图 3-4 所示，2004 年单因素分析结果显示，吸烟居民发生各种所查症状的 *RR* 均高于不吸烟组居民，发生咳嗽、咳痰的 *RR* 显著；在将年龄、性别等因素引入方程做多因素分析后，吸烟居民发生咳痰的 *RR* 下降，显著性消失，发生其余症状的 *RR* 均上升，咳嗽、气短、肺部喘鸣、胸部憋闷、咽干口苦、流泪的 *RR* 达到显著。2005 年沙尘暴调查期间的单因素、多因素分析结果与 2004 年的分析结果基本一致，发生咳痰的 *RR* 多因素分析后与 2004 年发生的咳痰的 *RR* 一样，有所下降，但依然显著；发生流泪的 *RR* 在多因素分析后不显著，打喷嚏的 *RR* 在多因素分析后达到显著。吸烟人群发生咳嗽、咳痰和气短等症状的危险度高于不吸烟人群，吸烟对于呼吸道症状和疾病的发生有很大的影响（Soresi et al., 2005），这些研究表明吸烟加重了沙尘暴对居民健康的损害效应。

三、沙尘暴对小学生健康的当日急性效应

环境医学研究表明，少年儿童是对环境污染物健康危害较为敏感的人群。因此，沙尘暴对小学生的健康效应受到社会的关注。我们对甘肃省武威市两所学校的 3～5 年级小学生 1 100 人（实际有效人数 1 040 名）进行流行病学调查，其中男生 509 名、女生 531 名，男女比例为 1∶1.04，加权平均年龄 10.2 岁（见表 3-6）。我们的研究表明，沙尘暴对小学生的健康可引起当日急性效应。

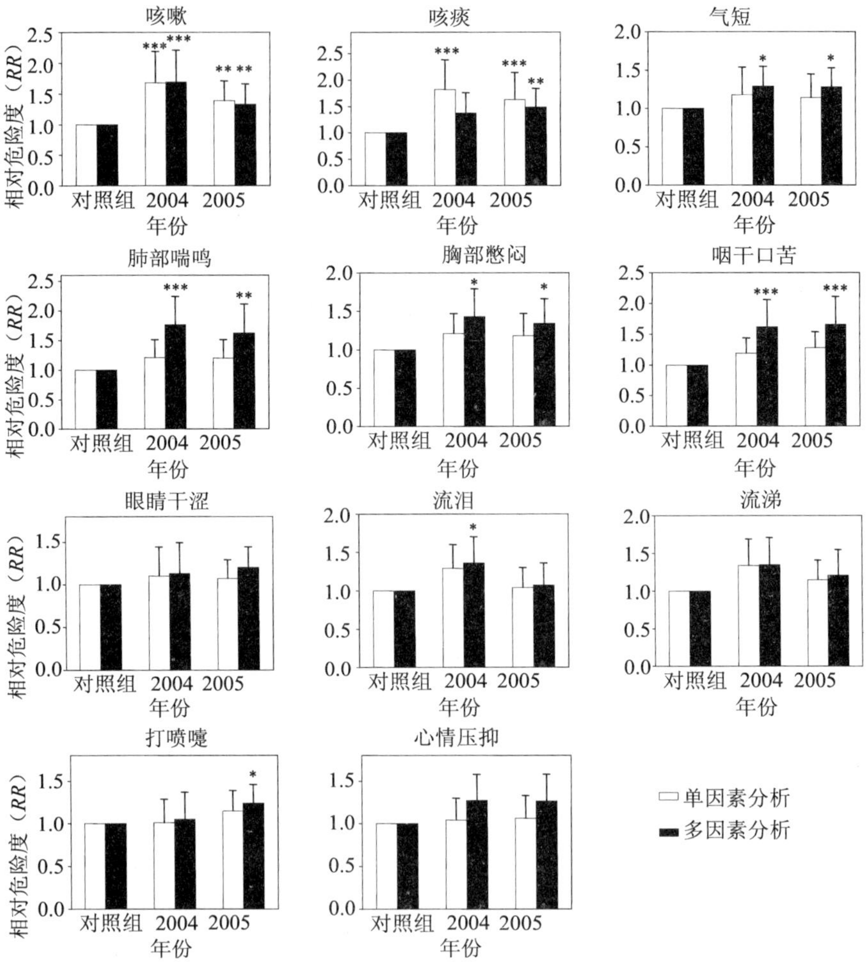

图 3-4 居民吸烟情况对症状发生影响的回归分析

注：以不吸烟人群为对照组；*、**、***表示与对照相比；$P<0.05$、$P<0.01$、$P<0.001$。

表 3-6 小学生基本情况统计表

学校	性别	年龄/岁							合计/人
		8	9	10	11	12	13	14	
西苑小学	男	9	39	67	56	19	0	1	191
	女	7	50	62	73	16	1	0	209
共和街小学	男	5	61	114	104	30	4	0	318
	女	8	83	108	96	24	3	0	322
总计/人	男	14	100	181	160	49	4	1	509
	女	15	133	170	169	40	4	0	531
	合计	29	233	351	329	89	8	1	1 040
加权平均年龄	（8×29+9×233+10×351+11×329+12×89+13×8+14×1）/1 040=10.2（岁）								

（一）沙尘暴对小学生室内外活动时间及交通方式的影响

经统计分析，小学生在沙尘暴当天比沙尘暴来临前使用步行和自行车的人数比例下降，而乘坐公交车和小轿车的比例上升（见表 3-7）；室内活动少于 4 h 的人数比例显著减少，而大于 4 h 的人数比例增加；同时，室外活动多于 4 h 的人数比例显著下降，而小于 4 h 的人数比例上升（见表 3-8）。沙尘暴结束后，各时间段的人数比例即恢复到沙尘暴之前的水平。说明沙尘暴对小学生行为和日常活动产生一定影响，这种影响只表现在沙尘暴当天。

表 3-7　沙尘暴发生前后乘坐不同交通工具人数比例

交通工具	前 3 天平均	当天	后 1 天	后 2 天	后 3 天	后 4 天	后 5 天
步行	88.1	84.9	87.7	89.2	89.7	89.6	87.7
自行车	9.0	7.5	9.5	8.4	8.2	8.4	9.2
公交车	1.9	5.8**	2.2	1.6	1.3	1.1	1.9
小轿车	1.0	1.8	0.6	0.8	0.9	0.9	1.2

注：人数比例间的差异运用卡方检验，$*P\leqslant0.01$。

表 3-8　沙尘暴发生前后活动各时间段人数比例　　单位：%

	时间段/h	前 3 天平均	当天	后 1 天	后 2 天	后 3 天	后 4 天	后 5 天
t_1	$t_1\leqslant8$	7.9	8.7	8.7	9.5	9.2	8.9	8.5
	$8<t_1\leqslant10$	61.1	59.6	59.0	56.2	55.4	60.1	59.2
	$10<t_1\leqslant12$	29.3	30.2	30.6	31.9	32.5	29.1	30.4
	$t_1>12$	1.7	1.6	1.7	2.5	2.9	1.9	1.9
t_2	$t_2\leqslant4$	25.8	20.8*	28.7	28.2	27.5	27.4	24.5
	$4<t_2\leqslant8$	22.6	24.8	22.3	26.3	26.8	26.0	25.9
	$8<t_2\leqslant12$	41.6	43.5	38.7	35.3	35.4	36.7	39.6
	$t_2>12$	9.9	11.0	10.4	10.2	10.4	9.9	10.1
t_3	$t_3\leqslant2$	38.9	43.4*	38.1	37.5	37.9	39.2	41.2
	$2<t_3\leqslant4$	38.1	40.2	38.2	38.9	38.8	38.5	39.0
	$4<t_3\leqslant6$	16.7	12.5*	16.9	17.2	14.6	16.5	14.3
	$t_3>6$	6.2	3.8*	6.8	6.4	8.7	5.8	5.5
t_4	$t_4\leqslant0.5$	27.1	23.6*	28.4	29.5	30.0	29.0	26.2
	$0.5<t_4\leqslant1$	26.9	27.9	26.5	27.0	26.0	26.6	27.6
	$1<t_4\leqslant2$	37.6	38.7	37.1	35.8	37.1	36.5	38.1
	$2<t_4\leqslant4$	8.5	9.9	8.0	7.7	6.9	7.8	8.1

注：① 人数比例间的差异运用卡方检验，$*P\leqslant0.05$。

② t_1——在家休息（含睡觉）时间；t_2——室内工作时间；t_3——室外工作时间；t_4——交通道路时间。

（二）沙尘暴对小学生健康当日急性效应的 GEE 模型分析

采用 GEE 来拟合沙尘暴滞后天数对儿童各所查症状的影响（孟紫强、张雷，2007）。因变量（所观察的各种症状）的赋值为 0（否）、1（是），即该天是否出现对应的症状。以沙尘暴滞后天数作为自变量，分别对咳嗽、咳痰、气短、肺部喘鸣、胸部憋闷、咽干口苦、眼睛干涩、流泪、流涕、打喷嚏和心情压抑 11 种症状进行回归分析。本研究选取了 4 次沙尘暴事件分析，选取的标准为调查月份该沙尘暴时间前 8 天和后 5 天没有沙尘暴发生（在本调查的时间内每月只有一次沙尘暴符合），以此来消除相邻沙尘暴事件可能造成的干扰。结果显示，沙尘暴对儿童各种所查症状的影响呈现一定的规律性。沙尘暴发生当天儿童各种所查症状发生的 *RR* 均明显升高，沙尘暴过后儿童各种症状的 *RR* 均逐渐降低，沙尘暴过后 4 天几乎所有症状均恢复正常。

在 4 次沙尘暴对儿童健康症状 *RR* 的分析中，各次沙尘暴的效应往往有所不同。如果我们以多数沙尘暴（3 次或以上）的影响作为一般规律的判断标准，从图 3-5 我们可以看到：多数沙尘暴的发生当天，咳嗽、咳痰、气短、咽干口苦、眼睛干涩、流泪、流涕、打喷嚏和心情压抑 9 种症状 *RR* 的升高达到了显著水平，只有肺部喘鸣和胸部憋闷 2 种症状的升高未达到显著水平。沙尘暴过后虽然各种症状 *RR* 均有所下降，然而下降速度不同：滞后 1～2 d 气短、眼睛干涩、流泪和心情压抑 4 种症状 *RR* 仍然升高显著，直到滞后 3 d 才恢复到正常水平，而咳嗽、咳痰、咽干口苦和打喷嚏 4 种症状 *RR* 在滞后 4 d 才恢复正常，流涕症状 *RR* 在滞后 5 d 才基本恢复正常，表现一定的滞后效应，这与沙尘暴对居民的短期急性影响是一致的。

毒理学研究发现暴露于沙尘暴颗粒物能引起大鼠肺部炎症的发生（Lei, et al.，2004）；沙尘暴 $PM_{2.5}$ 能引起大鼠肺巨噬细胞的氧化损伤，增大质膜通透性和膜脂流动性，使细胞内 Ca^{2+} 浓度升高，甚至导致 DNA 损伤，是一种细胞毒性物质（耿红等，2005；孟紫强等，2005）；沙尘暴 $PM_{2.5}$ 能引起淋巴细胞遗传损伤，不同浓度沙尘暴 $PM_{2.5}$ 提取物染毒能引起人外周血淋巴细胞染色体结构畸变，同时淋巴细胞染色体畸变率也明显增加（魏爱丽等，2006）。上述研究均说明沙尘暴颗粒物对机体或组织有明显的毒性作用，沙尘暴发生引起儿童各种症状的发生可能与其颗粒物，尤其是 $PM_{2.5}$ 在大气中的浓度增高有关。

研究发现，沙尘暴对儿童症状的影响年度之间虽然有大致相同的趋势，但是在一些症状发生危险度的显著性水平上存在一定的差异，2005 年多数症状发生的危险度较 2004 年为高，同一年中不同沙尘暴事件的影响也不尽相同。出现这种差异的原因可能是与两年所调查期间各次沙尘暴的强弱不同、暴露人群不同、沙尘暴爆发时的气象因素以及空气污染因子的差异有关系，对此尚待进一步研究。

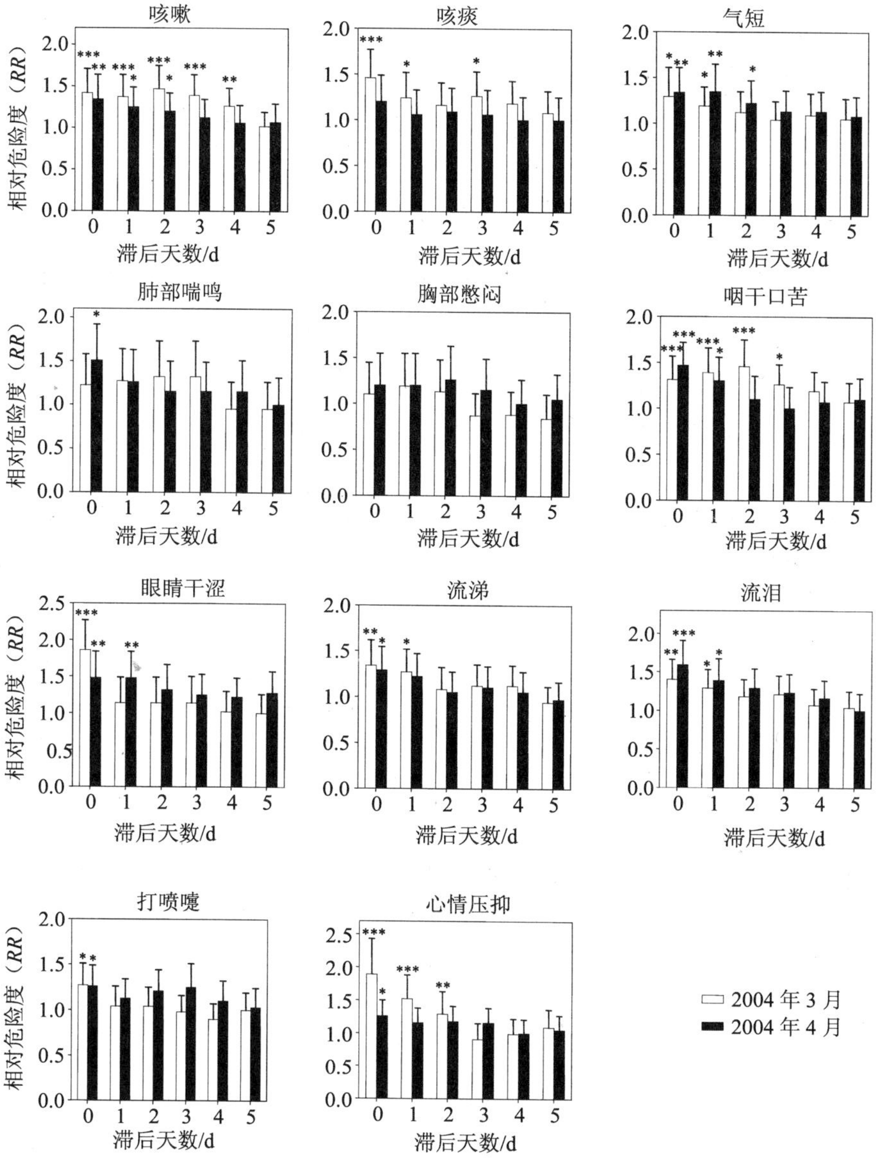

图 3-5　2004 年 3 月、4 月各一次沙尘暴事件滞后天数与儿童健康症状发生的 GEE 回归分析

注：*、**、***表示与对照组相比；$P<0.05$、$P<0.01$、$P<0.001$（孟紫强、张雷，2007）。

第四章　沙尘天气对人群健康的短期滞后效应

沙尘暴及扬沙、浮尘天气是我国北方春季多发且影响较为严重的沙尘天气，它们严重影响大气环境质量，危害居民的健康。尤其以沙尘暴的危害最大，它可将细颗粒物长途传输数千公里而进入人口密集的城市，因而产生更加严重的健康影响（孟紫强等，2003），甚至远征数千至上万公里沉降到韩国、日本等地，最远可以到达北太平洋西海岸。

近年来空气颗粒污染物对心血管疾病的发生和加重作用备受重视。研究指出，细颗粒物可进入肺部并沉积于肺泡壁并可导致慢性阻塞性肺部疾病发生，进一步可引起肺心病、肺性高血压等疾病发生。流行病学研究发现，空气颗粒物与人体血液黏稠度上升、心率增加、心率变异性降低、心肌缺血增加等相关，并在动物实验中得到了验证。也有报道，空气中的悬浮物质的短期暴露会对健康成年人的心脏自律功能产生不良的影响。细颗粒物进入呼吸道后，通过炎症刺激损伤呼吸系统，导致免疫介导的炎性因子分泌增多，使血管内皮通透性增加，间接影响心血管系统的健康。此外，细颗粒物吸附的有害化学成分也可溶于黏膜的水层而通过呼吸道屏障进入心血管系统，随着血流进入心血管组织及其他内脏，直接引起心血管和其他内脏疾病的发生和加重。大气超细颗粒物，也可直接通过呼吸道屏障进入心血管系统，对体内脏器造成损害。

一、环境流行病学研究方法

大量研究指出，沙尘天气尤其是沙尘暴发生期间，大气颗粒物浓度急剧升高。因此，一直猜想沙尘天气对健康可能会造成严重影响。但由于沙尘暴多发生在人烟稀少的边远地带，所以，关于沙尘天气（包括沙尘暴）对人群健康影响的流行病学研究甚少。孟紫强及其学生依托其主持的国家基金重点项目“沙尘暴细颗粒物的理化特性及其对人体健康的影响”，于2004—2005 年对我国西北沙尘天气高发区——甘肃省武威市所有大中型医院有关沙尘天气与居民呼吸系统和心血管系统疾病日门诊人数的关系进行了大样本研究。

（一）资料收集

该研究从内科、妇科、儿科、五官科、皮肤科、外科、中西医科、骨科、泌尿生殖科等科室收集 2004 年 3 月 1 日至 5 月 31 日的每日门诊和住院病例，登记比较详细的病例信息，包括姓名、性别、出生年月、住址、病名或症状、是否初（复）诊等。把从医院收集的门诊、住院病例按次序编号，逐个录入到用 Epidata3.0 软件编写的程序中，核查、纠错后转入 Excel 或 SPSS11.0 进行归类整理和统计分析。根据国际疾病分类标准第 10 版（ICD-10），将收集的各种病例按以下 9 类进行统计：①传染病和寄生虫病（编码：A00-B99）；②肿瘤（编码：C00-D48）；③血液和造血器官疾病（编码：D50-D89）；④精神障碍和神经系统疾病（编码：F00-G99）；⑤眼和耳疾病（编码：H00-H95）；⑥循环系统疾病（编码：I00-I99）；⑦呼吸系统疾病（编码：J00-J99）；⑧消化系统疾病（编码：K00-K93）；⑨其他（编码：L00-Z99）（卫生部卫生统计信息中心，2001）。

（二）GAM 模型分析

由于孟紫强等选择 1995—2003 年共 9 年中每年的 3 月 1 日至 5 月 31 日作为研究时期，而这段时间并不是一个连续序列，因此应用 GAM 模型（Semi-parametric generalized additive model）分别探讨每年沙尘天气（分为浮尘、扬沙和沙尘暴）对居民呼吸系统日入院人数的影响，并研究沙尘天气的影响是否存在滞后效应（Dominici et al.，2002）。

日入院人数对于整个居民总体来说属于小概率事件，其实际分布近似于泊松分布，因此本研究采用时间序列的泊松回归模型。同时控制了日入院人数的长期趋势、日历效应（day of the week）、气象因素等混杂因素。

具体模型如下：

$$\log\left[E\left(Y_k\right)\right]=\alpha+DOW+\beta X_k+s\left(\text{time}\right)+s\left(Z_k\right) \qquad (4\text{-}1)$$

式中：Y—— 在 k 日的住院人数预期值；

α—— 截距；

DOW—— 反映日历效应的虚拟变量（dummy variable）；

βX_k—— GAM 模型中的参数部分；

X—— 分类变量代表非沙尘天气、浮尘、扬沙、沙尘暴；
β—— 回归系数；
s —— 非参数平滑样条函数（smoothing spline function）；
time —— 日期；
Z_k—— 在 k 日的气象因子变量，包括日均气温、气压、水气压、相对湿度、定时最小能见度。

本研究采用 Akaike 信息标准（Akaike's Information Criterion，AIC）作为评判标准，对各年回归模型进行因子选择和优度检验（Akaike，1987）。

沙尘天气对不同疾病门诊和住院人数的影响用基于广义相加模型的时间序列分析，模型中用数字 1 代表正常天气、2 代表浮尘天气、3 代表扬沙天气、4 代表沙尘暴天气。将统计好的数据转入 S-plus 程序包（用 R 软件作辅助），控制日历效应、气象要素、大气污染等因素，调用 GAM 函数进行分析。以 α =0.05 作为检验水准，规定 $P \leqslant 0.05$（two-sided）表示差异有统计学意义。

（三）Meta-分析

在沙尘暴多发区，沙尘天气对健康影响的 GAM 模型分析，不同年度存在有一定差异。为了探讨其存在的普遍规律，运用 Meta-分析对各年沙尘天气与呼吸系统疾病日入院人数关系的 GAM 模型拟合结果进行效应量合并（汤旦林和李晓强，1987）。通过异质性检验——卡方检验，以判断各年研究是否具有同质性，当 $P > 0.05$ 时，表明各年研究具有同质性，才可以进行 Meta-分析。合并效应量公式如下：

$$\hat{\beta}_{+} = \sum_{j=1}^{K} W_j \hat{\beta}_j / \sum_{j=1}^{K} W_j \tag{4-2}$$

式中：j —— 各年（j=1～9）；
K——研究年份的总年数，此处为 9；
$\hat{\beta}_j$ ——第 j 年效应估计量；
$\hat{\beta}_{+}$ ——各年效应大小的加权平均；
W_j——联合效应大小的权重，是各年效应方差的倒数。

采用 u 检验方法对各年研究的合并效应量是否具有统计学意义进行检验，若根据 u 值得到该效应量的概率 $P \leqslant 0.05$，则合并效应量有统计学意义。

Meta-分析还需要进行敏感性分析，即考虑各年结果的合理性，将与实际情况明显不符或具有特殊值等质量较低的结果剔除并重新进行 Meta-分析，增加 Meta-分析的稳定和可靠程度。

二、沙尘天气对医院日门诊人数的影响

为揭示沙尘暴、扬沙天气和浮尘天气对疾病发生的影响，我们对沙尘暴多发地区武威市所有大、中型医院（该市共有大、中型医院 7 所）的各种疾病日门诊人数进行了流行病学研究。调查在 2004 年和 2005 年的沙尘暴多发期间即 3 月 1 日至 5 月 31 日进行。由于两年的调查结果所显示的趋势相似，所以本章在无特别指出的情况下仅对 2004 年的分析结果进行论述。

（一）沙尘天气对人体不同系统疾病门诊人数的影响

在调查期间，武威市 7 所大、中型医院门诊人数共计为 58 010 人（见表 4-1），其中男性患者 28 256 人、女性患者 29 754 人，男女比例为 1∶1.053。年龄构成中，30～39 岁年龄段的就诊人数最多，占 21.37%，其他依次为：0～9 岁（15.89%）、≥60 岁（14.58%）、40～49 岁（14.07%）、20～29 岁（13.27%）、50～59 岁（13.04%）、10～19 岁（7.78%）。在各类疾病的分布中，呼吸系统疾病占总病数的 22.39%、消化系统疾病占 17.28%、循环系统疾病占 4.86%、精神障碍和神经系统疾病占 4.27%、眼耳疾病占 3.99%、传染病和寄生虫病占 2.38%、肿瘤占 2.32%、血液和造血器官疾病占 0.87%、“其他”（因意外死亡或不好归类的疾病）占 41.64%。

由于沙尘天气对“①传染病和寄生虫病、②肿瘤、③血液和造血器官疾病、④精神障碍和神经系统疾病”均无显著急性影响，对“⑨其他”的分析没有意义，因此分析结果只列出“⑤眼耳疾病、⑥循环系统疾病、⑦呼吸系统疾病、⑧消化系统疾病”的变化情况（见表 4-2～表 4-5）。

研究结果表明，沙尘天气对眼耳疾病门诊人数影响的决定系数（R^2）不高，对男性，R^2=0.431；对女性，R^2=0.312。在沙尘暴之后第 2 天（P =0.041，β=0.539）男性就诊人数显著上升，对女性无显著影响（见表 4-2）。

沙尘天气对男性循环系统疾病门诊人数影响的 R^2=0.617，就诊人数在扬沙之后第 4 天（P =0.031，β=0.454）显著上升，在沙尘暴之后第 2 天（P=0.029，β=0.54）、第 3 天（P =0.014，β=0.772）均显著上升；对女性循环系统疾病门诊人数影响的 R^2=0.6，就诊人数在浮尘之后第 3 天（P =0.049，β=0.563）和沙尘暴之后第 3 天（P =0.018，β=1.629）显著上升（见表 4-3）。

表 4-1 武威市 7 所医院门诊病例统计

编号	疾病	性别	年龄/岁							合计/人
			0～9	10～19	20～29	30～39	40～49	50～59	≥60	
①	传染病和寄生虫病	男	56	152	190	242	113	78	97	928
		女	37	64	95	109	56	50	39	450
②	肿瘤	男	11	8	14	64	51	133	169	450
		女	7	23	73	326	223	150	91	893
③	血液和造血器官疾病	男	65	24	23	34	28	25	35	234
		女	34	29	28	66	47	32	38	274
④	精神障碍类疾病	男	72	109	131	225	174	167	214	1 092
		女	27	69	120	394	301	260	216	1 387
⑤	眼耳疾病	男	123	227	150	223	151	135	144	1 153
		女	50	145	108	288	196	179	196	1 162
⑥	循环系统疾病	男	69	77	80	178	181	206	556	1 347
		女	28	47	89	243	230	372	462	1 471
⑦	呼吸系统疾病	男	3 695	563	360	658	520	527	912	7 235
		女	1 838	260	431	868	652	824	880	5 753
⑧	消化系统疾病	男	852	294	452	995	817	835	1 019	5 264
		女	402	207	443	1 116	842	891	860	4 761
⑨	其他	男	1 158	1 228	1 772	2 378	1 501	1 179	1 337	10 553
		女	693	985	3 139	3 991	2 077	1 523	1 195	13 603
总计/人		男	6 101	2 682	3 172	4 997	3 536	3 285	4 483	28 256
		女	3 116	1 829	4 526	7 401	4 624	4 281	3 977	29 754
		总	9 217	4 511	7 698	12 398	8 160	7 566	8 460	58 010

注：数据收集时间为 2004 年 3 月 1 日至 5 月 31 日；精神障碍类疾病——精神障碍、神经系统疾病。

沙尘天气对男性呼吸系统疾病门诊人数影响的 R^2=0.708，就诊人数在扬沙之后第 2 天（P=0.027，β=0.577）以及沙尘暴之后第 2 天（P=0.038，β=0.549）、第 3 天显著上升（P=0.024，β=0.672）；对女性呼吸系统疾病门诊人数影响的 R^2=0.774，就诊人数在浮尘之后第 4 天（P=0.048，β=0.271）和沙尘暴天气之后第 1 天（P=0.005，β=0.970）、第 3 天（P=0.011，β=0.611）显著上升（见表 4-4）。

沙尘天气对男性消化系统疾病门诊人数影响的 R^2=0.731，就诊人数在沙尘暴之后第 1 天（P=0.008，β=0.462）显著上升；对女性消化系统疾病门诊人数影响的 R^2=0.722，就诊人数在沙尘暴之后第 2 天（P=0.013，β=1.690）显著上升（见表 4-5）。

表 4-2 沙尘天气对眼耳疾病门诊人数的影响分析

天气状况	滞后天数/d	男性眼耳疾病			女性眼耳疾病		
		β	P	R^2	β	P	R^2
浮尘	1	0.014	0.626	0.431	–0.151	0.321	0.312
	2	–0.122	0.811		0.017	0.628	
	3	–0.231	0.435		0.126	0.203	
	4	–0.037	0.242		–0.152	0.472	
扬沙	1	0.241	0.977		0.025	0.278	
	2	–0.058	0.504		–0.231	0.544	
	3	0.327	0.082		0.213	0.093	
	4	–0.185	0.143		0.145	0.102	
沙尘暴	1	0.262	0.095		0.237	0.071	
	2	0.539	0.041*		0.393	0.068	
	3	0.072	0.353		0.176	0.087	
	4	–0.092	0.288		0.004	0.156	

注：①R^2 为方程的决定系数，值越大表示对数据的拟合性越好；②β 为出现沙尘天气时患病危险度的增加倍数；③*P≤0.05 表示差异显著（具统计学意义）。

表 4-3 沙尘天气对循环系统疾病门诊人数的影响分析

天气状况	滞后天数/d	男性循环系统疾病			女性循环系统疾病		
		β	P	R^2	β	P	R^2
浮尘	1	0.281	0.226	0.617	–0.04	0.851	0.6
	2	0.046	0.832		–0.169	0.43	
	3	0.147	0.579		0.563	0.049*	
	4	0.216	0.193		0.059	0.107	
扬沙	1	–0.154	0.152		–0.022	0.856	
	2	–0.069	0.526		–0.067	0.555	
	3	0.044	0.685		–0.1	0.374	
	4	0.454	0.031*		0.025	0.094	
沙尘暴	1	0.508	0.104		0.275	0.372	
	2	0.54	0.029*		0.3	0.249	
	3	0.772	0.014*		0.629	0.018*	
	4	0.096	0.097		0.132	0.115	

注：①R^2 为方程的决定系数，值越大表示对数据的拟合性越好；②β 为出现沙尘天气时患病危险度的增加倍数；③*P≤0.05 表示差异显著（具统计学意义）。

表 4-4 沙尘天气对呼吸系统疾病门诊人数的影响分析

天气状况	滞后天数/d	男性呼吸系统疾病			女性呼吸系统疾病		
		β	P	R^2	β	P	R^2
浮尘	1	–0.233	0.327	0.708	–0.087	0.615	0.774
	2	0.003	0.284		0.036	0.812	
	3	0.158	0.425		0.145	0.412	
	4	0.043	0.052		0.271	0.048*	
扬沙	1	–0.054	0.132		0.028	0.75	
	2	0.577	0.027*		0.056	0.512	
	3	0.014	0.526		0.092	0.334	
	4	–0.191	0.343		0.071	0.472	
沙尘暴	1	0.321	0.061		0.97	0.005*	
	2	0.549	0.038*		0.39	0.132	
	3	0.672	0.024*		0.611	0.011*	
	4	0.113	0.219		0.245	0.211	

注：①R^2 为方程的决定系数，值越大表示对数据的拟合性越好；②β 为出现沙尘天气时患病危险度的增加倍数；③*$P \leqslant 0.05$ 表示差异显著（具统计学意义）。

表 4-5 沙尘天气对消化系统疾病门诊人数的影响分析

天气状况	滞后天数/d	男性消化系统疾病			女性消化系统疾病		
		β	P	R^2	β	P	R^2
浮尘	1	0.045	0.739	0.731	–0.117	0.515	0.722
	2	0.256	0.232		0.016	0.732	
	3	0.341	0.178		0.047	0.389	
	4	–0.002	0.654		–0.157	0.271	
扬沙	1	0.005	0.938		0.128	0.098	
	2	–0.114	0.621		0.006	0.311	
	3	0.444	0.068		0.054	0.153	
	4	0.002	0.084		–0.006	0.372	
沙尘暴	1	0.462	0.008*		0.271	0.075	
	2	0.14	0.099		0.69	0.013*	
	3	0.272	0.142		0.311	0.088	
	4	0.008	0.103		0.047	0.183	

注：①R^2 为方程的决定系数，值越大表示对数据的拟合性越好；②β 为出现沙尘天气时患病危险度的增加倍数；③*$P \leqslant 0.05$ 表示差异显著（具统计学意义）。

（二）沙尘天气对呼吸系统疾病门诊人数的影响

1. 沙尘天气对呼吸系统疾病日门诊总人数的影响

表 4-6 列出了 2004 年及 2005 年每年 3 月 1 日至 5 月 31 日，武威市 7 所大、中型医院呼吸系统疾病每日门诊人数的基本情况。在该研究中，呼吸系统疾病主要包括上呼吸道感染（占 68%），鼻、喉、扁桃体、声带等疾

病（占 11.5%），肺炎（占 8.8%），气管炎（占 8.7%）。

表 4-6　2004 年及 2005 年 3 月至 5 月武威市大中型医院呼吸系统疾病门诊人数的频数分布

年份	性别	$\bar{x}$	s	min	P_{25}	P_{50}	P_{75}	max
2004	男	78.35	27.09	26	53	83	95	140
	女	62.33	23.94	12	44	64	77	145
2005	男	80.31	29.39	18	60	81	96	155
	女	68.51	23.52	21	51	72	86	140

注：引自孟紫强等，2007b。

表 4-7 中列出了 2004 年及 2005 年每年 3—5 月扬沙天气和沙尘暴滞后第 0 天（当天，Lag0）到滞后第 6 天（Lag6）对所调查医院呼吸系统疾病每日门诊人数影响的 GAM 模型分析结果。虽然两年中沙尘暴都对呼吸系统疾病日门诊人数有影响，且均表现为滞后效应，但不同性别、不同年份所受影响的程度不同。

2004 年男性门诊 *RR* 在扬沙天气滞后第 2 天[*RR*=1.58（95% *CI* 1.13～2.20）]及沙尘暴滞后第 2 天、第 3 天有统计学意义[*RR* 分别是：1.55（95% *CI* 1.01～2.38），1.67（95% *CI* 1.03～2.70）]，而女性门诊 *RR* 在沙尘暴滞后第 1 天有统计学意义[*RR*=1.97（95% *CI* 1.08～3.58）]；2005 年男性门诊 *RR* 在沙尘暴滞后第 1 天、第 3 天有统计学意义[*RR* 分别是：1.43（95% *CI* 1.05～1.94）、1.48（95% *CI* 1.02～2.15）]，而女性门诊 *RR* 在扬沙天气滞后第 2 天[*RR*=1.49（95% *CI* 1.01～2.19）]及沙尘暴滞后第 1 天有统计学意义[*RR*=1.53（95% *CI* 1.06～2.21）]。

本研究应用 GAM 模型分析 2004 年及 2005 年每年 3—5 月扬沙天气、沙尘暴与呼吸系统疾病日门诊人数之间的联系。考虑到两年之间存在着差异且非连续序列，因此分别对每年建立回归方程并将日门诊人数作为一个时间序列进行研究，由于时间序列自身的特点，日门诊人数受到许多随时间变化的混杂因子的影响，如人群特征和数量的变化、社会经济情况、健康行为的变化（饮食习惯、工作强度、锻炼身体等）、医疗水平、社会保障系统等。如果不控制这些因素对日门诊人数的影响，就很容易产生混杂偏倚，甚至生态学谬误。然而，由于这些因素多是随时间变化的，或呈现长期趋势，或呈现季节变化，所以在 GAM 分析中通过利用时间的非参数样条函数以达到控制这些与时间相关的混杂因素的目的，从而最大限度地减少了混杂偏倚和生态学谬误的发生。这也是当前 GAM 模型分析被环境流行病学广泛应用的主要原因之一。

表 4-7　2004 年及 2005 年 3—5 月沙尘天气对武威市大中型医院呼吸系统疾病门诊人数影响的 GAM 分析结果

年份	沙尘天气	性别	RR（95% CI）						
			Lag0	Lag1	Lag2	Lag3	Lag4	Lag5	Lag6
2004	扬沙	男	0.84（0.59～1.19）	0.95（0.64～1.40）	1.58（1.13～2.20）*	1.01（0.80～1.27）	0.81（0.61～1.08）	1.08（0.83～1.40）	1.14（0.82～1.58）
		女	1.01（0.69～1.48）	1.03（0.78～1.36）	1.06（0.84～1.34）	1.09（0.75～1.58）	1.07（0.80～1.42）	1.12（0.82～1.52）	1.04（0.74～1.47）
	沙尘暴	男	1.22（0.67～2.21）	1.32（0.85～2.06）	1.55（1.01～2.38）*	1.67（1.03～2.70）*	1.11（0.67～1.85）	1.15（0.69～1.91）	1.25（0.80～1.95）
		女	1.18（0.80～1.74）	1.97（1.08～3.58）*	1.39（0.87～2.23）	1.61（0.90～2.87）	1.25（0.75～2.09）	1.35（0.85～2.15）	1.16（0.67～2.01）
2005	扬沙	男	0.86（0.59～1.25）	0.79（0.62～1.00）	0.92（0.67～1.27）	1.21（0.96～1.52）	0.84（0.59～1.19）	0.93（0.71～1.21）	1.19（0.81～1.74）
		女	1.31（0.94～1.82）	1.02（0.77～1.36）	1.49（1.01～2.19）*	0.78（0.58～1.05）	1.00（0.70～1.44）	0.97（0.66～1.42）	0.86（0.63～1.18）
	沙尘暴	男	1.27（0.90～1.78）	1.43（1.05～1.94）*	1.21（0.85～1.72）	1.48（1.02～2.15）*	0.92（0.63～1.34）	0.75（0.49～1.15）	1.09（0.77～1.54）
		女	1.01（0.70～1.47）	1.53（1.06～2.21）*	1.12（0.70～1.79）	1.36（0.87～2.13）	1.20（0.77～1.86）	0.75（0.51～1.1）	1.00（0.64～1.56）

注：*$P \leq 0.05$ 表示差异显著（具统计学意义）（引自孟紫强等，2007b）。

结果表明，扬沙天气与沙尘暴的发生与居民呼吸系统疾病日门诊 *RR* 的增加有密切的关系。扬沙天气和沙尘暴的主要特征是风速大，空气中不同粒径颗粒物急剧增加。文献报道，沙尘暴期间 TSP 最高可达 6 000 μg/m^3，而且其中 $PM_{9.0}$ 占 76.9%、$PM_{2.1}$ 占 16.1%，比正常天气均有大幅度增加（庄国顺等，2001）；一些重金属元素（如 Pb，Se，Zn，Cd，Cu）和类金属元素（如 As）以及有机污染物在空气中的浓度也远高于平时（张兴赢等，2004）。文献报道，随着空气中 PM_{10} 浓度的增加，居民呼吸系统疾病的门诊率、入院率和死亡率增加；尤其是 PM_{10} 短期内急剧增加对健康的危害更大，可引起暴露人群疾病的发病率或加重率及死亡率明显增加（孟紫强等，2003；Isaac et al.，2005；Zanobctti et al.，2000；Chen et al.，2004；Kwon et al.，2002）。武威市发生沙尘暴期间空气 SO_2、NO_2 浓度未见显著变化，甚至还有降低的趋势，而 PM_{10} 浓度（24 h 均值）在非沙尘天气为 68～108 μg/m^3、扬沙天气为 205～251 μg/m^3、沙尘暴天气为 285～368 μg/m^3，表明扬沙天气和沙尘暴对居民呼吸系统疾病日门诊 *RR* 的增加的影响，可能主要与沙尘天气期间 PM_{10} 在短期内急剧增高有关。

本研究结果也指出，沙尘暴对呼吸系统疾病日门诊人数增加的影响比扬沙天气更为严重，由于扬沙天气 PM_{10} 与 $PM_{2.5}$ 在空气中的浓度远低于沙尘暴期间的 PM_{10} 与 $PM_{2.5}$ 水平（见表 3-2），这在一定意义上也说明，沙尘 PM_{10}、$PM_{2.5}$ 浓度与呼吸系统疾病的发生或加重存在一定程度的剂量-效应关系。因此，对于以高浓度颗粒物为特征的沙尘天气的健康危害作用及防护应引起高度重视。

扬沙天气和沙尘暴对疾病日门诊人数增加的影响是一种滞后效应，对于扬沙天气滞后第 2～4 天 *RR* 值的增加有统计学意义，对于沙尘暴滞后第 1～4 天 *RR* 值的增加有统计学意义。孟紫强等研究认为（2007b）沙尘天气滞后效应的发生可能是由于：

（1）沙尘天气结束后的若干天内，细颗粒物继续滞留在空气中，随着目标人群暴露天数的增加，吸入的颗粒物也随之增加，导致体内颗粒物剂量累积增加，颗粒物累积到足够剂量时引发或加重呼吸及心血管系统疾病的发生，使日门诊 *RR* 的增加在统计学上有意义。

（2）飘浮在空气中的细颗粒物可吸附有害气体、重金属元素、有机污染物及各种致病菌，随滞留在空气中时间的延长，吸附越来越多，使细颗粒物毒害作用增高，导致沙尘天气之后在一定滞后日期内滞后越久，颗粒物毒性越大，目标人群吸入毒性较强的这些颗粒物对健康影响较大，从而引起 *RR* 增加。

（3）人体受到吸入颗粒物的攻击之后，到出现病理生理变化及疾病出现，需要有一定过程，即需要一定的“潜伏期”，尤其是一些低浓度非刺激性有毒化学物的毒性作用若属慢性作用则需要在作用之后一定时间才能出现病症。

（4）人体受到吸附在颗粒物上的病原微生物（如流感病毒、肺炎球菌等）攻击或感染之后，这些微生物需要一定时间在人体内繁殖增长达到足够致病的数量后才能引发疾病，从而导致滞后效应的发生。

另外，一些心理因素也会影响沙尘天气医院就诊人数，例如扬沙天气和沙尘暴发生时恶劣的天气情况使当地居民为了避开大风和沙尘的袭击而延迟去医院就诊和治疗时间，导致扬沙天气和沙尘暴当日的各个疾病门诊 *RR* 较低；居民经济收入状况也会影响医院就诊人数，风沙高发区往往经济欠发达，人均收入较低，在发病初期患者往往克己忍耐或自我治疗，直到拖延至病情严重时才去医院诊治等情况也会导致沙尘天气之后呼吸和心血管系统疾病日门诊 *RR* 上升滞后的现象。有的沙尘暴发生在下午或晚上也是导致当日 *RR* 较低的原因之一。

从表 4-7 可见，沙尘天气对呼吸系统疾病日门诊 *RR* 的影响存在年度差异。2004—2005 年两年间，扬沙天气或沙尘暴事件引起的 *RR* 值的大小和滞后效应发生的滞后日不同，有的情况甚至差别很大，其原因可能是由于：

（1）不同年份沙尘暴发生的季节或月份不同，例如 2004 年 2 次沙尘暴均发生在 3 月份，而 2005 年共发生了 3 次沙尘暴，3—5 月每月均发生一次。3—5 月正是季节转折期，不同月份的气温、湿度、风速等气象因子和环境因子（如 SO_2、NO_2 等）差别很大。这些因素对沙尘暴的健康效应有不可忽视的影响。

（2）扬沙天气和沙尘暴对居民健康的影响，还受到当时当地生态条件、社会经济状况、文化心理素质及居民健康意识等多种因素的影响，从而导致不同年份扬沙天气和沙尘暴对人群健康影响的滞后效应有所不同。

研究发现，扬沙天气和沙尘暴对人群健康的影响不论在 *RR* 的大小上还是在滞后日期上都存在性别差异。2004 年扬沙天气引起男性居民 *RR* 有统计学意义，而对女性无意义；2005 年扬沙天气引起女性居民 *RR* 有统计学意义，而对男性无意义。2004—2005 年两年中每年在沙尘暴滞后第 1～3 天男性居民有两日的 *RR* 有统计学意义，而对女性居民每年均在沙尘暴滞后第 1 天 *RR* 有统计学意义（孟紫强等，2007 a，b）。有文献报道，性激素分泌的不同对呼吸道炎症、平滑肌和血管功能的影响有潜在差异，甚至指出 $PM_{1.0}$ 在女性肺部沉积的量要大于男性，使女性对呼吸系统疾病的易感性较高（Isaac et al.，2005）。作者认为，性别之间的差异也可能与二者的劳动分工不同有关，男性多在户外工作，劳动强度也较大，故肺通气量和肺血流量较大，使男性不但对沙尘天气不良因素的暴露时间长、剂量高，而且穿过肺泡进入血液的细颗粒物或其有害成分也较多，使男性心血管及其他内脏受到的攻击更为严重。为了阐明沙尘天气健康效应的性别差异，进一步研究是必要的。

沙尘天气频发期间，武威市的呼吸系统疾病主要是上呼吸道感染（占68%）、肺炎和支气管炎（占 17.5%）。表明扬沙天气和沙尘暴主要引发上呼吸道感染及肺炎与支气管炎。其引发机理可能是由于大气可吸入颗粒物在强风的推动下，呼吸系统尤其是上呼吸道是这些不利因素直接攻击的靶器官，细颗粒物还可以通过呼吸道抵达肺泡壁并沉积在气道不同部位引起慢性阻塞性肺部疾病。文献报道，空气颗粒污染物的表面吸附了大量有毒气体、金属和有机物，可以刺激呼吸道黏膜，诱发呼吸系统疾病，如支气管炎、哮喘等（孟紫强，环境毒理学，2000）。研究指出，沙尘暴中的 PM_{10}、$PM_{2.5}$ 均能对肺泡巨噬细胞的吞噬功能造成损伤，导致免疫功能下降（黄雪莲等，2004）。最近，孟紫强等对包头和武威地区 2004 年和 2005 年两年沙尘暴和扬沙天气 $PM_{2.5}$ 的毒理学效应进行了一系列研究，发现该 $PM_{2.5}$ 可引起大鼠肺组织细胞和肺泡巨噬细胞脂质过氧化损伤，还可引起肺泡巨噬细胞死亡、膜流动性改变，膜 K^{+}-Na^{+}-ATP 酶、Ca^{+}-Mg^{+}-ATP 酶活性改变，酸性磷酸酶活性升高，细胞内 Ca^{2+}含量增加（耿红等，2005，2006a，2006b）。结果指出，该 $PM_{2.5}$ 的毒性虽然比污染城市的空气 $PM_{2.5}$ 的毒性偏低，但无统计学差异。这表明沙尘暴也是一个污染暴和灾害暴。肺泡巨噬细胞受到损害之后，降低了呼吸系统的免疫防御功能，对空气中致病微生物的侵染抵抗能力降低，使暴露居民易于发生上呼吸道感染、支气管炎及肺炎等疾病，从而引起呼吸系统疾病日门诊 *RR* 增高。

2．沙尘颗粒物对不同呼吸系统疾病日门诊人数的影响

研究发现，扬沙天气和沙尘暴的发生均与暴露居民呼吸系统疾病每日门诊人数的增加有联系，而且起主导作用的原因可能与发生沙尘天气时沙尘颗粒物的骤然增大有关。大气颗粒物，尤其是细颗粒物，能引起呼吸系统的损害并导致呼吸系统患病率、死亡率的上升，但绝大多数研究所涉及的都是由于交通与工业污染引起的人为源的颗粒物对健康的影响。对于沙尘天气所引起的自然源颗粒物对人体健康的影响鲜有报道。甘肃省武威市在研究期间工业企业很少，以农业生产为主，污染较少，其大气颗粒物很接近自然源颗粒物。因此，孟紫强等对武威市大、中型医院 2004 年沙尘天气高发期间（3—5 月）颗粒物与居民呼吸系统多种常见疾病日门诊人数的关系进行了研究，探讨沙尘天气颗粒物对人体健康的影响。

（1）门诊病人基本情况：

表 4-8 描述了 2004 年 3 月 1 日至 5 月 31 日武威市人民医院等全部大中型医院（共 7 所）呼吸系统疾病每日门诊人数的频数分布。

表 4-8　2004 年 3 月至 5 月武威市大中型医院呼吸系统疾病门诊人数的频数分布

疾病	性别	$\bar{x}$	s	min	P_{25}	P_{50}	P_{75}	max
气管炎	男	10.12	5.75	0	6	10	13	37
	女	8.07	4.36	0	5	8	11	24
URTI	男	40.84	14.95	13	30	40	52.75	76
	女	33.89	14.19	8	24	33	43	90
肺炎	男	14.59	7.9	1	8	13	20	39
	女	8.16	4.72	0	4.25	7	11	21
COPD	男	9.92	5.13	1	6	10	14	21
	女	9.33	5.79	0	5	8	14	28
呼吸疾病	男	78.35	27.09	26	53	83	95	140
	女	62.33	23.94	12	44	64	77	145

注：URTI——上呼吸道感染；COPD——慢性阻塞性肺部疾病（孟紫强等，2008b）。

表 4-9　2004 年春季武威市大气污染物 Pearson 相关系数分析

	PM_{10}	$PM_{2.5}$	SO_2	NO_2
PM_{10}	1	—	—	—
$PM_{2.5}$	0.409*	1	—	—
SO_2	0.201	0.261	1	—
NO_2	–0.102	–0.214	–0.093	1

注：数据统计时间为 2004 年 3 月 1 日至 5 月 31 日；*$P \leqslant 0.05$ 表示差异显著（引自孟紫强等，2007c）。

表 4-9 总结了研究期间大气污染物每日浓度的相关分析，$PM_{2.5}$ 与 PM_{10}、$PM_{2.5}$ 与 SO_2 之间均存在显著正相关。

（2）单污染模型拟合结果：

图 4-1、图 4-2 分别显示了在单污染模型下大气 $PM_{2.5}$ 或 PM_{10}、SO_2、NO_2 日平均浓度每上升 1 个 IQR 时，居民呼吸系统疾病日门诊 *RR* 的变化（孟紫强等，2008b）。$PM_{2.5}$ 与男、女总呼吸系统疾病门诊人数有正向联系且滞后时间较短，但男性与女性门诊 *RR* 有意义的滞后天数略有不同，分别在滞后 2 天和 1 天的 *RR* 有统计学意义；PM_{10} 与男、女总呼吸系统疾病门诊人数均在 lag2 的联系有统计学意义；SO_2 与男、女总呼吸系统疾病门诊人数分别在滞后 4 天和 5 天的 *RR* 有统计学意义。NO_2 与男、女呼吸系统疾病门诊人数的 *RR* 均没有统计学意义。$PM_{2.5}$（lag1）、SO_2（lag5）对男性气管炎门诊人数的影响有统计学意义，$PM_{2.5}$（lag3）对女性气管炎门诊人数的影响有统计学意义，PM_{10} 与气管炎门诊人数均在滞后 2 天（lag2）的联系有统计学意义。$PM_{2.5}$

（lag2）、NO_2（lag4）对男性 URTI 门诊人数的影响有统计学意义，$PM_{2.5}$（lag2）、SO_2（lag3）对女性 URTI 门诊人数的影响有统计学意义，PM_{10} 与男、女 URTI 门诊人数均在滞后 2 天（lag2）的联系有统计学意义。$PM_{2.5}$ 分别在滞后 3 天和 2 天对男性和女性肺炎门诊人数的影响有统计学意义；$PM_{2.5}$（lag2）、NO_2（lag4）、SO_2（lag5）对男性 COPD 门诊人数的影响有统计学意义，而对女性 COPD 门诊人数的影响在滞后 1 天（lag1）有统计学意义。

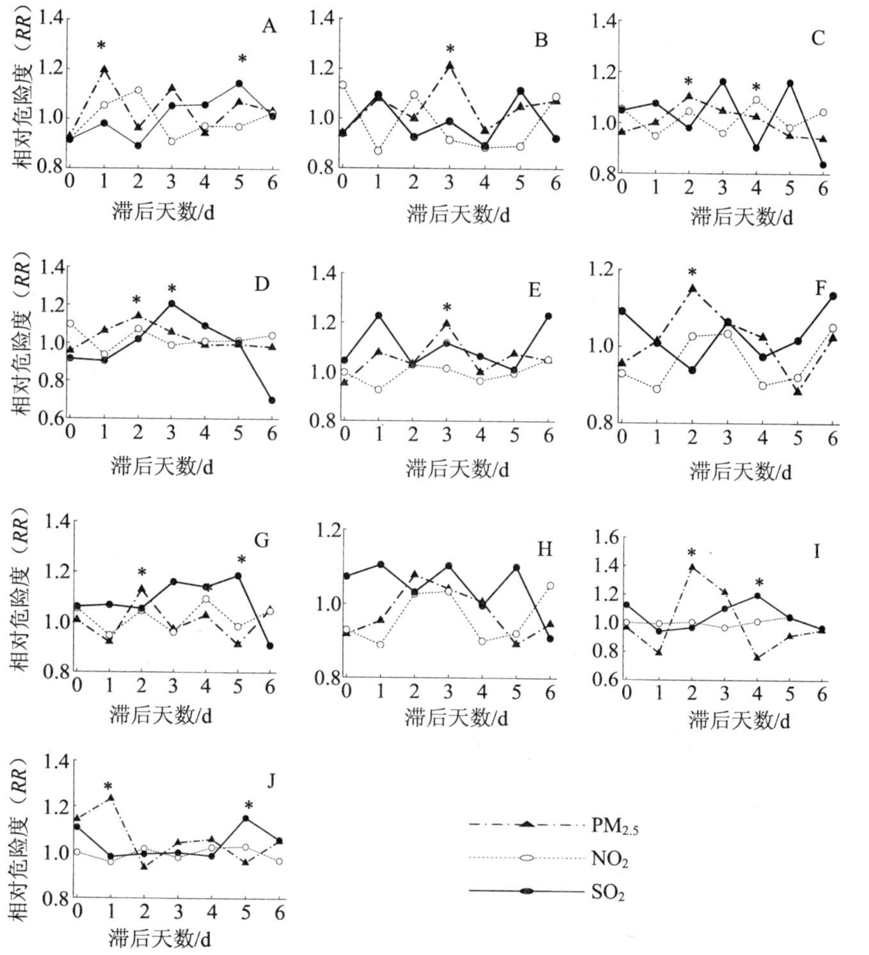

A—男性气管炎；B—女性气管炎；C—男性上呼吸道感染；D—女性上呼吸道感染；E—男性肺炎；F—女性肺炎；G—男性慢性阻塞性肺部疾病；H—女性慢性阻塞性肺部疾病；I—男性总呼吸系统疾病；J—女性总呼吸系统疾病

图 4-1　$PM_{2.5}$、SO_2、NO_2 对呼吸系统不同疾病日门诊 *RR* 的单污染模型分析

注：*：$P \leqslant 0.05$；引自孟紫强等，2008b。

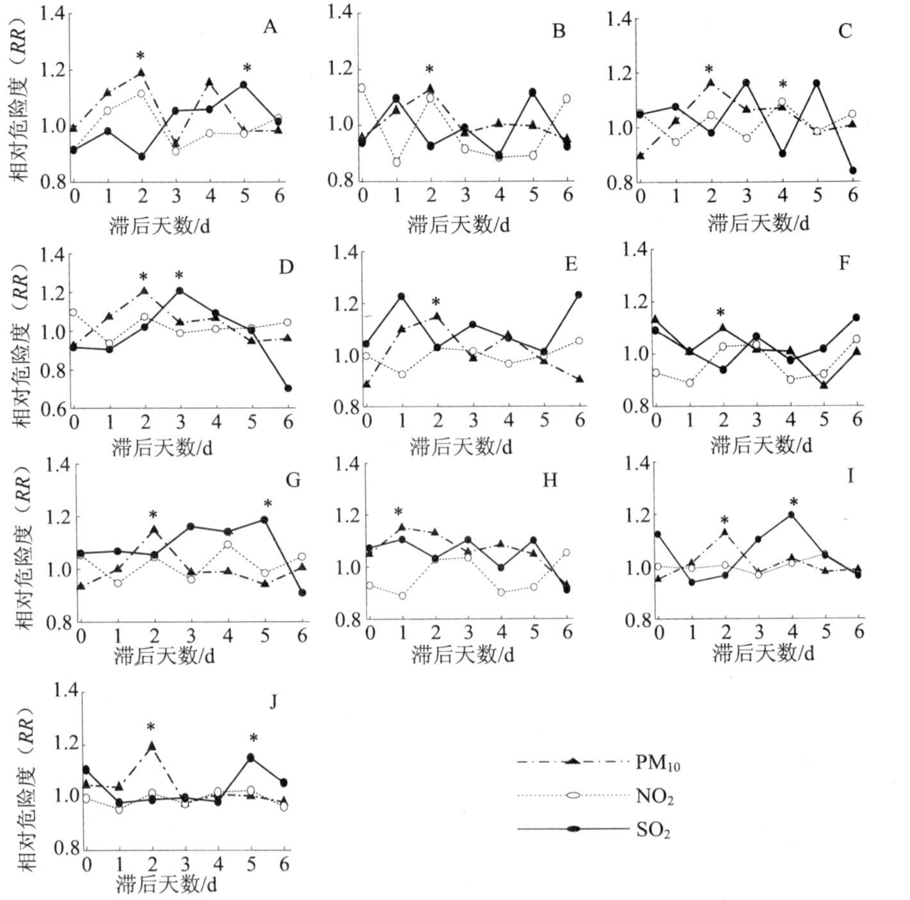

A—男性气管炎；B—女性气管炎；C—男性上呼吸道感染；D—女性上呼吸道感染；E—男性肺炎；F—女性肺炎；G—男性慢性阻塞性肺部疾病；H—女性慢性阻塞性肺部疾病；I—男性总呼吸系统疾病；J—女性总呼吸系统疾病

图 4-2　PM_{10}、SO_2、NO_2 对呼吸系统不同疾病日门诊 *RR* 的单污染模型分析

注：*：$P \leqslant 0.05$。

（3）双污染和多污染模型拟合结果：

$PM_{2.5}$ 的双污染模型分为 3 种情况：①$PM_{2.5}$ 与 SO_2 或 $PM_{2.5}$ 与 NO_2 对呼吸系统不同疾病的影响；②SO_2 与 $PM_{2.5}$ 或 SO_2 与 NO_2 对呼吸系统不同疾病的影响；③NO_2 与 $PM_{2.5}$ 或 NO_2 与 SO_2 对呼吸系统不同疾病的影响。

$PM_{2.5}$ 的多污染模型也分为 3 种情况：①$PM_{2.5}$ 与 SO_2、NO_2 对呼吸系统不同疾病的影响；②SO_2 与 $PM_{2.5}$、NO_2 对呼吸系统不同疾病的影响；③NO_2 与 $PM_{2.5}$、SO_2 对呼吸系统不同疾病的影响。

PM_{10} 的双污染模型、多污染模型与 $PM_{2.5}$ 的双污染模型、多污染模型类似，只不过将 $PM_{2.5}$ 换为 PM_{10} 即可进行分析。

通过双污染和多污染模型分析，结果表明，在引入 SO_2 和（或）NO_2 后，$PM_{2.5}$ 对男性及女性呼吸系统日门诊的影响均有所降低，但仍然有统计学意义，这说明 $PM_{2.5}$ 是影响呼吸系统疾病的主要因素。然而在分别引入其他污染物后，SO_2 和 NO_2 变得无统计学意义，这表明 SO_2 和 NO_2 在影响呼吸系统疾病的因素中不是主要因素或所起作用有限（见图 4-3）。从图 4-4 可以看出，PM_{10} 对呼吸系统疾病的影响与 $PM_{2.5}$ 类似，PM_{10} 也是影响呼吸系统疾病的主要因子，而 SO_2 和 NO_2 都不是影响呼吸系统疾病的主要因素或所起作用有限。

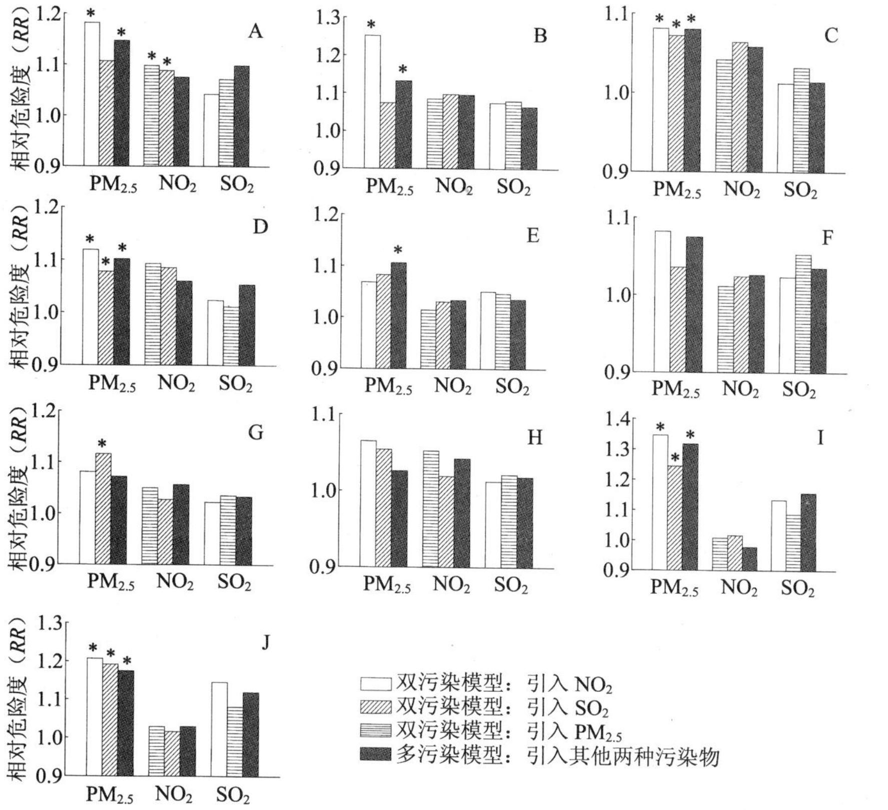

A—男性气管炎；B—女性气管炎；C—男性上呼吸道感染；D—女性上呼吸道感染；E—男性肺炎；F—女性肺炎；G—男性慢性阻塞性肺部疾病；H—女性慢性阻塞性肺部疾病；I—男性总呼吸系统疾病；J—女性总呼吸系统疾病

图 4-3　$PM_{2.5}$、SO_2、NO_2 对呼吸系统不同疾病日门诊 *RR* 的双污染、多污染模型分析

注：*：$P \leqslant 0.05$；引自孟紫强等，2008b。

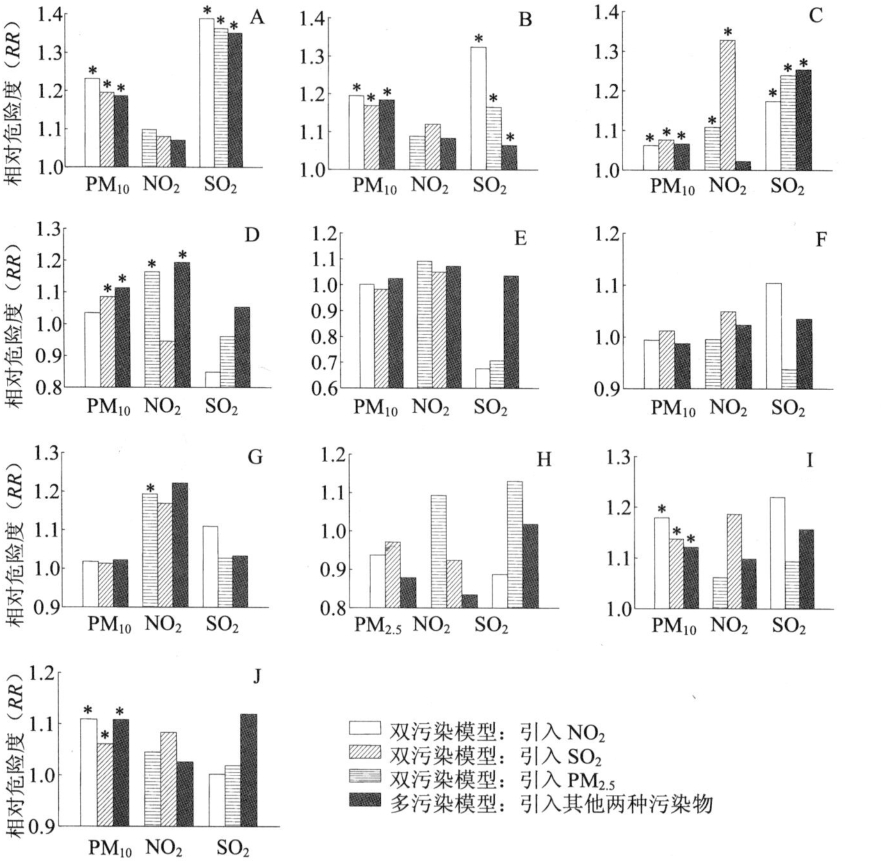

A—男性气管炎；B—女性气管炎；C—男性上呼吸道感染；D—女性上呼吸道感染；E—男性肺炎；F—女性肺炎；G—男性慢性阻塞性肺部疾病；H—女性慢性阻塞性肺部疾病；I—男性总呼吸系统疾病；J—女性总呼吸系统疾病

图 4-4　PM_{10}、SO_2、NO_2 对呼吸系统不同疾病日门诊 *RR* 的双污染、多污染模型分析

注：*：$P \leqslant 0.05$。

3．呼吸系统疾病与沙尘颗粒物浓度的关系

由上述分析可知，研究期间武威市主要的大气污染物中主要的呼吸系统健康危险因子是沙尘 PM_{10} 和 $PM_{2.5}$。因为研究期间正是该地沙尘天气高发季节，PM_{10} 和 $PM_{2.5}$ 的浓度大小与沙尘天气的发生直接相关，所以不同沙尘天气水平的颗粒物浓度对呼吸系统健康的影响在一定程度上可反映出不同沙尘天气的健康危害。

本研究根据空气质量标准以及当地发生沙尘天气时颗粒物浓度的平均水平，分别将 $PM_{2.5}$ 和 PM_{10} 分为 4 个水平。

（1）$PM_{2.5}$ 的水平类别：

按照美国空气质量标准以及本研究期间武威市沙尘颗粒物浓度分布情况，将 $PM_{2.5}$ 浓度分为 4 个水平类别：①≤65 μg/m³（美国 EPA 空气质量标准，本研究定义为清洁天）；② 65.1～95.3 μg/m³（高于 EPA 空气质量标准的非沙尘天气，本研究定义为轻度污染天，包括浮尘天）；③95.4～167.5 μg/m³（扬沙 $PM_{2.5}$ 水平，本研究定义为扬沙天）；④ ＞167.5 μg/m³（沙尘暴 $PM_{2.5}$ 水平，本研究定义为沙尘暴天）。

（2）PM_{10} 浓度分类：

按照研究期间武威市在不同强度沙尘天气时 PM_{10} 浓度分布情况，本研究将 PM_{10} 浓度分为 4 类：①≤100 μg/m³（非沙尘天气 PM_{10} 水平，本研究定义为清洁天）；② 101～150 μg/m³（浮尘天气 PM_{10} 水平，本研究定义为轻度污染天）；③＞151～250 μg/m³（扬沙天气 PM_{10} 水平，本研究定义为扬沙天）；④＞250 μg/m³（沙尘暴 PM_{10} 水平，本研究定义为沙尘暴天）。

我们在甘肃省武威市研究了沙尘天气 $PM_{2.5}$、PM_{10} 对居民呼吸系统多种常见疾病发生的影响，结果发现沙尘天气 $PM_{2.5}$、PM_{10} 对呼吸系统疾病日门诊人数存在正相关影响且具有滞后一定时间的特征。男、女呼吸系统疾病在不同 $PM_{2.5}$、PM_{10} 浓度水平下门诊 *RR* 的变化表明不同疾病的门诊 RR_L 随性别而略有不同，但总的趋势均是随着 $PM_{2.5}$、PM_{10} 浓度水平的增大，各种疾病门诊 RR_L 也随之增高，表现出了一定的剂量效应关系（见图 4-5～图 4-8）。

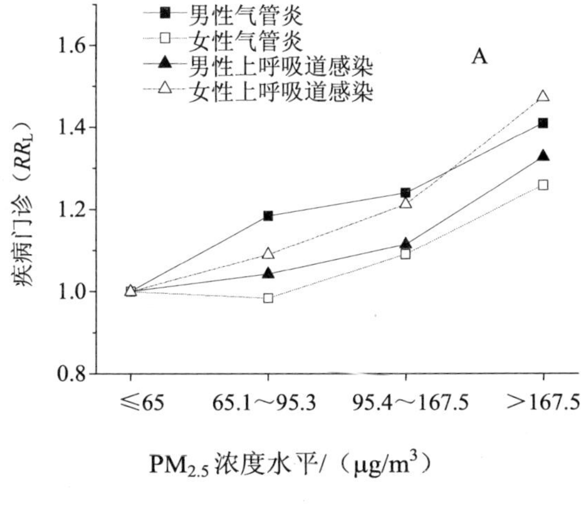

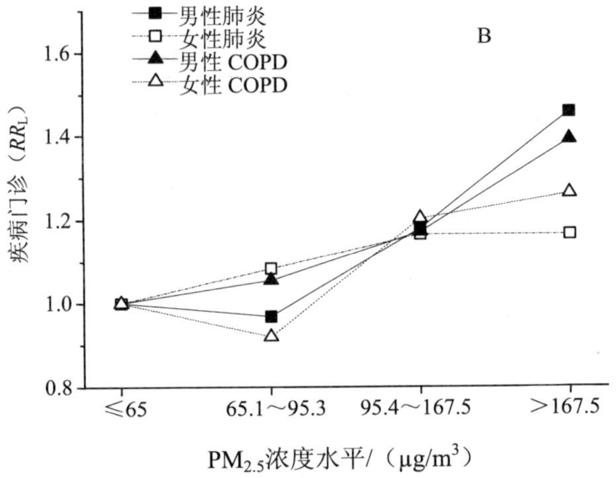

图 4-5 不同沙尘天气 $PM_{2.5}$ 水平下居民呼吸系统疾病门诊 RR_L

注：引自孟紫强等，2008b。

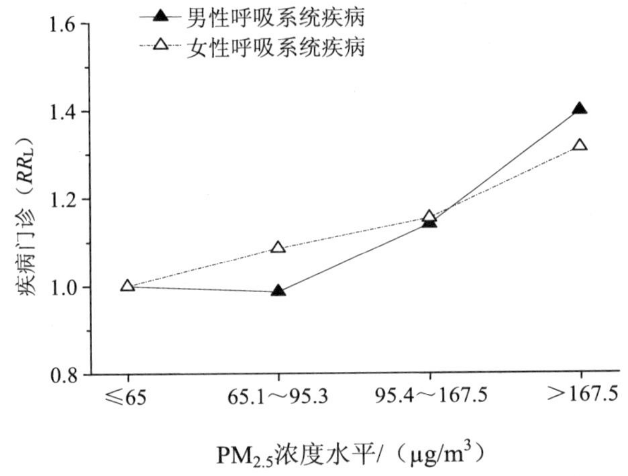

图 4-6 不同沙尘天气 $PM_{2.5}$ 水平下的居民总呼吸系统疾病门诊 RR_L

注：引自孟紫强等，2008 b。

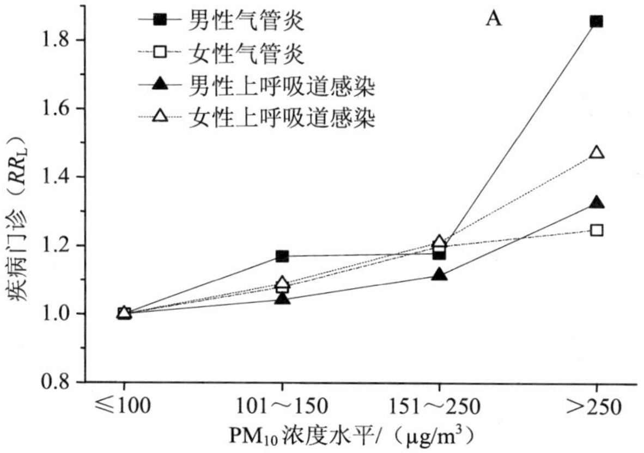

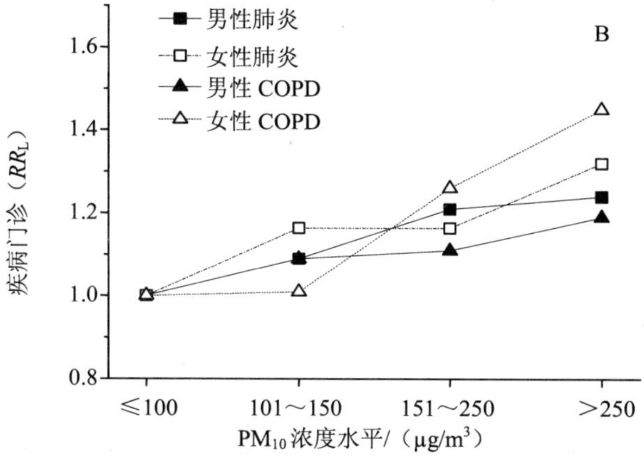

图 4-7　不同沙尘天气 PM_{10} 水平下居民呼吸系统疾病门诊 RR_L

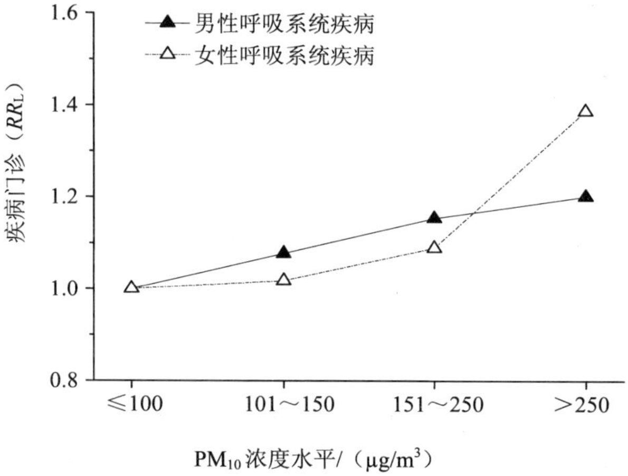

图 4-8　不同沙尘天气 PM_{10} 水平下的居民总呼吸系统疾病门诊 RR_L

研究发现，沙尘天气细颗粒物可引起暴露居民多种呼吸疾病（气管炎、上呼吸道感染、肺炎、COPD）门诊人数增加，其原因可能与沙尘天气 $PM_{2.5}$ 的高浓度、高毒性有关。孟紫强等的研究结果与国内外一些权威部门的研究结果和认识是一致的。在各种大气污染物中，颗粒物（特别是细颗粒物）已被公认为对人体健康危害最大且代表性最强的大气污染物。WHO、美国国家环境保护局（EPA）、欧盟等诸多国际机构在评价大气污染的健康危害时均选择颗粒物作为代表性大气污染物（谢昱姝，2006）。$PM_{2.5}$ 由于其比表面积较大而易成为其他有毒有害物质的运载体或反应体，其表面可吸附大量的有毒有害物质（如有毒重金属、酸性氧化物、有机污染物、细菌和病毒等），且能较长时间停留在空气中，通过呼吸沉积在肺泡并进入血液，从而对人体的呼吸及心血管系统健康造成损害（孟紫强等，2007b）。

沙尘天气对多种疾病影响的主要因子是 $PM_{2.5}$，这与文献报道的正常天气和污染天气颗粒物流行病研究结果是一致的。长期以来，大量流行病学研究发现，大气颗粒物尤其是细颗粒物浓度的增高与心肺疾病的超额发病率、死亡率相关，特别是在原先患有呼吸、心血管系统疾病的人群及身体状况不佳的老年人中（戴海夏和宋伟民，2001）。Schwartz 利用时间序列分析方法发现，当大气中 $PM_{2.5}$ 浓度增加 10 μg/m^3 时，研究人群的总死亡率上升，并发现肺炎、心脏病及其他一些疾病的死亡率上升的效应随着暴露时间的延长而增强（Schwartz，2000）。国内研究发现，空气中 $PM_{2.5}$ 与儿童呼吸系统患病发生率呈线性正相关关系，其影响比 SO_2、NO_x 更严重（魏盛夏等，2000）。但这些研究都是针对发达地区城市大气的污染情况，其 $PM_{2.5}$ 主要来源于交通和工业污染，对于自然源的 $PM_{2.5}$（尤其是沙尘暴所引起 $PM_{2.5}$）短期内骤然增加，对呼吸系统健康的影响还未见报道。沙尘细颗粒物在大气中停留时间长、输送距离远，且可能途经污染严重的地区，使该 $PM_{2.5}$ 的浓度和毒性随迁移而增高，危害更加严重（孟紫强等，2003）。加之，沙尘天气（包括沙尘暴）的发生将随着全球气候变暖而更加严重，这必将引起全社会对沙尘天气 $PM_{2.5}$ 医学和健康问题的重视。

（三）沙尘天气对心血管系统疾病门诊人数的影响

1. 沙尘天气对心血管系统疾病日门诊总人数的影响

与呼吸系统疾病相似，两年中沙尘暴对心血管系统疾病日门诊人数均有影响，且均表现为滞后效应，但不同性别、不同年份所受影响的程度不同。表 4-10 列出了 2004 年及 2005 年 3 月 1 日至 5 月 31 日，武威市 7 所大中型医院心血管系统疾病每日门诊人数的基本情况。心血管系统疾病主要包括高血压及有关疾病（占 26.7%），心律失常、心内膜炎、心包炎等（占 19.9%），冠心病、冠状动脉缺血、心绞痛、心肌梗死等（占 19.5%），脑血栓、动脉硬化等（占 11.2%），心肌病、风湿性心脏病等（占 10.1%）。表 4-11 中列出了 2004 年及 2005 年 3—5 月扬沙天气和沙尘暴滞后第 0 天（当天，Lag0）到滞后第 6 天（Lag6）对所调查医院心血管系统疾病每日门诊人数影响的 GAM 模型分析结果。

研究发现，扬沙天气与沙尘暴的发生与居民心血管系统疾病日门诊 *RR* 的增加有密切的关系，沙尘暴对心血管系统疾病日门诊人数增加的影响比扬沙天气更为严重。在扬沙天气和沙尘暴期间，多种心血管系统疾病患者去医院诊治，其中主要包括高血压及其相关疾病（占 26.7%），心律失常、心内膜炎、心包炎等（占 19.9%），冠心病、冠状动脉缺血、心绞痛、心肌梗死等（占 19.5%），脑血栓、动脉硬化等（占 11.2%）以及心肌病、风湿性心脏病等（占 10.1%）。虽然这些疾病与沙尘天气颗粒物之间的关系还有待进一步研究，但从目前空气颗粒物与心血管疾病之间关系的已有报道中，也可以看出颗粒物浓度的增高确实是心血管病发生和加重的元凶。

表 4-10　2004 年及 2005 年 3—5 月武威市大中型医院心血管系统疾病门诊人数的频数分布

年份	性别	$\bar{x}$	s	min	P_{25}	P_{50}	P_{75}	max
2004	男	14.63	6.34	1	11	15	19	27
	女	15.93	6.82	1	10	17	21	31
2005	男	11.87	5.79	1	9	11	15	30
	女	16.32	7.68	1	11	15	21	40

注：引自孟紫强等，2007b。

表 4-11　2004 年及 2005 年 3—5 月沙尘天气对武威市大中型医院心血管系统疾病门诊人数影响的 GAM 分析结果

年份	沙尘天气	性别	RR（95% CI）						
			Lag0	Lag1	Lag2	Lag3	Lag4	Lag5	Lag6
2004	扬沙	男	0.86（0.64~1.15）	0.85（0.67~1.07）	0.93（0.75~1.16）	1.04（0.78~1.40）	1.45（1.11~1.89）*	1.25（0.97~1.61）	1.12（0.87~1.44）
		女	0.94（0.56~1.58）	0.98（0.67~1.43）	0.93（0.64~1.35）	0.9（0.64~1.27）	1.03（0.73~1.46）	1.01（0.72~1.41）	0.99（0.71~1.39）
	沙尘暴	男	1.02（0.73~1.42）	1.51（0.98~2.32）	1.54（1.07~2.21）*	1.77（1.24~2.52）*	1.10（0.80~1.51）	1.14（0.69~1.89）	1.24（0.89~1.72）
		女	1.17（0.65~2.10）	1.28（0.71~2.30）	1.3（0.88~1.92）	1.63（1.02~2.61）*	1.13（0.59~2.16）	1.06（0.52~2.15）	1.24（0.59~2.62）
2005	扬沙	男	0.88（0.64~1.20）	1.02（0.79~1.31）	1.52（1.18~1.97）*	1.13（0.82~1.55）	1.01（0.71~1.43）	0.89（0.65~1.22）	1.01（0.76~1.33）
		女	0.97（0.73~1.29）	1.20（0.93~1.54）	0.88（0.67~1.16）	1.29（1.02~1.63）*	0.78（0.62~0.98）	1.20（0.93~1.55）	1.07（0.73~1.57）
	沙尘暴	男	1.00（0.65~1.53）	1.01（0.62~1.65）	1.87（1.12~3.11）*	1.12（0.74~1.70）	1.81（1.23~2.66）*	1.29（0.87~1.92）	0.80（0.47~1.35）
		女	1.04（0.62~1.74）	1.21（0.74~1.98）	1.27（0.86~1.87）	1.26（0.88~1.80）	1.53（1.07~2.19）*	1.02（0.65~1.59）	1.40（0.95~2.06）

注：*$P\leqslant 0.05$；引自孟紫强等，2007b。

以 2004 年的研究为例，男性门诊 *RR* 在扬沙天气滞后第 4 天[*RR*=1.45（95% *CI* 1.11～1.89）]和沙尘暴滞后第 2、第 3 天有统计学意义[*RR* 分别是：1.54（95% *CI* 1.07～2.21）、1.77（95% *CI* 1.24～2.52）]，而女性门诊 *RR* 在沙尘暴滞后第 3 天有统计学意义[*RR*=1.63（95% *CI* 1.02～2.61）]；2005 年男性门诊 *RR* 在扬沙天气滞后第 2 天[*RR*=1.52（95% *CI* 1.18～1.97）]和沙尘暴滞后第 2、第 4 天有统计学意义[*RR* 分别是：1.87（95% *CI* 1.12～3.11）、1.81（95% *CI* 1.23～2.66）]，而女性门诊 *RR* 在扬沙天气滞后第 2 天[*RR*=1.29（95% *CI* 1.02～1.63）]及沙尘暴滞后第 4 天有统计学意义[*RR*=1.53（95% *CI* 1.07～2.19）]。

2．沙尘天气对不同心血管系统疾病日门诊人数的影响

$PM_{2.5}$、SO_2、NO_2 与男、女总心血管系统疾病门诊人数有正向联系且均有统计学意义。我们在 2004 年对武威沙尘天气与心血管疾病关系的研究（图 4-9，图 4-10，表 4-12）表明，$PM_{2.5}$ 与男、女总心血管系统疾病门诊人数均在滞后 3 天的联系有统计学意义；PM_{10} 与男、女总心血管系统疾病门诊人数均在滞后 2 天（lag2）的联系有统计学意义；NO_2 与男、女总心血管系统疾病门诊人数均在滞后 2 天的联系有统计学意义，SO_2 与男、女总心血管系统疾病门诊人数分别在滞后 3 天和 5 天的联系有统计学意义。$PM_{2.5}$（lag0）、PM_{10}（lag3）、SO_2（lag5）对男性风湿性心脏病门诊人数的影响有统计学意义，$PM_{2.5}$（lag1）、PM_{10}（lag4）、NO_2（lag2）、SO_2（lag1）对女性风湿性心脏病门诊人数的影响有统计学意义；$PM_{2.5}$ 与男性高血压门诊人数滞后 1 天的联系有统计学意义；PM_{10} 与男、女性高血压门诊人数均在滞后 2 天（lag2）的联系有统计学意义。$PM_{2.5}$（lag1）、PM_{10}（lag2）、NO_2（lag2）、SO_2（lag3，lag5）对男性缺血性心血管疾病门诊人数的影响有统计学意义，$PM_{2.5}$（lag5）、PM_{10}（lag4）对女性缺血性心血管疾病门诊人数的影响有统计学意义。$PM_{2.5}$（lag3）、PM_{10}（lag4）、NO_2（lag2）对男性心律失常门诊人数的影响有统计学意义；对女性心律失常门诊人数的影响在滞后 5 天（lag5）有统计学意义；$PM_{2.5}$ 分别在滞后 5 天和 2 天对男性和女性充血性心力衰竭门诊人数的影响有统计学意义；而 PM_{10} 分别在滞后 5 天（lag5）和滞后 1 天（lag1）对男性和女性充血性心力衰竭门诊人数的影响有统计学意义。

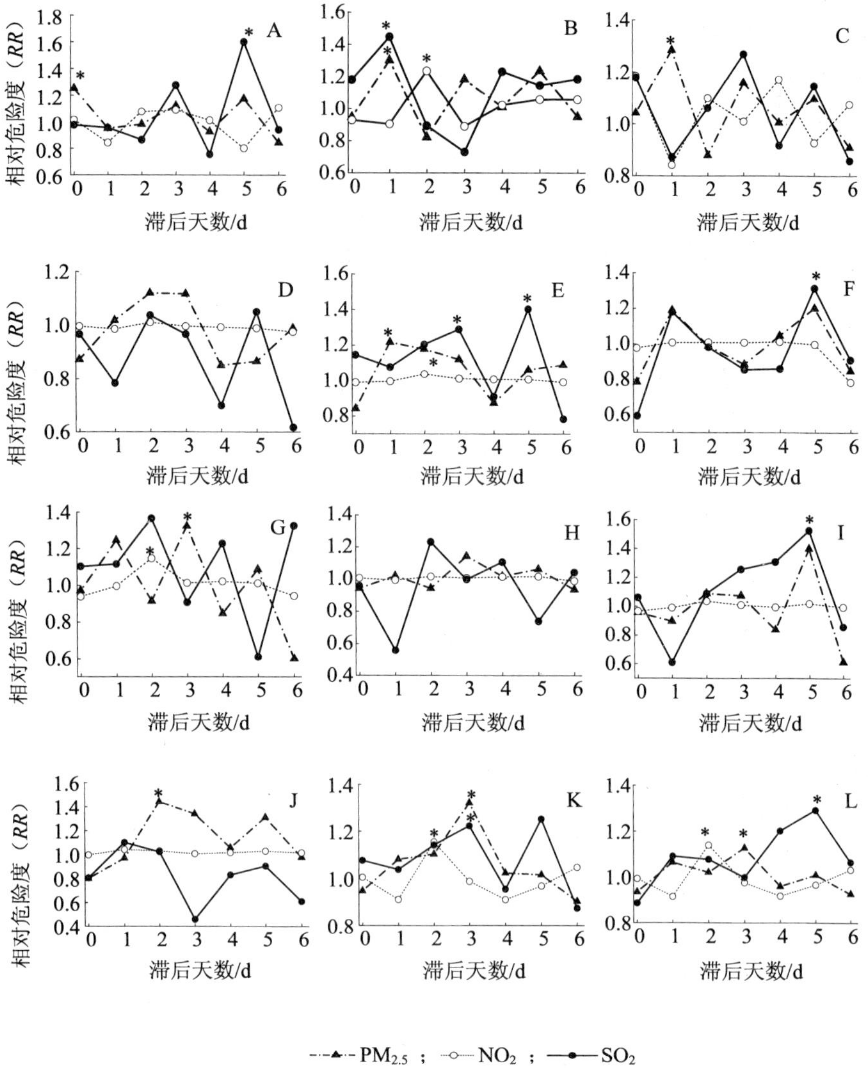

A—男性风湿性心脏病；B—女性风湿性心脏病；C—男性高血压；D—女性高血压；

E—男性缺血性心血管疾病；F—女性缺血性心血管疾病；G—男性心律失常；

H—女性心律失常；I—男性充血性心力衰竭；J—女性充血性心力衰竭；

K—男性总心血管系统疾病；L—女性总心血管系统疾病

图 4-9　$PM_{2.5}$、SO_2、NO_2 对心血管系统不同疾病日门诊 *RR* 的单污染模型分析

注：*$P \leqslant 0.05$；引自孟紫强等，2008b。

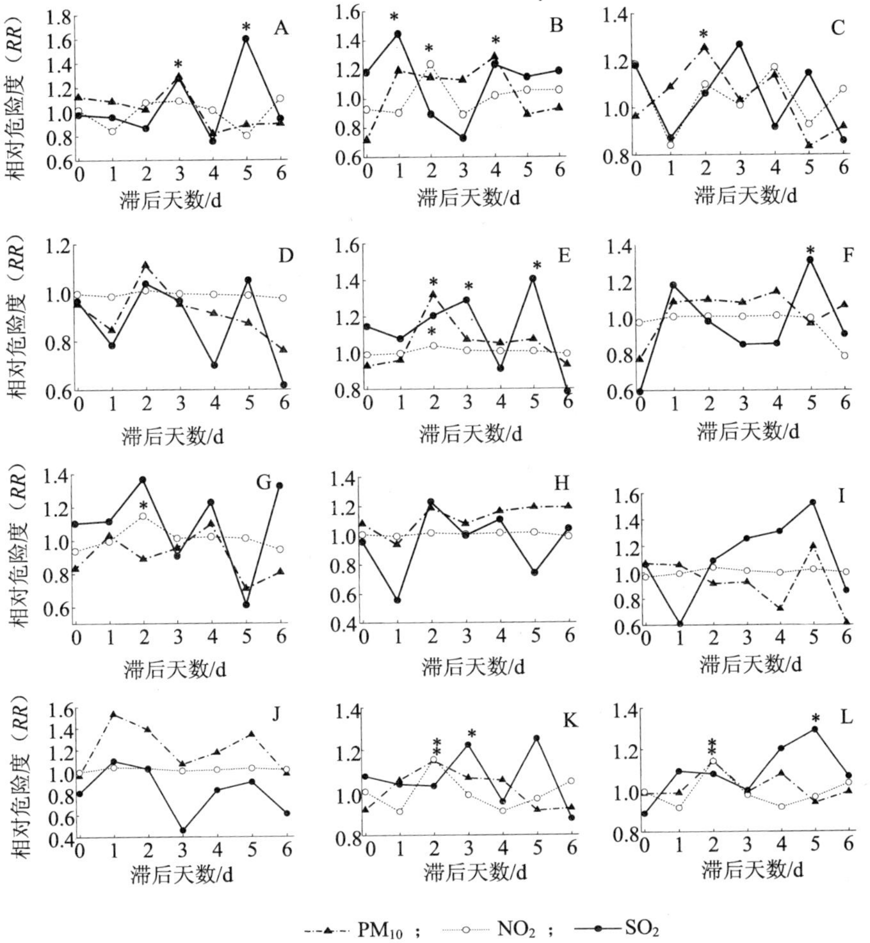

A—男性风湿性心脏病；B—女性风湿性心脏病；C—男性高血压；D—女性高血压；

E—男性缺血性心血管疾病；F—女性缺血性心血管疾病；G—男性心律失常；

H—女性心律失常；I—男性充血性心力衰竭；J—女性充血性心力衰竭；

K—男性总心血管系统疾病；L—女性总心血管系统疾病

图 4-10　PM_{10}、SO_2、NO_2 对心血管系统不同疾病日门诊 *RR* 的单污染模型分析

表 4-12 2004 年 3—5 月武威市 7 所大、中型医院心血管疾病门诊人数的频数分布

疾病	性别	$\bar{x}$	s	min	P_{25}	P_{50}	P_{75}	max
风湿性心脏病	男	1.9	1.48	0	1	2	2	6
	女	3.02	2.49	0	1	3	4	14
高血压	男	3.48	2.18	0	2	3	5	9
	女	4.44	3.02	0	2	4	6	16
缺血性心血管疾病	男	3.12	2.39	0	1	3	4	12
	女	3.22	2.33	0	1	3	5	10
心律失常	男	2.48	2.26	0	1	2	4	9
	女	2.25	2.09	0	1	2	3	11
充血性心力衰竭	男	1.53	1.39	0	0.25	1	2	6
	女	1.1	1.41	0	0	1	2	7
合计	男	14.63	6.34	1	11	15	19	27
	女	15.93	6.82	1	10	17	21	31

注：引自孟紫强等，2008b。

分别将 $PM_{2.5}$、PM_{10} 与 SO_2 和/或 NO_2 引入 GAM 方程进行双污染和多污染模型分析，研究引入其他污染物后它们对心血管系统日门诊人数的影响。研究结果表明，在引入了 SO_2 和（或）NO_2 后，$PM_{2.5}$ 对男、女性心血管系统疾病门诊人数的影响均有所下降，但仍有统计学意义。对于男性门诊人数，在分别引入了其他污染物后，SO_2 的影响仍具有统计学意义；且在引入了 SO_2 与 $PM_{2.5}/SO_2$ 之后，NO_2 的影响具有统计学意义。而对于女性，在分别引入了其他污染物后，SO_2 和 NO_2 均变得无统计学意义。在调整了 SO_2 和（或）NO_2 后，PM_{10} 对男、女性心血管系统疾病门诊人数的影响均有所下降，但仍有统计学意义。然而在分别调整了其他污染物后，SO_2 和 NO_2 变得无统计学意义。本研究认为，在沙尘暴源区或近源区，虽然 SO_2 和 NO_2 污染并不严重，但由于颗粒物污染严重，这是否可使 SO_2 和 NO_2 毒性增加，尚待进一步研究。

3. 心血管系统疾病与沙尘颗粒物浓度的关系

我们在甘肃省武威市研究了沙尘天气 $PM_{2.5}$、PM_{10} 对居民心血管系统多种常见疾病发生的影响，结果发现沙尘天气 $PM_{2.5}$、PM_{10} 对心血管系统疾病日门诊人数存在正相关影响且具有滞后一定时间的特征（图 4-13～图 4-16）。男、女心血管疾病在不同 $PM_{2.5}$、PM_{10} 浓度水平下门诊 RR 的变化表明，$PM_{2.5}$ 对心血管系统疾病的影响与呼吸系统类似，均为随着 $PM_{2.5}$、PM_{10} 浓度水平的增大，各种疾病门诊 RR_L 也随之增高，表现出了一定的剂量效应关系。

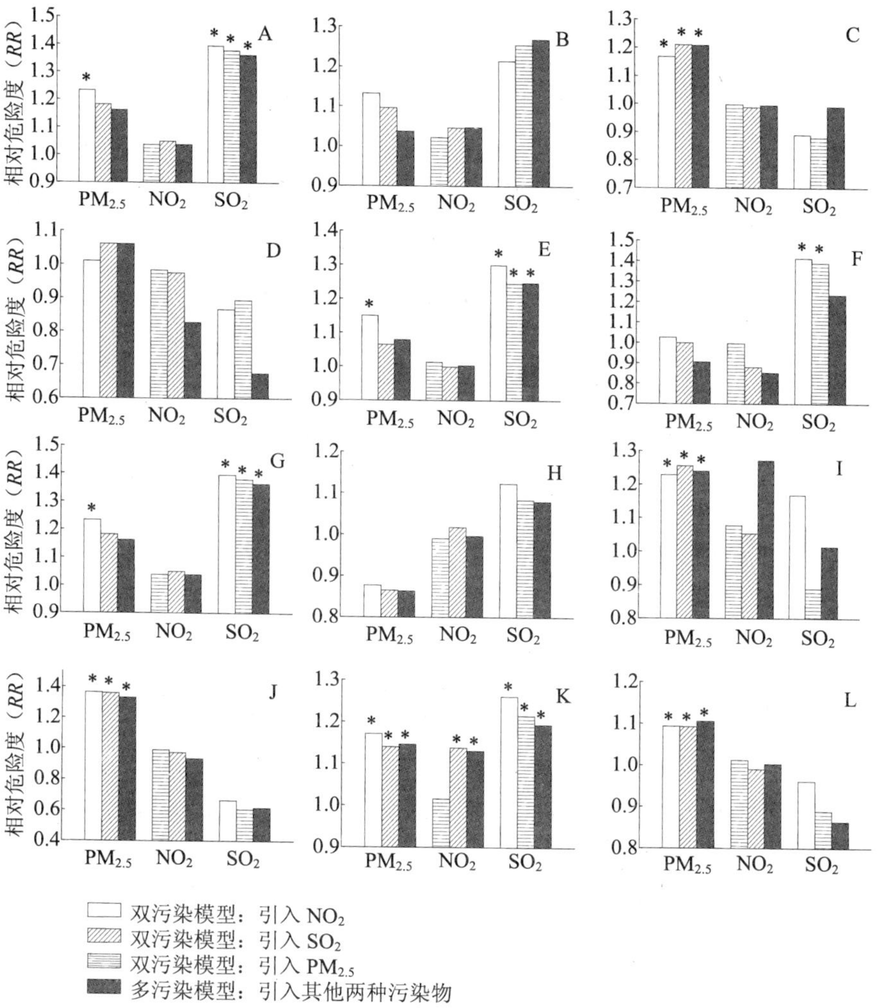

A—男性风湿性心脏病；B—女性风湿性心脏病；C—男性高血压；D—女性高血压；
E—男性缺血性心血管疾病；F—女性缺血性心血管疾病；G—男性心律失常；
H—女性心律失常；I—男性充血性心力衰竭；J—女性充血性心力衰竭；
K—男性总心血管系统疾病；L—女性总心血管系统疾病

图 4-11 $PM_{2.5}$、SO_2、NO_2 对心血管系统不同疾病日门诊 *RR* 的双污染、多污染模型分析

注：$^*P \leqslant 0.05$；引自孟紫强等，2008b。

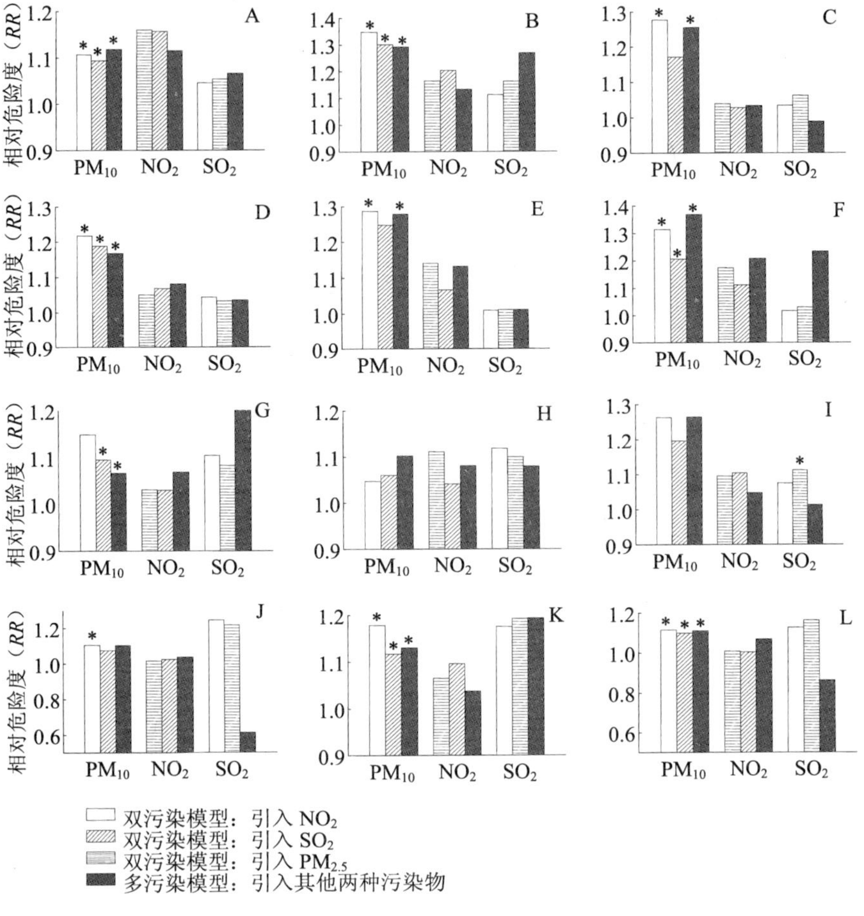

A—男性风湿性心脏病；B—女性风湿性心脏病；C—男性高血压；D—女性高血压；E—男性缺血性心血管疾病；F—女性缺血性心血管疾病；G—男性心律失常；H—女性心律失常；I—男性充血性心力衰竭；J—女性充血性心力衰竭；K—男性总心血管系统疾病；L—女性总心血管系统疾病

图 4-12 PM_{10}、SO_2、NO_2 对心血管系统不同疾病日门诊 *RR* 的双污染、多污染模型分析

注：* $P \leqslant 0.05$。

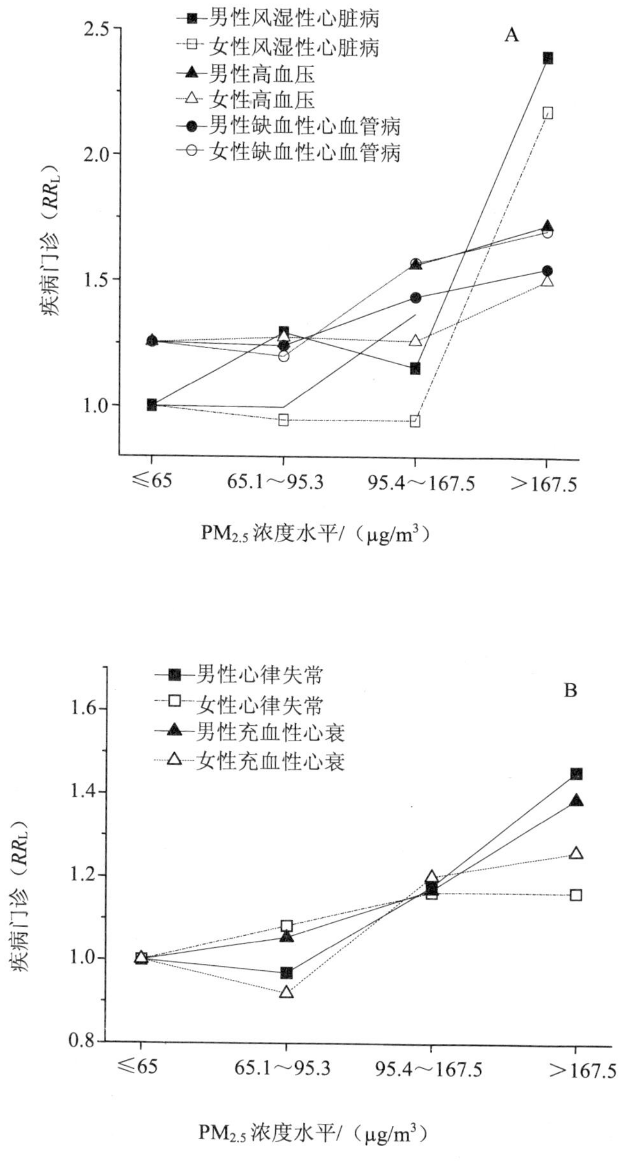

图 4-13　不同沙尘天气 $PM_{2.5}$ 水平下居民心血管系统疾病门诊 RR_L

注：引自孟紫强等，2008b。

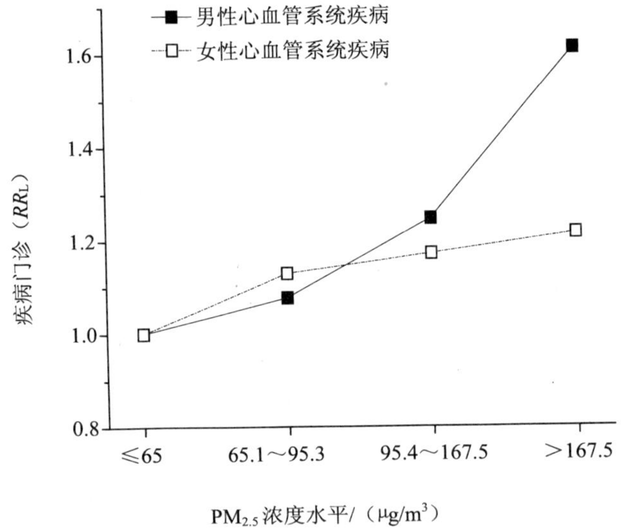

图 4-14 不同沙尘天气 $PM_{2.5}$ 水平下的居民总心血管系统疾病门诊 RR_L

注：引自孟紫强等，2008b。

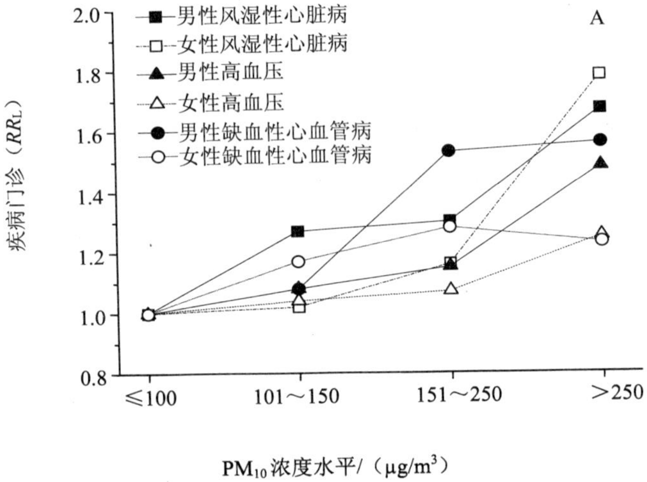

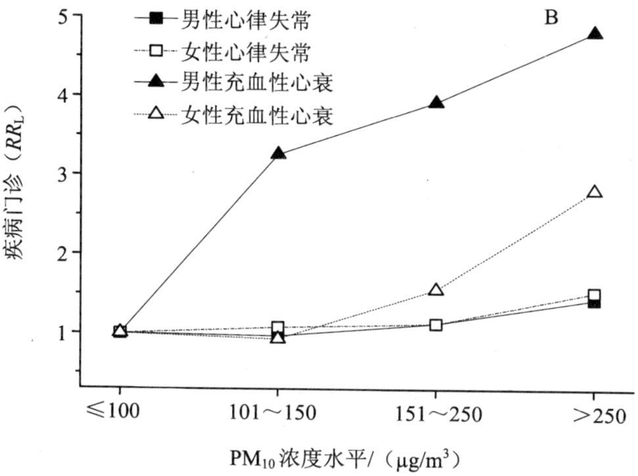

图 4-15　不同沙尘天气 PM_{10} 水平下居民心血管系统疾病门诊 RR_L

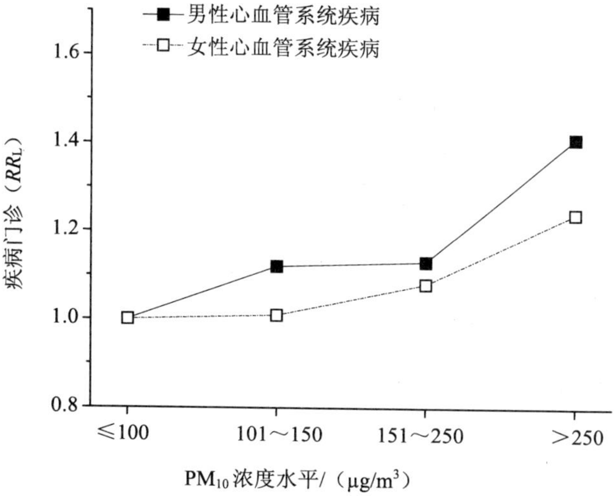

图 4-16　不同沙尘天气 PM_{10} 水平下的居民总心血管系统疾病门诊 RR_L

沙尘天气细颗粒物可引起暴露居民多种心血管疾病（风湿性心脏病、高血压、缺血性心血管疾病、心律失常、充血性心力衰竭）门诊人数增加。据文献报道，$PM_{2.5}$ 可以通过氧化损伤途径致血管内皮细胞死亡，引起血管重塑，使血管变得僵硬，压力负荷增加，血压升高，导致心血管疾病的发生（董晨等，2005）。短期的 $PM_{2.5}$ 暴露会引起健康者心率变异性的减低。心率变异性是反映心脏自主神经张力的最敏感指标，它的减少与严重心律失常事件及心脏病猝死等密切相关，可视为心肌自主功能紊乱的一个参考指标（Magari，et al.，2001）。

沙尘天气对多种疾病影响的主要因子是 $PM_{2.5}$、PM_{10} 毒性作用的结果。美国一项为期 16 年（1982—1998 年）的研究显示，$PM_{2.5}$ 平均浓度每增加 10μg/m³，年总死亡率、心肺疾病死亡率以及肺癌的死亡率分别增加 4%、6%和 8%，其中缺血性心脏病的相对危险度增加最大（Pope，et al.，2004）。有研究报道，在加拿大的多伦多 $PM_{2.5}$ 每上升 1.0μg/m³，因呼吸系统及心血管系统疾病入院人数上升 3.3%；每上升 10μg/m³，心律失常的入院人数增加 4.33%；每上升 3.0μg/m³，缺血性心脏病和心衰的入院人数分别增加 5.73%及 4.70%（Burnett，et al.，1999）。Holguin 等在墨西哥城调查了 $PM_{2.5}$ 对老年人心率可变性（HRV）的影响，发现当地 $PM_{2.5}$ 日平均浓度每上升 10μg/m³ 会引起 HRV 高频部分明显下降（5%），患高血压者下降幅度更大（7.1%）（Holguin，et al.，2003）。

总之，沙尘天气 $PM_{2.5}$、PM_{10} 可引起暴露居民的多种心血管疾病（风湿性心脏病、高血压、缺血性心血管疾病、心律失常、充血性心力衰竭）日门诊人数增加，$PM_{2.5}$、PM_{10} 浓度与心血管疾病日门诊相对危险度存在一定的剂量-效应关系，暴露居民心血管系统多种疾病日门诊相对危险度随沙尘天气的强度增大而增大，由低到高依次为：正常清洁天＜轻度污染天＜扬沙天＜沙尘暴天。

三、沙尘天气对医院住院人数的影响

迄今为止，沙尘天气（包括沙尘暴）对医院住院人数影响的研究报道甚少，而大样本研究尚未见报道，为此本节主要介绍我们在甘肃省武威市于 2004 年、2005 年对沙尘天气对该市的所有大、中型医院（共 7 所）住院人数的影响进行研究的结果。

（一）沙尘天气对不同系统疾病日入院人数的影响

调查期内武威市 7 所大、中型医院住院人数（以每日登记的入院人数统计）为 6 573 人（表 4-13），其中男性 3280 人、女性 3293 人，男女比例为 1∶1.004。各类疾病中，除“其他”之外的疾病住院比例依次为消化系统疾病（占总病数的 17.21%）、肿瘤（占 12.19%）、呼吸系统疾病（占 11.67%）、循环系统疾病（占 8.55%）、传染病和寄生虫病（占 3.50%）、精神障碍和神经系统疾病（占 3.27%）、血液和造血器官疾病（占 1.43%）、眼耳疾病（占 1.06%）。

由于住院人数较少，为使样本数不至于太小，对住院人数未做性别区分，分析结果见表 4-14。沙尘天气对心血管系统疾病住院人数影响的 R^2=0.51，患病相对危险度在扬沙之后第 3 天（P =0.044，γ =0.544）、沙尘暴之后第 3 天（P =0.003，γ=0.686）显著上升。对呼吸系统疾病住院人数影响的 R^2=0.54，患病相对危险度在扬沙之后第 2 天（P =0.000，γ=0.651）、第 3 天（P =0.037，γ=0.572）以及沙尘暴之后第 3 天显著上升（P =0.024，γ=0.641）。沙尘天气对消化系统疾病住院人数影响的 R^2=0.28，患病相对危险度在扬沙之后第 4 天（P =0.019，γ=0.288）和沙尘暴之后第 4 天（P =0.013，γ=0.595）显著上升。

表 4-13 武威市 7 所大、中型医院住院人数统计

编号	疾病分类	住院人数/人			各病比例/%
		男	女	合计	
①	传染病和寄生虫病	148	82	230	3.50
②	肿瘤	365	436	801	12.19
③	血液和造血器官疾病	39	55	94	1.43
④	精神障碍和神经系统疾病	126	89	215	3.27
⑤	眼耳疾病	42	28	70	1.06
⑥	循环系统疾病	329	233	562	8.55
⑦	呼吸系统疾病	466	301	767	11.67
⑧	消化系统疾病	648	483	1 131	17.21
⑨	其他	1 117	1 586	2 703	41.12
总计		3 280	3 293	6 573	100

注：数据收集时间为 2004 年 3 月 1 日至 5 月 31 日。

表 4-14 沙尘天气对心血管系统、呼吸系统、消化系统疾病住院人数的影响分析

天气状况	滞后天数/d	循环系统疾病			呼吸系统疾病			消化系统疾病		
		γ	P	R^2	γ	P	R^2	γ	P	R^2
浮尘	1	−0.09	0.222	0.51	0.323	0.124	0.54	−0.088	0.358	0.28
	2	−0.337	0.185		0.282	0.341		0.013	0.246	
	3	0.147	0.578		0.043	0.998		−0.389	0.842	
	4	0.412	0.065		−0.151	1.007		0.234	0.293	
扬沙	1	−0.102	0.108		0.028	0.094		−0.211	0.775	
	2	0.232	0.176		0.651	0.000*		0.311	0.079	
	3	0.544	0.044*		0.572	0.037*		−0.066	0.185	
	4	0.468	0.082		0.091	0.767		0.288	0.019*	
沙尘暴	1	0.377	0.061		0.17	0.103		0.017	0.204	
	2	0.435	0.263		0.043	0.882		0.235	0.063	
	3	0.686	0.003*		0.641	0.024*		−0.321	0.147	
	4	−0.016	0.325		0.035	0.276		0.595	0.033*	

注：① R^2 为方程的决定系数，值越大表示对数据的拟合性越好；② γ 为出现沙尘天气时患病相对危险度的增加倍数；③ $*P \leqslant 0.05$ 表示差异显著（具统计学意义）。

（二）沙尘天气对呼吸系统疾病日入院人数的影响

1. 沙尘天气对呼吸系统疾病住院总人数的影响

在我国，西北干旱地区沙尘暴发生频繁，是亚洲沙尘天气（ADS）主要的发生源地之一，对当地居民的身体健康尤其是呼吸系统健康造成了严重的威胁。本部分以甘肃省武威市、民勤县为例，分别介绍10年来沙尘暴对呼吸系统疾病日入院人数的影响。孟紫强等利用GAM模型研究了每年沙尘天气（分为浮尘、扬沙和沙尘暴）对居民呼吸系统疾病日入院人数的影响；然后运用Meta-分析对各年的GAM模型拟合结果进行效应量合并，从而得到沙尘天气对呼吸系统疾病日入院人数影响的综合效应。

（1）呼吸系统疾病入院情况概述：

为了研究9年来武威市沙尘天气，尤其是沙尘暴，对当地居民呼吸系统疾病住院人数的影响，首先对9年来武威市的天气状况进行了分析研究。表4-15为研究地点武威市9年来春季沙尘天气发生频数资料。从表中可知，1995—2003年3月1日至5月31日累计发生沙尘天气343天，其中沙尘暴达20天，占1995—2003年沙尘暴全年累计发生天数的90.9%。

表4-15　1995—2003年3—5月武威市沙尘天气发生频数

年份	沙尘暴	扬沙	浮尘	总和
1995	0	12	13	25
1996	2	11	28	41
1997	0	4	4	8
1998	2	20	46	68
1999	3	16	21	40
2000	4	11	24	39
2001	5	17	34	56
2002	4	12	29	45
2003	0	10	11	21
总和	20	113	210	343
所占全年比例/%	90.9	64.2	63.4	65.1

注：引自孟紫强等，2006a。

研究期间武威市呼吸系统疾病累计入院数6292人次，其中主要为各种肺炎（40.08%）、上呼吸道感染（14.78%）、急慢性支气管炎（12.67%）以及各类鼻、咽、喉、气管等疾病（12.65%），共占入院总数的80.18%（见表4-16）。

表 4-16　1995—2003 年 3—5 月武威市呼吸系统疾病入院情况

年份	天数	$\bar{x} \pm s$	范围	P_{25}	P_{50}	P_{75}
1995	92	9.36±3.73	1～21	7.0	10.0	11.0
1996	92	5.14±2.73	0～14	3.0	5.0	7.0
1997	92	5.30±2.31	1～14	4.0	5.0	7.0
1998	92	4.52±2.44	0～12	3.0	4.5	6.0
1999	92	5.05±2.50	0～12	3.0	5.0	7.0
2000	92	5.18±2.57	0～13	3.0	5.0	7.0
2001	92	7.63±3.58	0～17	5.0	7.0	9.5
2002	92	8.39±3.60	1～17	6.0	9.0	12.0
2003	92	12.27±4.42	3～24	9.0	12.0	15.5

注：引自孟紫强等，2006a。

（2）沙尘天气与非沙尘天气气象因子比较：

表 4-17 指出，与非沙尘天气相比，日最小能见度在沙尘暴、扬沙、浮尘天气下均有显著降低（$P<0.001$），而大气压在不同天气下均无显著变化；水气压、相对湿度在沙尘暴和浮尘天气下有显著降低（$P<0.05$），而气温只在沙尘暴天气下有显著降低（$P<0.05$）。由于气象因子对于日入院人数可能有影响，且关系并非一定为直线关系，所以在进行 GAM 分析时采用 AIC 准则选择有关气象因子并采用非参数平滑样条函数对其进行处理，以排除气象因子的干扰。

表 4-17　1995—2003 年武威市沙尘天气与非沙尘天气气象因子比较

气象因子	沙尘暴	扬沙	浮尘	非沙尘天气
日均气温/℃	9.18（4.69）*	9.64（6.17）	9.80（6.93）	10.51（6.70）
日均气压/hPa	843.49（4.42）	845.57（5.26）	845.60（5.11）	845.81（4.32）
日均水气压/hPa	4.21（1.95）*	5.05（2.39）	4.81（2.48）*	5.39（2.61）
日均相对湿度/%	37.15（12.99）*	41.87（13.43）	38.98（11.61）**	43.26（15.87）
日最小能见度/m	3.86（3.86）***	8.00（4.85）***	8.28（3.19）***	21.68（10.68）

注：① 统计值采用 $\bar{x}(s)$ 的形式；

② 与非沙尘天气相比，使用 t 检验，* $P\leqslant0.05$，** $P\leqslant0.01$，*** $P\leqslant0.001$（引自孟紫强等，2006a）。

（3）模型拟合结果：

① GAM 拟合结果：

将 1995—2003 年 9 年里 3 月 1 日到 5 月 31 日，不同沙尘天气对武威市呼吸系统疾病日入院人数影响的 GAM 模型分析结果总结于表 4-18。从表中可以看出，虽然各年的沙尘天气都表现出对呼吸系统疾病日入院人数有影响，且均表现为滞后效应，但不同年份、不同沙尘天气影响的程度不同。为了进一步探讨不同沙尘天气对呼吸系统疾病发生的共同规律，我们采用了 Meta-分析方法对各年 GAM 拟合结果进行了合并分析，即效应量合并分析。

表 4-18　1995—2003 年 3 月 1 日至 5 月 31 日沙尘天气对武威市呼吸系统入院人数影响的 GAM 分析结果

年份	沙尘天气	RR（95%CI）						
		lag0	lag1	lag2	lag3	lag4	lag5	lag6
1995	沙尘暴	—	—	—	—	—	—	—
	扬沙	0.80（0.57～1.14）	1.11（0.89～1.39）	0.76（0.55～1.02）	1.08（0.84～1.39）	1.32（1.05～1.65）*	0.92（0.73～1.15）	1.40（1.11～1.79）*
	浮尘	1.26（0.9～1.75）	0.75（0.52～1.08）	0.81（0.57～1.15）	1.03（0.76～1.4）	1.19（0.8～1.73）	0.87（0.59～1.28）	1.11（0.79～1.54）
1996	沙尘暴	0.81（0.33～1.97）	0.72（0.31～1.68）	1.46（0.5～4.31）	2.03（0.87～4.76）	1.40（0.59～3.29）	1.75（0.7～4.44）	1.32（0.59～3.00）
	扬沙	0.94（0.62～1.45）	1.21（0.78～1.88）	0.83（0.5～1.36）	0.74（0.46～1.2）	0.96（0.6～1.54）	0.97（0.58～1.62）	1.25（0.74～2.12）
	浮尘	0.86（0.64～1.16）	1.31（0.93～1.82）	0.93（0.68～1.28）	1.05（0.7～1.57）	0.95（0.63～1.42）	0.76（0.53～1.08）	1.35（0.98～1.86）
1997	沙尘暴	—	—	—	—	—	—	—
	扬沙	1.73（1.11～2.69）*	0.79（0.47～1.31）	1.07（0.61～1.92）	1.36（0.84～2.23）	0.80（0.48～1.35）	0.90（0.53～1.51）	1.00（0.63～1.58）
	浮尘	0.72（0.41～1.27）	0.73（0.39～1.34）	2.41（1.25～4.66）*	0.73（0.39～1.38）	0.87（0.48～1.55）	1.22（0.65～2.27）	0.64（0.36～1.14）
1998	沙尘暴	0.90（0.34～2.39）	1.14（0.95～2.56）	2.12（1.02～4.35）*	2.20（1.16～4.18）*	1.19（0.53～2.66）	1.79（1.04～3.1）*	1.11（0.36～3.35）
	扬沙	1.01（0.68～1.51）	0.99（0.66～1.48）	0.97（0.65～1.45）	0.76（0.53～1.06）	1.21（0.81～1.8）	0.89（0.53～1.49）	0.95（0.61～1.49）
	浮尘	0.78（0.55～1.11）	1.00（0.7～1.4）	0.93（0.57～1.05）	0.91（0.65～1.28）	1.54（1.15～2.05）*	1.16（0.8～1.67）	1.12（0.86～1.43）
1999	沙尘暴	0.76（0.33～1.72）	0.79（0.35～1.75）	0.79（0.35～1.75）	0.84（0.32～2.20）	1.52（0.68～3.39）	2.12（1.00～4.48）*	1.35（0.64～2.89）
	扬沙	1.23（0.73～2.1）	1.06（0.66～1.7）	1.15（0.75～1.75）	1.14（0.68～1.9）	0.79（0.48～1.28）	0.76（0.48～1.21）	0.95（0.61～1.49）
	浮尘	1.20（0.76～1.92）	1.26（0.82～1.93）	0.79（0.49～1.28）	0.93（0.61～1.4）	1.39（0.86～2.23）	0.99（0.67～1.46）	1.11（0.7～1.75）

年份	沙尘天气	RR（95%CI）						
		lag0	lag1	lag2	lag3	lag4	lag5	lag6
2000	沙尘暴	1.39（0.71～2.75）	1.01（0.51～1.99）	1.01（0.51～1.99）	0.93（0.45～1.95）	1.34（0.66～2.75）	2.14（1.17～3.94）*	1.13（0.53～2.39）
	扬沙	0.87（0.54～1.39）	0.84（0.54～1.3）	1.43（0.91～2.23）	1.14（0.69～1.86）	0.90（0.56～1.48）	1.05（0.66～1.65）	1.13（0.71～1.77）
	浮尘	0.94（0.66～1.34）	1.32（0.94～1.86）	0.82（0.55～2.25）	0.81（0.57～1.17）	1.58（1.08～2.32）*	0.99（0.64～1.52）	0.97（0.64～1.45）
2001	沙尘暴	1.43（0.85～2.41）	0.72（0.30～1.72）	0.72（0.3～1.72）	0.78（0.40～1.54）	1.23（0.65～2.34）	2.01（1.12～3.63）*	1.11（0.61～2.01）
	扬沙	1.19（0.83～1.72）	0.92（0.64～1.34）	0.93（0.66～1.31）	0.97（0.68～1.39）	1.40（0.96～2.05）	1.22（0.84～1.8）	1.26（0.9～1.77）
	浮尘	0.89（0.61～1.31）	1.27（0.87～1.86）	0.94（0.63～1.43）	1.02（0.68～1.52）	0.77（0.54～1.09）	0.91（0.63～1.32）	1.01（0.76～1.36）
2002	沙尘暴	1.42（0.91～2.23）	0.79（0.51～1.25）	1.09（0.7～1.7）	1.86（1.11～3.13）*	1.38（0.83～2.32）	1.20（0.36～1.95）	0.96（0.59～1.57）
	扬沙	0.84（0.59～1.2）	1.15（0.84～1.6）	1.17（0.83～1.67）	0.99（0.65～1.51）	0.96（0.66～1.4）	1.11（0.76～1.6）	0.98（0.68～1.39）
	浮尘	0.92（0.7～1.22）	1.03（0.78～1.36）	1.20（0.9～1.6）	1.17（0.9～1.52）	0.89（0.69～1.14）	0.86（0.68～1.08）	1.05（0.85～1.28）
2003	沙尘暴	—	—	—	—	—	—	—
	扬沙	0.92（0.65～1.32）	0.97（0.66～1.43）	1.01（0.71～1.42）	0.81（0.57～1.17）	0.80（0.57～1.14）	1.25（0.9～1.7）	1.03（0.68～1.55）
	浮尘	1.09（0.73～1.63）	0.96（0.61～1.51）	1.15（0.72～1.86）	0.96（0.57～0.62）	1.30（0.77～2.2）	0.84（0.51～1.39）	1.48（0.98～2.23）

注：① — 表示该年无此类天气；

② * 表示该天 *RR* 有统计学意义（$P<0.05$）（引自孟紫强等，2006a）。

② Meta-分析结果：

本研究采用 Meta-分析方法对上述 GAM 拟合结果进行了分析。其主要分析步骤为：首先对各年的沙尘暴、扬沙、浮尘天气对日入院人数影响的 GAM 分析结果分别进行异质性检验，均表现具有同质性（$P>0.05$）。因此，本研究使用 Meta-分析的固定效应模型分别对 3 种沙尘天气的 GAM 分析结果进行合并分析。然而，考虑到 1997 年扬沙天气滞后第 0 天和浮尘天气滞后第 2 天的 GAM 分析所获得的 *RR* 值远远超过其他年份相应的 *RR* 值，甚至超过沙尘暴的效应，这与实际情况是不相符的。因此，根据 Meta-分析的原则，在效应量合并分析中排除了 1997 年扬沙和浮尘天气的 GAM 分析结果。将 Meta-分析结果如图 4-9 至 4-11 表示。

图 4-9 总结了沙尘暴发生后不同滞后天数的各年的 *RR* 合并效应量（*RR*+）的变化。沙尘暴发生当天（即滞后第 0 天）及滞后 2～6 天，*RR*+值均大于 1，其中滞后 3、4、5 天中 *RR*+有统计学意义，其 *RR*+分别为 1.40（95%*CI* 为 1.06～1.86）、1.34（95%*CI* 为 1.01～1.77）、1.73（95%*CI* 为 1.35～2.23）。相反，滞后第 1 天 *RR*+值小于 1，但无统计学意义。

图 4-10 与图 4-11 分别总结了扬沙天气与浮尘天气发生后不同滞后天数的各天 *RR*+的变化。扬沙与浮尘天气对滞后各天 *RR*+的影响趋势极为相似，均在滞后第 1、4、6 天的 *RR*+值大于 1，但只有滞后第 6 天 *RR*+值才有统计学意义。扬沙与浮尘天气滞后第 6 天的 *RR*+分别为 1.14（95%*CI* 为 1.01～1.30）和 1.12（95%*CI* 为 1.00～1.25）. 这两种天气在滞后 0、2、3、5 各天的 *RR*+值与 1 接近，均无统计学意义。

沙尘天气对人群健康影响的流行病学研究文献报道甚少，有关沙尘暴对人群呼吸系统疾病入院人数影响的研究报道更少（孟紫强等，2003）。有文献报道，韩国首尔沙尘天气和中国台北沙尘天气与呼吸系统疾病死亡率之间有联系，且表现为滞后效应（Kwon et a1.，2002；Chen et a1.，2004），但两地沙尘天气颗粒物浓度均相当于武威市浮尘天气[PM_{10} 均值为（104±48）μg/m^3，2005 年]水平。武威市发生沙尘暴期间，PM_{10} 日均值一般大于 300μg/m^3，瞬时值甚至达到 3 400μg/m^3，远高于首尔和台北沙尘天气的 PM_{10} 浓度。研究沙尘天气特别是沙尘暴如此高浓度的大气颗粒物对人群呼吸系统健康的影响是非常重要的。本研究应用 GAM 模型分析了甘肃省武威市 1995—2003 年 9 年中各年沙尘天气与呼吸系统疾病日入院人数之间的联系，求出各年的 *RR* 值并应用 Meta-分析合并各年 *RR* 值得出沙尘天气对呼吸系统疾病日入院人数的综合效应（即合并效应量 *RR*+）。对于 GAM 模型分析，首先，考虑到各年之间存在着差异且为非连续序列，分别对各年建立回归模型；其次，将日入院人数作为一个时间序列进行研究，在分析中排除了其长期趋势以及日历效应的影响；再者，由于气象因子对于日入院人数的影响显著，且关系并非一定为直线关系，所以采用非参数平滑样条函数来处理以排除气象因子的干扰；最后，为了研究不同沙尘天气对呼吸系统疾病日入院人数的影响，我们将沙尘天气作为分类变量引入方程以分析不同沙尘天气对日入院人数的影响。对于 Meta-分析过程，虽然扬沙与浮尘天气各年效应之间异质性检验不显著。

本研究结果表明，武威市呼吸系统疾病日入院 *RR* 的增加与沙尘天气，特别是与沙尘暴的发生密切相关，且沙尘天气的影响均表现为滞后效应。经过 GAM 模型分析及 Meta-分析后发现，呼吸系统日入院 *RR* 随沙尘暴滞后天数的不同而不同，且在滞后 3～5 天 *RR*+值均有统计学意义（见图 4-8），这与各年 GAM 分析结果一致。沙尘暴滞后第 0、2、3、4、5、6 天的 *RR*+值均大于 1，表明沙尘暴对人群呼吸系统有明确而严重的不利影响。然而，在沙尘暴滞后第 0、1、2 三天 *RR*+值并不具有统计学意义，表明沙尘暴的影响尚未完全发挥，随着滞后时间的延续到滞后 3、4、5 天，沙尘暴对呼吸系统疾病的影响增大，这 3 天的 *RR*+值有统计学意义，表明沙尘暴的影响有时间过程。到滞后第 6 天，虽然 *RR*+值仍大于 1，但与滞后 3～5 天的 *RR*+比表现出回落趋势，表明滞后 6 天以后其对人体呼吸系统健康的不利影响开始减弱，人体对沙尘暴的伤害也开始适应和（或）修复。对于沙尘暴发生当天（即滞后第 0 天）和滞后第 1、2 天，其 *RR*+值无统计学意义。其原因可能是：沙尘暴主要发生在午后到傍晚时段内，占沙尘暴总数的 65.4%（Wang et a1.，2005b），因此对当日呼吸系统疾病入院人数的影响有限；沙尘暴的发生所导致的天气变化主要为风速急剧增强及颗粒物浓度明显增大（瞬时风速 10 m/s 以上，TSP 浓度 10 mg/m^3 以上），沙尘暴结束后，颗粒物沉降仍需要一段时间，尤其是滞留在空气中的大量可吸入颗粒物导致大气中 PM_{10} 和 $PM_{2.5}$ 浓度较高，特别是沙尘暴发生后往往继而发生扬沙或浮尘天气，使沙尘颗粒物在空气中停留时间很长。沙尘暴发生时增强的风速以及沙尘暴发生后接连较差的天气质量客观上都会延迟目标人群入院及时接受治疗的时间，转而采取自我防护措施并避开沙尘天气（如待在家中），这可能是导致 *RR*+在滞后 0～2 天内的变化没有统计学意义，甚至在滞后第 1 天小于 1 的原因之一。随着空气中高浓度细颗粒物飘浮时间延长，目标人群吸入细颗粒物的时间就越长，而且这些细颗粒物随飘浮时间延长吸附的有害气体、重金属、有机污染物、病原微生物等越来越多，对目标人群呼吸系统造成的危害也就越来越大。这样，沙尘暴对人群呼吸系统健康的影响存在一个时间累积效应，使 *RR*+在滞后 3～5 天才大于 1 并有统计学意义。在本研究中，关于扬沙天气和浮尘天气对呼吸系统疾病日入院人数影响的 GAM 模型分析和 Meta-分析的结果表明，扬沙天气和浮尘天气对呼吸系统疾病日入院人数的综合影响相似。从图 4-10、图 4-11 可以看出，扬沙和浮尘天气对呼吸系统疾病日入院人数的影响也是滞后效应，在滞后 0～5 天时 *RR*+值均无统计学意义，只有在滞后第 6 天，其 *RR*+值才有统计学意义。这种效应滞后的原因可能与我们上述沙尘暴滞后效应的原因类似，一是由于恶劣天气下目标人群在沙尘天气的头几天为了避免恶劣天气的危害而闭门不出，不能及时去医院诊治，使 *RR*+值较小；二是由于随着人群对恶劣天气暴露时间的延长，受到的损害作用越来越严重，产生了时间累积效应，导致滞后第 6 天入院人数猛增，使 *RR*+值有统计学意义。无论在滞后效应发生的天数上，还是在 *RR*+值的大小上，与沙尘暴的滞后效应相比，扬沙和浮尘天气的影响程度要小得多，沙尘暴滞后 7 天内有 3 天的 *RR*+值有统计学意义，且 *RR*+值的绝对值也较高，而扬沙和浮尘天气滞后 7 天内只有 1 天的 *RR*+值有统计学意义，且 *RR*+值也较低。由于沙尘天气的主要特征是空气悬浮颗粒物在短时间内急剧增加，且沙尘暴发生时比扬沙和浮尘天气发生时空气中含有更多的悬浮颗粒物，又由于大气颗粒物污染可导致各种呼吸系统疾病发生，所以沙尘暴对呼吸系统健康的损害比扬沙和浮尘更为严重。沙尘暴当日（滞后第 0 天）*RR*+值有所上升，扬沙和浮尘天气滞后第 1 天的 *RR*+值也有所上升，这种沙尘事件之后当日和早期发生的 *RR*+值上升反映了对沙尘天气的危害存在敏感人群，他们反应快，但是数量少，使 *RR*+值无统计学意义。另一方面也反映了沙尘颗粒物含有不同化学成分，有的成分能较快地引起敏感人群呼吸系统受到损害，从而导致滞后第 0 天和第 1 天 *RR*+值升高。我们把这一阶段的效应定义为“滞后早期效应”。随着滞后天数的增加，沙尘暴在滞后 2、3、4 天，扬沙和浮尘天气在滞后第 4 天，*RR*+值再次升高，有的年份甚至有统计学意义，我们称这一阶段的效应为“滞后中期效应”，它反映了对沙尘天气具有中等抵抗力的发病人群。沙尘暴滞后第 5 天，扬沙和浮尘滞后第 6 天，*RR*+值达到最大，且有统计学意义。我们称这一阶段的效应为“滞后后期效应”，它一方面反映了这个阶段发病人群是对沙尘天气有较强抵抗能力的发病人群；另一方面也反映了这可能是由于沙尘颗粒物中的致病微生物和有害化学物对人群呼吸系统损害的结果，尤其是致病病菌引发的健康损害往往需要一个潜伏期以进行病菌增殖过程和机体病理生理变化过程；第三方面还反映了沙尘天气颗粒物对人群暴露的时间效应和剂量累积效应。为了阐明沙尘天气，尤其是沙尘暴对人体健康损害作用的规律和机理，对上述问题进行进一步研究是非常重要的。

关于大气颗粒物对人群呼吸系统疾病入院人数影响，文献指出，当空气中 PM_{10}～$PM_{2.5}$ 均值为（12.2±7.5）$\mu g/m^3$ 时，PM_{10}～$PM_{2.5}$ 每增加 8.4$\mu g/m^3$，男女哮喘入院危险度在滞后第 6 天分别为 1.10 和 1.18（Lin et a1.，2002）。空气中 PM_{10} 均值为 50.64±35.5$\mu g/m^3$ 时，PM_{10} 每增加 31$\mu g/m^3$ 呼吸系统疾病入院相对危险度为 1.18，并表现为滞后效应（Luginaah et a1.，2005）。在沙尘天气发生时，大气颗粒物浓度在短时间内急剧升高，必然导致 PM_{10} 和 $PM_{2.5}$ 大量进入暴露人群的呼吸系统，从而引起各种呼吸系统疾病。1995—2003 年武威市 7 所大中型医院呼吸系统疾病累计入院人数 6 292 例，按入院的人数由多至少依次为肺炎＞上呼吸道感染＞支气管炎＞鼻、眼、喉、气管疾病，这表明沙尘天气主要引起肺炎发病增多，其次为上呼吸道感染增多。不同沙尘天气时大气颗粒物浓度不同，一般沙尘暴较高，扬沙次之，浮尘较小。

从不同沙尘天气对呼吸系统疾病的入院人数 *RR*+分析结果来看，*RR*+（沙尘暴）＞*RR*+（扬尘）＞*RR*+（浮尘）呈现一定的沙尘浓度与疾病发生的剂量效应关系。这些分析结果意味着沙尘天气引起的大气颗粒物浓度增高是其引发各种呼吸系统疾病的主要原因。最近我们对沙尘天气和非沙尘天气下收集的大气 $PM_{2.5}$ 的毒理学研究表明，沙尘天气 $PM_{2.5}$ 颗粒物悬液、水提取液、有机溶剂提取液均能对大鼠肺泡巨噬细胞产生一般毒性作用和遗传毒性作用，且多种毒性作用的强度虽比非沙尘天气 $PM_{2.5}$ 的毒性作用略低，但并无显著性差异（耿红等，2006a），说明对沙尘天气 $PM_{2.5}$ 的毒性作用应引起高度重视。这些毒理学研究结果为沙尘天气颗粒物引发呼吸系统疾病的观点提供了有力证据。有文献报道，沙尘天气颗粒物的主要无机元素为地壳元素，如 Fe、Al、Ca、Na、Mg、Ti 等，同时也含有有毒金属元素，如 Cu、Zn、Pb、As 等，此外还含有无机离子（如 SO_4^{2-}、Cl^-）及有毒有机化学物（如多环芳烃类化学物等）（Wang et al.，2005b）。颗粒物的固核及颗粒物的化学成分与生物污染对扬沙天气引起的呼吸系统疾病可能都有程度不同的贡献。除颗粒物固核在发病中起主要作用外，还有哪种或哪些化学物起关键或重要作用，尚待进一步研究。本研究虽然对沙尘暴等沙尘天气多发区武威市 7 所大中型医院 9 年沙尘天气多发季节的资料进行了研究，但由于该地区在本研究期间尚属经济欠发达地区，广大群众住院治疗尚有一定的经济条件限制，日入院人数较低，在一定程度上影响了呼吸系统疾病人数的统计。作者认为，随着统计方法的不断改进，进一步开展沙尘天气对健康影响的流行病学研究，对于认识和控制沙尘天气对人群健康的危害是非常必要的。

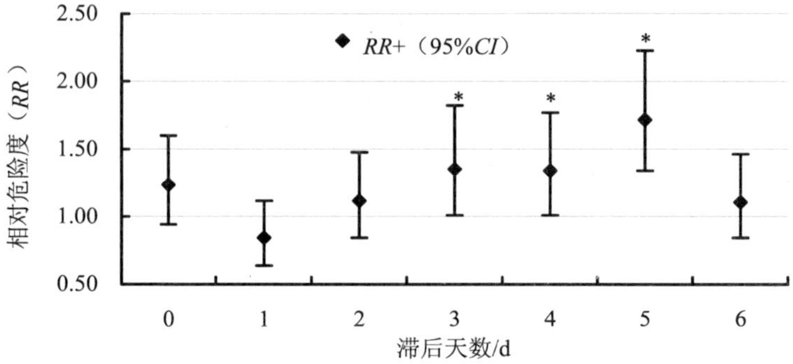

图 4-17　武威市各年 *RR* 合并效应量（*RR*+）与沙尘暴滞后天数变化的关系

注：* 表示该天 *RR* 有统计学意义（$P \leqslant 0.05$）（引自孟紫强等，2006a）。

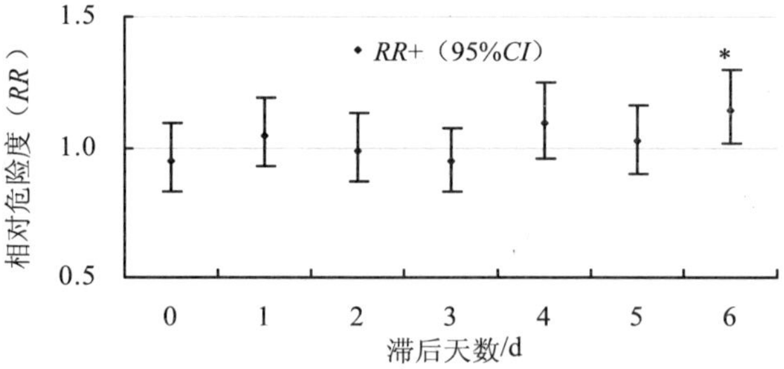

图 4-18　武威市 *RR*+与扬沙滞后天数变化的关系

注：* 表示该天 *RR* 有统计学意义（$P \leqslant 0.05$）（引自孟紫强等，2006 a）。

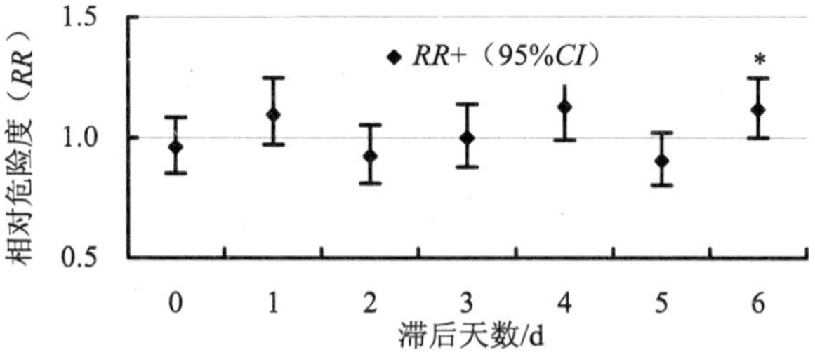

图 4-19　武威市 *RR*+与浮尘滞后天数变化的关系

注：* 表示该天 *RR* 有统计学意义（$P \leqslant 0.05$）（引自孟紫强等，2006 a）。

2. 沙尘天气对不同呼吸系统疾病日入院人数的影响

为了探讨沙尘天气对不同呼吸系统疾病的影响，我们研究了武威市民勤县 10 年来沙尘暴、扬沙天气、浮尘天气对居民健康的影响。

（1）沙尘天气发生频数及日入院资料描述：

表 4-19 给出了民勤县 10 年来（1994—2003 年）沙尘天气每年的发生频数。结果显示，除 2003 年外，研究期间每年沙尘天气发生频数均超过 30 次，其中以 1996 年发生次数最多（56 次）。10 年的沙尘天气中以扬沙发生的频数最大（275 次），其次为沙尘暴（120 次），浮尘天气鲜有发生（6 次）。民勤县沙尘天气主要集中在 3—6 月，占全年发生次数的 60%。

表 4-19　1994—2003 年民勤县沙尘天气各年发生频数

年份	发生频数/%			
	浮尘	扬沙	沙尘暴	总数
1994	1	22	14	41
1995	0	33	13	48
1996	0	41	10	56
1997	0	25	5	30
1998	2	34	10	47
1999	2	27	11	41
2000	0	21	18	42
2001	0	32	15	47
2002	1	20	13	33
2003	0	14	11	28
总和	6	275	120	413

注：引自孟紫强等，2007 a。

图 4-20 总结了研究期间民勤县沙尘天气发生频率的月分布。从图中可以看出，春季（3—5 月）为沙尘天气高发时期，占 10 年沙尘天气发生次数总和的 45.52%，4 月的沙尘天气发生次数更是高达 82 次。而秋季沙尘天气发生最少，仅占 10 年沙尘天气发生次数总和的 11.62%，10 月的沙尘天气发生次数只有 13 次。另外，夏季和冬季沙尘天气发生次数分别占 10 年总和的 27.60%和 15.25%。

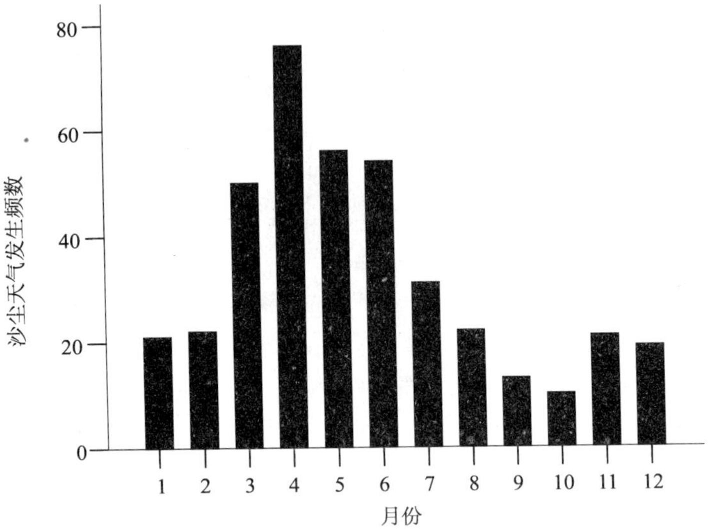

图 4-20 1994—2003 年民勤县沙尘天气每月发生频数

（2）沙尘天气与非沙尘天气气象因子比较：

表 4-20 显示了研究期间民勤县不同季节的气象因子在沙尘天气与非沙尘天气下的均值比较结果（t 检验）。从表中可以看出，所有季节沙尘天气下的日最大风速均显著高于非沙尘天气下的最大风速（$p<0.001$），所有季节沙尘天气下的日最小能见度均显著低于非沙尘天气下的最小能见度（$p<0.001$）。而与风速和能见度相比，最低气温、最小相对湿度和最低气压在两种天气下的变化要温和得多。

表 4-20 1994—2003 年民勤县沙尘天气与非沙尘天气气象因素比较

气象因子	季节	均值 ± 标准差	
		沙尘天气（413 d）	非沙尘天气（3 239 d）
日最低气温/℃	春季	4.54 ± 6.79[a]	2.94 ± 6.85
	夏季	15.90 ± 2.91	15.58 ± 2.93
	秋季	2.46 ± 7.47	2.24 ± 7.35
	冬季	−8.83 ± 4.28[a]	−12.23 ± 4.39
日最低大气压/hPa	春季	857.01 ± 5.63	859.59 ± 4.81
	夏季	854.39 ± 3.14	855.61 ± 3.43
	秋季	864.35 ± 6.34	864.47 ± 4.67
	冬季	863.67 ± 6.45[a]	865.82 ± 5.34

气象因子	季节	均值 ± 标准差	
		沙尘天气（413 d）	非沙尘天气（3 239 d）
日最小相对湿度/%	春季	14.45 ± 8.98	15.66 ± 10.84
	夏季	25.02 ± 9.17	25.34 ± 12.74
	秋季	26.17 ± 11.21	25.65 ± 12.95
	冬季	20.03 ± 8.26[a]	25.58 ± 12.14
日最大风速/（0.1 m/s）	春季	110.41 ± 24.90[b]	58.80 ± 19.18
	夏季	96.80 ± 19.18[b]	55.69 ± 17.15
	秋季	110.79 ± 21.59[b]	50.29 ± 19.85
	冬季	108.71 ± 19.30[b]	48.03 ± 19.79
日最小能见度/m	春季	12.02 ± 9.50[b]	27.73 ± 4.95
	夏季	18.45 ± 9.46[b]	29.43 ± 3.74
	秋季	13.26 ± 9.20[b]	28.93 ± 19.85
	冬季	14.01 ± 9.00[b]	29.04 ± 3.27

注：与非沙尘天气相比，经 t 检验，a：$P \leqslant 0.05$，b：$P \leqslant 0.001$（引自孟紫强等，2007 a）。

（3）呼吸系统疾病日入院人数资料描述：

表 4-21 总结了研究期间民勤县居民呼吸系统疾病入院人数描述统计结果。从表中可知，研究期间共有 3 435 例呼吸系统疾病患者入院，男女比例为 1∶0.45。其中肺炎患者占总呼吸系统疾病入院数的 44.1%，男女比例为 1∶0.37；上呼吸道感染（URTI）患者占 36.3%，男女比例为 1∶0.46。由此可以看出民勤县男性呼吸系统患病率较女性要高，一般为女性患病率的 2～3 倍。

表 4-21　1994—2003 年呼吸系统日入院人数资料描述

疾病（人数）	均值±标准差	最小值	最大值
总的呼吸系统疾病（n=3 435）	0.95±1.10	0	10
男（n=2 374）	0.65±0.95	0	6
女（n=1 061）	0.30±0.60	0	10
URTI（n=1 248）	0.34±0.61	0	5
男（n=854）	0.23±0.52	0	5
女（n=394）	0.11±0.35	0	3
肺炎（n=1 515）	0.41±0.75	0	7
男（n=1 104）	0.30±0.64	0	5
女（n=411）	0.12±0.35	0	3

注：引自孟紫强等，2007 a。

（4）模型拟合结果分析：

对民勤县连续 10 年来的流行病学研究（见表 4-22）表明，呼吸系统疾病总日入院 *RR* 在沙尘天气滞后第 3 天具有统计学意义[*RR*=1.14（95%*CI* 为 1.02～1.27）]，其中男性 *RR*=1.14（95%*CI* 为 1.01～1.29），女性 *RR*=1.18（95%*CI* 为 1.00～1.41）；URTI 日入院 *RR* 在沙尘天气滞后第 3 天也具有统计学意义[*RR*=1.16（95%*CI* 为 1.00～1.36）]，其中 URTI 男性日入院 *RR* 在沙尘天气滞后第 4 天有统计学意义[*RR*=1.28（95%*CI* 为 1.04～1.59）]，而 URTI 女性 *RR* 在沙尘天气滞后 0～6 天均无统计学意义；对于肺炎来说，仅有男性日入院 *RR* 在沙尘天气滞后第 6 天有统计学意义[*RR*=1.17（95%*CI* 为 1.00～1.38）]。

民勤县是我国沙尘天气，特别是沙尘暴最严重的地区之一，研究期间（1994—2003 年）共发生了 413 次沙尘天气，平均每年发生约 40 次，而且多为扬沙、沙尘暴等恶劣天气。因此，将民勤县作为沙尘天气的研究地区，有很好的地域代表性，对于揭示我国西北地区沙尘天气和保护当地居民健康特别是呼吸系统影响具有重要意义。

研究结果表明，民勤县居民呼吸系统疾病日入院人数的增加与沙尘天气的发生存在统计学联系，且沙尘天气的影响表现为滞后效应。经 GAM 模型分析得知，呼吸系统总疾病日入院 *RR* 在沙尘天气滞后第 3 天差异有统计学意义，表明沙尘天气对人群呼吸系统有明确的伤害。民勤县沙尘天气发生期间气象因素的变化主要为风速显著增大和能见度的显著降低，大气中颗粒物浓度高低直接决定了大气能见度的大小。因此，沙尘天气的变化主要是风速增大与大气中颗粒物浓度增高。由于沙尘天气一般都具有持续性，所以沙尘暴之后很有可能会出现浮尘或者是扬沙天气。目标人群随暴露时间的延长吸入细颗粒物就越多，且这些细颗粒物吸附有害气体、重金属、有机污染物、病原微生物等随漂浮时间延长而增多，对目标人群呼吸系统造成的危害就增大，这可能是沙尘天气对人群健康产生滞后效应的原因。

分层分析发现，沙尘天气的发生只与 URTI 和肺炎的男性患者日入院数有统计学联系，说明沙尘天气对男性呼吸系统的影响较大，具有性别差异。可能是男性居民从事户外工作的比例较女性高，且防护意识比女性相对淡薄所致，不良的生活习惯（如抽烟、酗酒）可能也是男性受沙尘天气影响较大的原因之一。

表 4-22　1994—2003 年沙尘天气对民勤县呼吸系统疾病日入院人数影响的 GAM 结果

呼吸系统	RRs（95% CIs）						
	lag0	lag1	lag2	lag3	lag4	lag5	lag6
总数	1.04（0.86～1.24）	1.06（0.94～1.19）	1.01（0.89～1.13）	1.14（1.02～1.27）*	0.95（0.85～1.07）	0.94（0.83～1.05）	1.09（0.97～1.22）
男	1.06（0.93～1.21）	1.03（0.91～1.17）	0.98（0.86～1.12）	1.14（1.01～1.29）*	1.05（0.93～1.2）	0.87（0.77～0.99）	1.11（0.98～1.26）
女	1.1（0.85～1.42）	1.07（0.88～1.31）	0.97（0.79～1.18）	1.18（1.00～1.41）*	0.84（0.67～1.03）	0.89（0.72～1.09）	1.08（0.88～1.31）
URTI	0.91（0.7～1.19）	1.02（0.85～1.22）	1.09（0.91～1.29）	1.16（1.00～1.36）*	1.09（0.91～1.29）	0.89（0.74～1.07）	1.07（0.9～1.27）
男	0.92（0.66～1.3）	1.02（0.81～1.29）	1.12（0.9～1.4）	1.17（0.94～1.45）	1.28（1.04～1.59）*	0.82（0.64～1.05）	1.09（0.87～1.36）
女	1.05（0.63～1.75）	1.09（0.77～1.53）	0.81（0.56～1.16）	1.15（0.82～1.6）	0.91（0.63～1.31）	0.82（0.55～1.21）	1.26（0.91～1.74）
肺炎	1.1（0.89～1.37）	1.05（0.9～1.22）	1.01（0.87～1.18）	1.05（0.9～1.22）	0.91（0.78～1.07）	0.98（0.84～1.15）	1.03（0.88～1.2）
男	1.16（0.89～1.51）	1.00（0.84～1.19）	1.05（0.89～1.25）	1.08（0.92～1.28）	1.01（0.85～1.2）	0.97（0.81～1.15）	1.17（1.00～1.38）*
女	1.13（0.73～1.74）	1.19（0.88～1.6）	1.03（0.75～1.4）	1.16（0.86～1.57）	0.85（0.62～1.18）	1.19（0.89～1.61）	0.93（0.67～1.27）

注：* $P < 0.05$（引自孟紫强等，2007a）。

3．呼吸系统疾病与颗粒物浓度的关系

大量的流行病学调查已经揭示了居民每日呼吸系统患病率和死亡率的增加与城市大气中颗粒物（PM_{10}，$PM_{2.5}$）的增加有关（Dockery，et al.，1994；Ostro，1993）。遗憾的是，这些研究均无法确定所研究的 PM_{10} 与 $PM_{2.5}$ 主要起源于自然条件（如沙尘颗粒）还是源于人为活动（如燃烧的排放和交通运输）。由于本研究在农业地区武威市进行，所以所研究的 PM_{10} 与 $PM_{2.5}$ 主要来自自然源，而非人为活动造成的。本部分主要运用 GAM 单污染和多污染模型分析 2004 年春季（3 月 1 日至 5 月 31 日）沙尘暴近源区武威市的大气污染物（PM_{10}、$PM_{2.5}$、SO_2 和 NO_2）与日入院人数的关系。同时考虑研究期间正是该地沙尘天气高发季节，PM_{10} 和 $PM_{2.5}$ 的浓度大小与沙尘天气的发生直接相关，分别对 PM_{10} 和 $PM_{2.5}$ 建立浓度分类模型，以便分析不同沙尘天气颗粒物水平对居民健康的影响。

（1）气象、污染及日入院资料描述：

① 大气污染物与气象因素描述性分析

表 4-23 描述了 2004 年 3 月 1 日至 5 月 31 日武威市气象因素、大气颗粒物和气态污染物浓度分布。研究期间 $PM_{2.5}$ 日均值高于美国 EPA 的空气质量标准（≤65 μg/m^3），而 PM_{10} 尽管没有超过国家空气质量二级标准（≤150 μg/m^3），其日均值也较高。主要气态污染物（SO_2、NO_2）的日均浓度均低于国家空气质量二级标准。

研究期间，武威市大气颗粒物与气态污染物在沙尘和非沙尘天气下的对比分析见表 4-24。在发生扬沙和沙尘暴时，PM_{10} 和 $PM_{2.5}$ 的浓度显著增加且均超过国家空气质量二级标准，而不同沙尘天气下 SO_2 和 NO_2 浓度变化均不大，且均远远低于国家空气质量二级标准。

表 4-23　2004 年春季武威市气象和污染因素描述表

变量	均值	标准差	最小值	25%	50%	75%	最大值	天数	IQR
日均气压/hPa	845.59	4.80	834.30	842.03	845.35	848.58	856.30	92	6.55
日最低气温/℃	4.62	5.89	−11.40	−0.03	4.60	9.78	14.80	92	9.81
日均相对湿度/%	33.82	13.44	14.00	25.00	29.50	38.75	84.00	92	13.75
日最大风速/（0.1 m/s）	16.86	21.03	0.00	6.70	12.80	23.20	191.00	91	16.50
PM_{10}/（μg/m^3）	120.79	66.13	39.00	71.25	95.50	149.50	294.00	92	78.25
$PM_{2.5}$/（μg/m^3）	84.67	35.67	38.80	60.53	72.33	99.02	192.80	90	38.49
SO_2/（μg/m^3）	30.73	17.92	8.00	15.75	28.00	41.38	104.00	86	25.63
NO_2/（μg/m^3）	12.75	4.74	3.52	9.61	12.72	16.73	26.28	87	7.12

注：数据收集时间为 2004 年 3 月 1 日至 5 月 31 日；引自孟紫强等，2008 a。

表 4-24 2004 年春季武威市大气颗粒物与气态污染物在沙尘和非沙尘天气下的对比分析

项目	天数/d	PM_{10}/（μg/m³）	$PM_{2.5}$/（μg/m³）	SO_2/（μg/m³）	NO_2/（μg/m³）
空气质量标准		150	65	150	120
非沙尘天气	77	108±59	73±22	33.0±19.8	12.8±4.8
浮尘天气	2	140±93	107±7	35.9±5.8	14.5±6.0
扬沙天气	11	205±41**	131±36**	47.5±20.5	11.5±4.6
沙尘暴天气	2	285±49**	170±16**	50.6±14.7	15.9±0.1

注：① 空气质量标准执行 GB 3095—1996 二级标准的日平均，因 $PM_{2.5}$ 浓度标准我国尚未制定，该值借用美国环保局（EPA）1997 年颁布的日均值标准。

② 运用 *t* 检验，与非沙尘天气相比，$^{**}P\leqslant 0.01$（引自孟紫强等，2008 a）。

③数据统计时间为 2004 年 3 月 1 日至 5 月 31 日。

② 呼吸系统疾病日入院人数描述性分析：

表 4-25 为 2004 年 3 月 1 日至 5 月 31 日武威市 7 所医院呼吸系统疾病日入院人数频数分布。研究期间呼吸系统疾病入院患者共计 766 人次，男女比例 1∶0.64。其中肺炎患者最多，占总呼吸系统患病人数的 40.60%，其次为上呼吸道感染（URTI，25.20%）和慢性阻塞性肺部疾病（COPD，18.15%）。

表 4-25 2004 年春季武威市呼吸系统疾病日入院人数描述表

变量	总和	均值	标准差	最小值	P_{25}	P_{50}	P_{75}	最大值	天数
呼吸系统_男	466	5.07	3.31	0	3.00	5.00	7.00	22	92
呼吸系统_女	300	3.26	2.30	0	2.00	3.00	5.00	10	92

注：数据统计时间为 2004 年 3 月 1 日至 5 月 31 日；引自孟紫强等，2008 a。

（2）大气污染物对呼吸系统疾病日入院人数影响的单污染模型分析：

表 4-26 描述了 2004 年武威市大气污染物在不同滞后天数（lag0～lag6）与呼吸系统疾病日入院人数的联系，指出各污染物浓度每增加 IQR，呼吸系统疾病日入院人数增加的相对危险度变化情况。可以看出，PM_{10} 和 $PM_{2.5}$ 的增加对男女性日入院人数的影响均表现为滞后效应，即 PM_{10}（lag3）和 $PM_{2.5}$（lag2）对男性日入院人数的影响有统计学意义；PM_{10}（lag2）和 $PM_{2.5}$（lag2）对女性影响有统计学意义。SO_2 和 NO_2 对男性的影响无统计学意义，而对女性的影响只有 SO_2（lag5）和 NO_2（lag3）有统计学意义。

表 4-26　2004 年春季污染物对呼吸系统疾病日入院 *RR*（95%*CI*）的影响

性别	污染物	滞后天数						
		lag0（当天）	lag1	lag2	lag3	lag4	lag5	lag6
男	$PM_{2.5}$	0.916（0.799～1.05）	1.011（0.86～1.187）	1.172（1.001～1.374）*	0.881（0.763～1.018）	1.137（0.98～1.32）	0.994（0.861～1.147）	1.046（0.892～1.228）
	PM_{10}	1.102（0.914～1.329）	0.985（0.822～1.18）	0.905（0.763～1.073）	1.189（1.012～1.397）*	0.892（0.747～1.065）	1.029（0.856～1.237）	0.939（0.779～1.131）
	SO_2	0.932（0.6～1.447）	1.221（0.898～1.66）	0.87（0.641～1.182）	1.109（0.85～1.449）	1.156（0.847～1.577）	1.248（0.949～1.642）	1.023（0.662～1.58）
	NO_2	0.878（0.686～1.123）	1.149（0.921～1.434）	0.884（0.698～1.12）	1.016（0.813～1.271）	0.974（0.796～1.192）	1.185（0.963～1.458）	0.917（0.793～1.062）
女	$PM_{2.5}$	1.175（0.974～1.418）	0.873（0.707～1.079）	1.209（1.004～1.455）*	1.128（0.955～1.331）	1.096（0.902～1.332）	0.908（0.751～1.097）	1.207（0.989～1.474）
	PM_{10}	1.183（0.987～1.417）	0.999（0.804～1.242）	1.326（1.107～1.59）*	0.858（0.705～1.044）	1.127（0.933～1.361）	1.048（0.868～1.265）	1.097（0.925～1.302）
	SO_2	1.298（1.004～1.677）	1.029（0.776～1.365）	1.055（0.761～1.462）	1.249（0.946～1.648）	0.905（0.676～1.212）	1.335（1.038～1.718）*	0.981（0.728～1.322）
	NO_2	0.832（0.688～1.008）	0.935（0.777～1.125）	0.934（0.765～1.14）	1.24（1.024～1.502）*	1.044（0.881～1.238）	0.907（0.758～1.085）	1.041（0.943～1.149）

注：① 污染物每升高 IQR 日入院人数 *RR*=EXP（estimate*IQR）；

② * $P<0.05$（引自孟紫强等，2008 a）。

表 4-27　2004 年春季 PM_{10}、SO_2 和 NO_2 对呼吸系统疾病日入院 *RR*（95%*CI*）影响的多污染模型

性别	污染物（滞后天）	单污染模型	双污染模型			多污染模型
			PM_{10}	SO_2	NO_2	
男	PM_{10}（3）	1.189（1.012～1.397）*	—	1.151（1.002～1.321）*	1.176（1.034～1.339）*	1.149（1.001～1.321）*
	SO_2（5）	1.248（0.949～1.642）	1.092（0.899～1.327）	—	1.169（0.976～1.399）	1.095（0.901～1.332）
	NO_2（3）	1.185（0.963～1.458）	1.000（0.945～1.058）	0.991（0.936～1.049）	—	0.998（0.943～1.056）
女	PM_{10}（2）	1.326（1.107～1.59）*	—	1.221（1.019～1.461）*	1.203（1.005～1.441）*	1.218（1.004～1.478）*
	SO_2（5）	1.335（1.038～1.718）*	1.055（0.825～1.348）	—	1.107（0.868～1.411）	1.012（0.785～1.304）
	NO_2（3）	1.24（1.024～1.502）*	1.015（0.926～1.113）	1.034（0.944～1.133）	—	1.014（0.925～1.112）

注：① 滞后天为各污染物在单污染模型下有统计学意义或者效应最大的滞后天数；

② * $P<0.05$（引自孟紫强等，2008a）。

表 4-28　2004 年春季 $PM_{2.5}$、SO_2 和 NO_2 对呼吸系统疾病日入院 *RR*（95%*CI*）影响的多污染模型

性别	污染物（滞后天）	单污染模型	双污染模型			多污染模型
			$PM_{2.5}$	SO_2	NO_2	
男	$PM_{2.5}$（2）	1.172（1.001～1.374）*	—	1.079（0.924～1.26）	1.159（0.996～1.349）	1.133（0.957～1.341）
	SO_2（5）	1.248（0.949～1.642）	1.124（0.94～1.345）	—	1.119（0.929～1.346）	1.076（0.887～1.305）
	NO_2（3）	1.185（0.963～1.458）	0.938（0.863～1.02）	0.947（0.865～1.036）	—	0.938（0.855～1.028）
女	$PM_{2.5}$（2）	1.209（1.004～1.455）*	—	1.175（0.949～1.456）	1.19（0.963～1.47）	1.167（0.934～1.46）
	SO_2（5）	1.335（1.038～1.718）*	1.143（0.975～1.339）	—	1.155（0.957～1.394）	1.133（0.959～1.339）
	NO_2（3）	1.24（1.024～1.502）*	1.028（0.957～1.104）	1.042（0.96～1.131）	—	1.009（0.934～1.09）

注：① 滞后天为各污染物在单污染模型下有统计学意义或者效应最大的滞后天数；

② * $P<0.05$（引自孟紫强等，2008a）。

（3）大气污染物对呼吸系统疾病日入院人数影响的多污染模型分析：

将单污染模型中有统计学意义的 PM_{10} 或 $PM_{2.5}$ 和气态污染物[SO_2 和（或）NO_2]同时进行多污染模型分析，研究在引入其他污染物后某污染物对呼吸系统疾病日入院人数的影响。在引入 SO_2 和（或）NO_2 后，PM_{10} 对男、女性呼吸系统疾病日入院的影响有所降低，但仍然均有统计学意义。而引入其他污染物后，SO_2 和 NO_2 对呼吸系统的影响无统计学意义。在引入 SO_2 和（或）NO_2 后，$PM_{2.5}$ 对男、女性的影响均无统计学意义；引入其他污染物后，SO_2 和 NO_2 对呼吸系统的影响也均无统计学意义。

（4）颗粒物浓度分类模型拟合结果：

在进行不同天气 $PM_{2.5}$ 浓度等级与居民日入院人数关系的分析中，本研究选择在单污染模型中有统计意义的滞后天进行分析，即男、女性均选用 lag2（见表 4-26）进行分析。

图 4-21 描述了研究期间随 $PM_{2.5}$ 浓度水平增加呼吸系统疾病日入院 *RR* 的变化趋势。从图中可知，沙尘 $PM_{2.5}$ 对男、女性的影响呈现一定的浓度效应关系，当 $PM_{2.5}$ 浓度达到沙尘暴水平时，其对男、女性呼吸系统健康的影响最大。从图 4-21 中还可以看出，沙尘 $PM_{2.5}$ 影响男性呼吸系统健康的最低浓度水平（开始出现效应的浓度水平）为沙尘暴水平，而影响女性的最低浓度水平为扬沙水平。

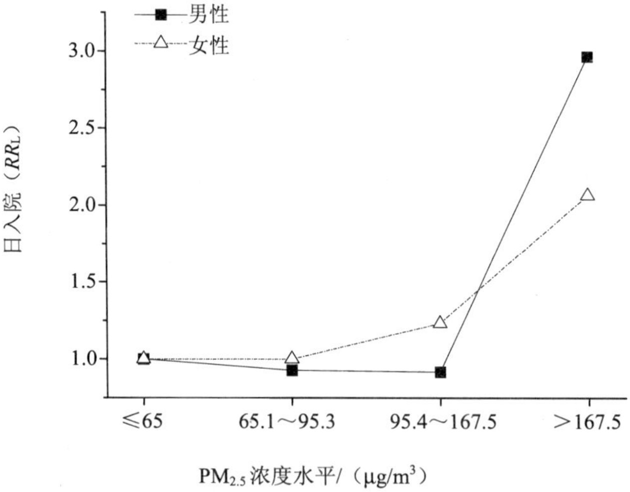

图 4-21　2004 年武威市不同 $PM_{2.5}$ 浓度等级对呼吸系统疾病日入院人数的影响

注：引自孟紫强等，2008 a。

在进行 PM_{10} 浓度等级与居民日入院人数关系的分析中，本研究选择在单污染模型中有统计学意义的滞后天进行分析，即男性呼吸系统疾病选用 lag3，女性呼吸系统选用 lag2 进行分析。

图 4-22 描述了研究期间随 PM_{10} 浓度水平增加呼吸系统疾病日入院 *RR* 的变化趋势。从图中可以看出，不同天气水平的 PM_{10} 浓度对男女性呼吸系统疾病的影响与 $PM_{2.5}$ 的影响类似，并呈现了更好的浓度效应关系，且当 PM_{10} 浓度达到沙尘暴水平时，其影响达到最大。另可见沙尘天气源区或近源区的大气 PM_{10} 对男、女性呼吸系统疾病日入院人数达到显著影响的最低浓度水平均为扬沙天气 PM_{10} 水平。

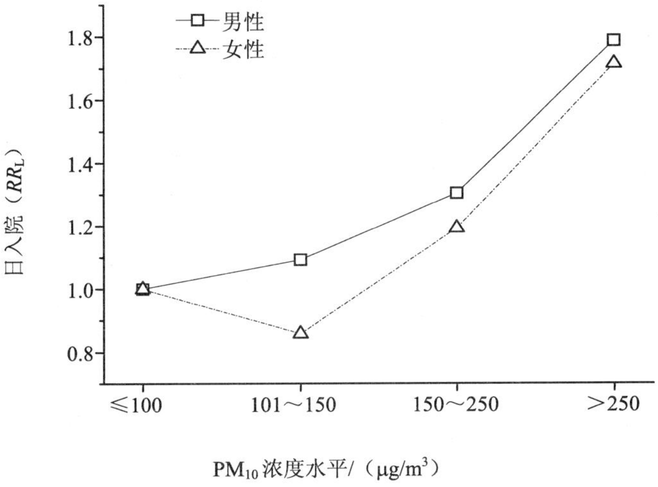

图 4-22　2004 年武威市不同 PM_{10} 浓度等级对呼吸系统疾病日入院人数的影响

如上所述，本研究应用 GAM 模型分析甘肃省武威市 2004 年春季（3 月 1 日至 5 月 31 日）大气污染物对呼吸系统疾病日入院人数的影响，并在空气质量标准和沙尘天气期间大气颗粒物的平均浓度的基础上建立 $PM_{2.5}$ 和 PM_{10} 浓度水平分类模型，以此分析沙尘暴源区不同沙尘天气对呼吸和心血管系统健康的影响。

研究期间，PM_{10} 与 $PM_{2.5}$ 日浓度与非沙尘天气下的颗粒物浓度相比，扬沙和沙尘暴天气下的颗粒物浓度显著增大。而气态污染物在各种天气下均保持较低的浓度。结果显示，$PM_{2.5}$ 与 PM_{10} 之间有显著的相关性，而颗粒物与气态污染物的相关性较弱。这说明在源区沙尘暴高发季节，沙尘颗粒物是主要的污染源且保持较高的浓度，而气态污染物浓度较低。文献报道 2000 年春季（4 月 6 日和 25 日）北京发生沙尘天气，其 PM_{10} 浓度为非沙尘天气时大气中 PM_{10} 浓度的 5～10 倍，最高达到 1 500 μg/m^3，与此同时，大气中 $PM_{2.5}$ 浓度也高达 230 μg/m^3，且大气能见度急速降低（Xie，et al.，2005）。

单污染模型分析表明，$PM_{2.5}$ 与 PM_{10} 均对源区居民呼吸系统疾病日入院人数有影响，且为滞后效应。多污染模型分析发现，引入 SO_2 或（和）NO_2 后，PM_{10} 对居民呼吸系统疾病的健康效应变化不大且仍然有统计学意义，表明 PM_{10} 是主要的危险因子。引入 SO_2 或（和）NO_2 后，$PM_{2.5}$ 对居民呼吸系统健康的效应变弱，表明 $PM_{2.5}$ 也是主要的居民呼吸系统疾病危险因子，但 SO_2 和 NO_2 对其呼吸系统的健康效应也有一定的贡献。尽管单污染模型分析也发现 SO_2 和 NO_2 对女性呼吸系统健康有影响，但是多污染模型分析表明，引入其他污染物后，SO_2 和 NO_2 的健康效应均无统计学意义。这意味着研究期间 SO_2 和 NO_2 对居民呼吸系统疾病的日入院人数影响不大，说明在几乎没有工业污染的沙尘暴源区的春季，SO_2 和 NO_2 并不是主要的健康危险因子。

颗粒物浓度水平分类模型显示了在不同的沙尘天气水平下其对居民呼吸系统疾病日入院人数的影响。沙尘 $PM_{2.5}$ 和 PM_{10} 对男、女性呼吸系统疾病日入院人数随浓度的增高而增大，当浓度达到沙尘暴水平时其影响最大。同时，沙尘 PM_{10} 对男、女性呼吸系统疾病日入院达到显著影响的最低浓度水平为扬沙天气水平（＞150～250 μg/m^3），沙尘 $PM_{2.5}$ 对男性该疾病日入院达到显著影响的最低浓度水平为沙尘暴水平（＞167.5 μg/m^3），而对女性为扬沙天气水平（95.4～167.5 μg/m^3）。由此可见，沙尘源区或近源区的大气沙尘颗粒物只有达到较高浓度时，才会对呼吸系统疾病日入院人数造成显著影响。

韩国首尔的沙尘天气和我国台北的沙尘天气与居民呼吸系统和心血管系统疾病死亡率的增加虽有联系，但无统计学意义（Kwon，et al.，2002；Chen，et al.，2004），其原因可能是颗粒物浓度较低，只相当于本研究的武威市非沙尘天气或浮尘天气的 PM_{10} 水平。首尔和台北沙尘天气尽管颗粒物浓度较低，但是仍然与居民呼吸系统和心血管系统疾病死亡率的增加有联系，这可能是由于这些大型城市远离沙尘暴源区，沙尘颗粒物在长距离传输过程中路经大量污染地区，可以不断吸附人为污染物（如 Ph、As、SO、NO 和 NH^+等）（Chen，et al.，2004；Park，et al.，2003）增加了颗粒物的毒性。而在沙尘暴源区，只有高浓度的颗粒物才能导致居民呼吸系统疾病入院率增加，这可能与源区工业污染极少，颗粒物吸附的有害污染物少有关。

毒理学研究发现，沙尘暴颗粒物能引起大鼠肺部炎症的发生，沙尘暴 PM_{10} 能引起大鼠肺巨噬细胞氧化损伤，增大质膜通透性和膜脂流动性，使细胞内 Ca^{2+} 浓度升高，甚至导致 DNA 损伤，是一种细胞毒性物质。上述流行病学、毒理学研究表明，沙尘天气引起呼吸系统健康损害的主要危险因子是沙尘颗粒物。

（三）沙尘天气对心血管系统疾病日入院人数的影响

流行病学研究报道，空气细颗粒物污染与心血管疾病的发生有密切联系。以沙尘颗粒物浓度急剧增加为主要特征的沙尘天气是否对心血管健康有影响，一直是公众关心的问题。近年来，孟紫强等对沙尘天气多发区武威市两年来（2004—2005 年）和民勤县医院 10 年来心血管疾病每日入院人数进行研究，发现沙尘天气对心血管疾病日入院人数有明确影响。

1．沙尘天气对心血管系统疾病日入院人数的影响

10 年来民勤县医院共有 2 172 例心血管系统疾病患者入院，男女比例为 1∶0.72。其中，高血压患者占总心血管系统疾病入院数的 21.5%，男女比例为 1∶1.03；缺血性心脏疾病（IHD）患者占 42.8%，男女比例为 1∶0.58（见表 4-29）。

表 4-29　1994—2003 年心血管系统日入院人数资料描述

疾病（人数）	均值±标准差	最小值	最大值
总的心血管系统疾病（*n*=2 172）	0.95±1.10	0	10
男（*n*=1 263）	0.35±0.69	0	6
女（*n*=909）	0.25±0.57	0	5
高血压（*n*=1 248）	0.34±0.61	0	5
男（*n*=230）	0.06±0.28	0	3
女（*n*=394）	0.07±0.28	0	3
IHD（*n*=1 515）	0.41±0.75	0	7
男（*n*=590）	0.16±0.47	0	5
女（*n*=340）	0.09±0.35	0	3

注：IHD-缺血性心脏疾病（引自孟紫强等，2007 a）。

表 4-30　1994—2003 年沙尘天气对民勤县心血管系统疾病日入院人数影响的 GAM 结果

疾病		RRs（95% CIs）						
		lag0（当天）	lag1	lag2	lag3	lag4	lag5	lag6
心血管系统疾病总和	男	1.09（0.83～1.43）	0.97（0.80～1.17）	0.99（0.82～1.19）	1.03（0.85～1.24）	0.93（0.77～1.14）	0.97（0.80～1.17）	1.02（0.85～1.23）
	女	0.86（0.59～1.26）	1.09（0.87～1.35）	1.14（0.92～1.41）	0.91（0.73～1.15）	1.06（0.85～1.32）	1.09（0.88～1.36）	1.01（0.81～1.26）
高血压	男	0.99（0.71～1.38）	1.07（0.84～1.35）	0.78（0.60～1.01）	1.30（1.03～1.64）*	0.82（0.63～1.06）	0.85（0.65～1.10）	1.14（0.90～1.44）
	女	1.00（0.46～2.16）	1.03（0.66～1.59）	1.01（0.65～1.55）	0.95（0.61～1.49）	0.90（0.56～1.43）	0.77（0.47～1.27）	1.07（0.69～1.67）
IHD	男	1.04（0.65～1.65）	1.00（0.75～1.32）	0.98（0.74～1.31）	0.93（0.69～1.24）	0.87（0.65～1.16）	1.07（0.81～1.41）	0.82（0.61～1.11）
	女	0.76（0.52～1.11）	0.96（0.75～1.22）	1.22（0.97～1.53）	0.86（0.67～1.11）	1.14（0.91～1.44）	1.01（0.79～1.28）	1.04（0.82～1.32）

注：* $P<0.05$，IHD-缺血性心脏疾病（引自孟紫强等，2007 a）。

由表 4-30 可知，对于心血管系统来说，在全年模型中除男性高血压 *RR* 在沙尘天气滞后第 3 天有统计学意义（*RR*=1.3，95%*CI* 1.03～1.64）外，沙尘天气与男女性心血管系统日入院人数的联系均无统计学意义。研究结果表明，沙尘天气与高血压的发生有较为密切的联系。

2．心血管系统疾病与颗粒物浓度的关系

（1）心血管系统疾病日入院人数描述性分析：

表 4-31 为 2004 年 3 月 1 日至 5 月 31 日武威市 7 所医院心血管系统疾病日入院人数频数分布。研究期间心血管系统疾病入院患者共计 409 人次，男女比例 1∶0.68。其中高血压患者最多，占总心血管系统患病人数的 33.99%，其次为缺血性心脏疾病（IHD，30.56%）。

表 4-31　2004 年春季武威市心血管系统疾病日入院人数描述表

变量	总和	均值	标准差	最小值	P_{25}	P_{50}	P_{75}	最大值	天数
心血管系统_男	243	2.64	2.15	0	1.00	2.00	4.00	13	92
心血管系统_女	166	1.80	1.76	0	0.00	1.00	3.00	8	92

注：数据统计时间为 2004 年 3 月 1 日至 5 月 31 日；引自孟紫强等，2008a。

（2）大气污染物对心血管疾病日入院人数影响的单污染模型分析：

表 4-32 描述了 2004 年武威市大气污染物暴露与心血管疾病日入院人数的联系，指出各污染物浓度增加 IQR，心血管疾病日入院人数增加的相对危险度变化情况。可以看出，PM_{10} 和 $PM_{2.5}$ 的增加对男、女性心血管疾病日入院人数的影响均表现为滞后效应，即均在 lag2 对男、女性日入院人数的影响有统计学意义。同时也发现 SO_2 对男性（lag3）和对女性（lag4）的影响有统计学意义，而 NO_2 对男性未见影响，对女性（lag4）的影响呈现负效应。

（3）大气污染物对心血管疾病日入院人数影响的多污染模型分析：

将单污染模型分析中有统计学意义的 PM_{10} 或 $PM_{2.5}$ 与气态污染物（SO_2 和/或 NO_2）同时引入 GAM 方程进行多污染模型分析（表 4-32，表 4-33），研究在引入其他污染物后某污染物对心血管系统疾病日入院人数的影响。引入 SO_2 和/或 NO_2 后，PM_{10} 对男性心血管系统疾病日入院的影响变化不大且均有统计学意义；而在单独引入 SO_2 和同时引入 SO_2 和 NO_2 后，PM_{10} 对女性的影响降低但仍有统计学意义。在分别引入其他污染物后，SO_2 和 NO_2 的影响均变得无统计学意义。在单独引入 NO_2 以及同时引入 SO_2 和 NO_2 后，$PM_{2.5}$ 对男性的影响有所升高且均有统计学意义，单独引入 SO_2 后 $PM_{2.5}$ 对男性的 *RR* 值影响不大，引入 SO_2 和/或 NO_2 后，$PM_{2.5}$ 对女性影响均仍有统计学意义。在引入其他污染物后，SO_2 和 NO_2 对心血管系统的影响均改变为无统计学意义。

表 4-32 2004 年春季污染物对心血管系统疾病日入院 *RR*（95%*CI*）的影响

性别	污染物	滞后天数						
		lag0（当天）	lag1	lag2	lag3	lag4	lag5	lag6
男	$PM_{2.5}$	0.941（0.787～1.125）	0.948（0.778～1.155）	1.207（1.009～1.444）*	0.854（0.7～1.042）	0.969（0.801～1.173）	1.126（0.931～1.363）	0.888（0.724～1.089）
	PM_{10}	0.958（0.751～1.221）	1.067（0.842～1.351）	1.269（1.022～1.576）*	1.06（0.822～1.367）	1.067（0.854～1.332）	1.24（0.979～1.57）	1.21（0.976～1.5）
	SO_2	0.975（0.702～1.353）	0.932（0.703～1.235）	0.858（0.62～1.186）	1.363（1.002～1.856）*	1.228（0.899～1.678）	0.786（0.531～1.162）	0.872（0.549～1.386）
	NO_2	0.863（0.677～1.1）	0.954（0.729～1.248）	1.017（0.777～1.331）	0.957（0.753～1.216）	0.777（0.611～0.989）	1.026（0.806～1.306）	1.128（0.979～1.3）
女	$PM_{2.5}$	1.017（0.832～1.243）	1.024（0.829～1.266）	1.346（1.114～1.627）*	0.912（0.745～1.116）	0.914（0.745～1.121）	1.033（0.833～1.282）	1.041（0.82～1.323）
	PM_{10}	0.865（0.668～1.119）	0.842（0.635～1.116）	1.291（1.016～1.641）*	0.84（0.669～1.054）	0.964（0.748～1.243）	1.034（0.812～1.315）	1.037（0.827～1.3）
	SO_2	0.917（0.705～1.195）	1.248（0.961～1.621）	1.088（0.818～1.448）	0.904（0.674～1.214）	1.33（1.055～1.679）*	0.833（0.594～1.167）	1.097（0.853～1.411）
	NO_2	0.905（0.775～1.056）	0.947（0.726～1.235）	0.968（0.578～1.62）	1.074（0.869～1.327）	0.689（0.53～0.897）*	1.057（0.876～1.275）	1.042（0.86～1.262）

注：① 污染物每升高 IQR，日入院人数 *RR*=EXP（estimate*IQR）；

② * $P<0.05$（引自孟紫强等，2008a）。

表 4-33　2004 年春季 PM_{10}、SO_2 和 NO_2 对心血管系统疾病日入院 *RR*（95%*CI*）影响的多污染模型

性别	污染物（滞后天）	单污染模型	双污染模型			多污染模型
			PM_{10}	SO_2	NO_2	
男	PM_{10}（2）	1.269（1.022～1.576）*	—	1.287（1.065～1.555）*	1.274（1.053～1.541）*	1.259（1.026～1.544）*
	SO_2（3）	1.363（1.002～1.856）*	1.088（0.811～1.46）	—	1.108（0.884～1.389）	1.278（0.981～1.664）
	NO_2（4）	0.777（0.611～0.989）	0.961（0.877～1.052）	0.948（0.872～1.031）	—	0.96（0.873～1.055）
女	PM_{10}（2）	1.291（1.016～1.641）*		1.247（1.007～1.545）*	1.138（0.956～1.356）	1.24（1.001～1.536）*
	SO_2（4）	1.33（1.055～1.679）*	0.923（0.702～1.212）		1.025（0.817～1.286）	0.91（0.691～1.197）
	NO_2（4）	0.689（0.53～0.897）*	0.956（0.879～1.04）	0.95（0.873～1.035）		0.97（0.886～1.061）

注：① 本表中的滞后天为各污染物在单污染模型下有统计学意义或者效应最大的滞后天数；

② * $P<0.05$（引自孟紫强等，2008a）。

表 4-34　2004 年春季 $PM_{2.5}$、SO_2 和 NO_2 对心血管系统疾病日入院 *RR*（95%*CI*）影响的多污染模型

性别	污染物（滞后天）	单污染模型	双污染模型			多污染模型
			$PM_{2.5}$	SO_2	NO_2	
男	$PM_{2.5}$（2）	1.207（1.009～1.444）*	—	1.204（0.998～1.453）	1.216（1.019～1.452）*	1.248（1.036～1.504）*
	SO_2（3）	1.363（1.002～1.856）*	1.129（0.847～1.504）	—	1.212（0.933～1.574）	1.119（0.843～1.485）
	NO_2（4）	0.777（0.611～0.989）	0.984（0.896～1.079）	0.975（0.891～1.067）	—	0.988（0.903～1.081）
女	$PM_{2.5}$（2）	1.346（1.114～1.627）*		1.317（1.054～1.646）*	1.384（1.104～1.736）*	1.347（1.079～1.681）*
	SO_2（4）	1.33（1.055～1.679）*	1.153（0.877～1.517）		1.219（0.914～1.626）	1.045（0.78～1.401）
	NO_2（4）	0.689（0.53～0.897）*	0.884（0.75～1.041）	0.909（0.785～1.053）		0.891（0.782～1.016）

注：① 本表中的滞后天为各污染物在单污染模型下有统计学意义或者效应最大的滞后天数；

② * $P<0.05$（引自孟紫强等，2008a）。

（4）颗粒物浓度对心血管疾病日入院人数的影响：

从图 4-23 中可知，沙尘 $PM_{2.5}$ 对男女性的影响呈现一定的浓度效应关系，当 $PM_{2.5}$ 浓度达到沙尘暴水平时，其对男、女性心血管系统健康的影响最大。从该图中还可以看出，沙尘 $PM_{2.5}$ 影响男性心血管系统健康的最低浓度水平（开始出现效应的浓度水平）为沙尘暴水平，而影响女性的最低浓度水平为扬沙天气水平。

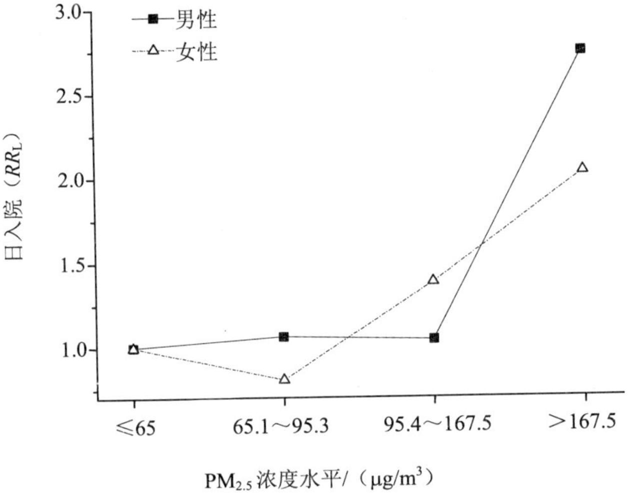

图 4-23 2004 年武威市不同 $PM_{2.5}$ 浓度等级对心血管系统疾病日入院人数的影响

注：引自孟紫强等，2008 a。

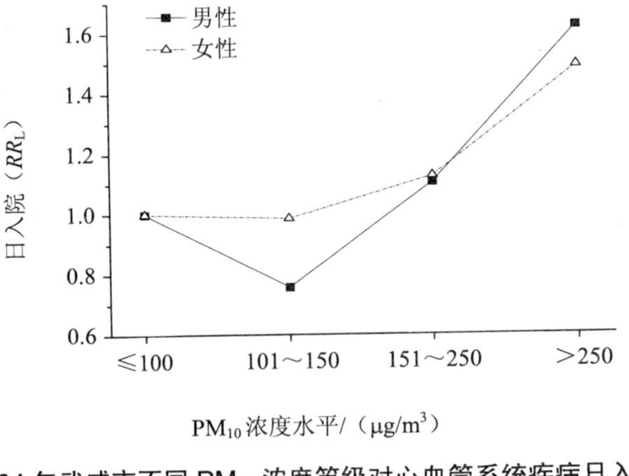

图 4-24 2004 年武威市不同 PM_{10} 浓度等级对心血管系统疾病日入院人数的影响

图 4-24 描述的是在研究期间，随 PM_{10} 浓度水平增加，心血管系统疾病日入院 *RR* 的变化趋势。从图中可以看出，不同天气水平的 PM_{10} 浓度对男女性心血管系统疾病的影响与 $PM_{2.5}$ 的影响类似，并呈现了更好的浓度效应关系，且当 PM_{10} 浓度达到沙尘暴水平时，其影响达到最大。此外，沙尘源区或近源区的大气 PM_{10} 对男性、女性心血管系统疾病日入院人数达到显著影响的最低浓度水平均为扬沙天气的 PM_{10} 水平。

本研究得出以下结论：

①沙尘天气，即使在几乎没有工业污染的源区或近源区，也对当地居民呼吸、心血管系统疾病日入院人数有影响且为滞后效应。

②沙尘天气在源区或近源区对居民呼吸、心血管系统疾病日入院人数影响的主要危险因子是沙尘 PM_{10} 和 $PM_{2.5}$，其影响也为滞后效应；SO_2 和 NO_2 虽然对颗粒物的健康影响有贡献，但无统计学意义。

③沙尘天气在没有工业污染的源区或近源区其沙尘颗粒物只有达到较高浓度（扬沙天气水平）时，才会对居民呼吸、心血管系统疾病日入院人数有影响，且呈一定剂量效应关系，即：沙尘暴天＞扬沙天＞沙尘轻度污染天、清洁天。

④ 本研究根据大气 PM_{10} 和 $PM_{2.5}$ 水平划分沙尘天气的类型与流行病调查结果一致，与根据能见度划分沙尘天气类型相比更为科学且更易操作，同时这也为我国制定 PM_{10}、$PM_{2.5}$ 大气标准提供了新的科学依据和方法。

第五章　沙尘天气对人群健康的长期累积效应

我国西北地区沙尘天气发生频繁，每当这类天气发生，空气颗粒物急剧增加，使当地居民长年暴露于颗粒物吸入之中。研究发现，空气颗粒污染物可引起急性和慢性支气管炎、哮喘、肺炎，甚至肺癌等呼吸道和心血管疾病，尤其对易感人群（老人和儿童）的危害更大（Campen，et al.，2001；Samet et al.，2000；Nevalainen and Pekkanen，1998）。当扬沙或沙尘暴来临时大气细颗粒物浓度急剧上升，可增加支气管炎、支气管哮喘、肺气肿等疾病的发病率，对人类健康造成很大威胁（孟紫强等，2003）。最近研究发现，呼吸系统疾病日入院人数的增加均与沙尘天气有联系，表现为滞后效应，且沙尘暴对呼吸系统疾病日入院人数的影响大于扬沙或浮尘的影响。沙尘暴和扬沙天气与呼吸、循环系统疾病日门诊人数的增加有联系（孟紫强等，2007 a，2007 b；孟紫强等，2006 a；Meng and Lu，2007 a）。

但是，有关长期暴露于沙尘天气对人群健康影响的研究甚少。孟紫强等于 2005 年 9－11 月对我国甘肃省民勤县、甘谷县居民呼吸系统、循环系统等 12 种常见疾病进行了问卷调查[①]。内容包括：人群一般情况调查，如年龄、性别、生活习惯、经济状况、人群疾病发生情况等。此次调查对于揭示沙尘天气长期暴露对人群呼吸系统和循环系统等健康影响及规律有一定意义。

---

① 调查表由调查人员发放给被调查人员并现场指导填写，当天回收，并按照调查表审核标准进行审核。在问卷中，疾病按照国际疾病分类（1CD-10）应用指导手册分类，包括咽喉炎、气管炎、肺炎、肺结核、鼻炎、高血压、贫血、冠心病、关节炎、角膜炎、肝炎、胃炎 12 种疾病。疾病的确定以县以上人民医院的诊断书为准。调查人员对调查问卷逐一复核，有缺陷的通过电话访问补齐。有明显缺陷且无法补齐数据的则判为作废。

一、研究地点基本特征

（一）研究地点的地理特征

本研究共选取了两个地点：一个为地处武威市东北部的民勤县（102°45′～103°55′E，38°20′～39°10′N），另一个为位于我国西北河西走廊东端的甘肃省天水市甘谷县（104°58′～105°31′E，34°31′～35°03′N）。民勤县位于甘肃省河西走廊东北部、石羊河流域下游，东、西、北三面被腾格里和巴丹吉林两大沙漠包围。全县国土总面积 1.6 万 km^2，绿洲面积只占总面积的 9.0%。共有 18 个乡镇，260 个村委会，2004 年底全县总人口 30.91 万人，其中农业人口 25.01 万，占总人口的 80.9%。民勤县已成为全国乃至全世界最干旱、荒漠化危害最严重的地区之一。甘谷县位于甘肃省东南部，天水市西北，渭河上游，总面积 1 572 km^2，共有 20 个乡镇，403 个村委，2004 年底全县总人口 56.09 万人，其中农业人口 52.8 万人，占总人口的 94.1%。

（二）研究地点的气候特征

民勤县属于温带大陆性干旱气候，由于地处青藏高原东北侧，高原主体对大气环流的阻挡作用导致海洋暖湿气流不易到达该区，而在该处形成绕流高压区，导致该地区气候干旱。民勤县年均气温 7.2～7.8℃，降水量 80～160 mm，蒸发量 1 112～2 635 mm，太阳辐射强，日照充足，降水稀少，蒸发量大；夏季短而较热，冬季长而寒冷，年温差大；干燥少雨，春季多风沙。

甘谷县位于大陆腹地，为大陆性季风气候，四季分明，光照充足，雨量偏少，夏热无酷暑，冬冷无严寒。年平均气温 11.6℃，年降水量 370 mm 左右，全年日照 2 100 h 左右，日照率约 48%，无霜期 156 天左右。

（三）研究地点的污染特征

民勤县属于典型的农业城市，近几十年沙尘暴频繁发生，风蚀极为严重，沙化面积和荒漠草原枯死面积逐年扩大，北部沿沙漠地区灌草植被逐年退化，沙漠以每年 8～10 m 的速度向绿洲推进，最大处每年超过 120 m，大片绿洲沦为不毛之地，沙漠区内的乔、灌及大片草甸萎缩、枯死，固沙能力减弱，覆盖率降低，绿洲已由过去的阻沙天堑变为沙源，水干风起，沙逼人退。如今，这里已成为全国最干旱、荒漠化最严重的地区之一，也是我国北方地区沙尘暴的四大发源地之一。

甘谷县也为典型的农业城市，其境内的渭河川道区为冲积小平原，地势平坦，土层深厚，灌溉便利，宜于种植，是全县主要经济区，物产丰富，被誉为渭河“金腰带”。主要粮食作物有冬小麦、洋芋、高粱、玉米等。畜牧业以瘦肉型猪、羊、鸡的饲养为主。近年来，鸡肉、肉鸽、长毛兔等良种化养殖有了很大的发展。相较于民勤县，甘谷距离沙漠比较远，受沙尘天气影响较小。

二、沙尘天气对暴露居民常见疾病患病率的影响

（一）被调查者基本情况

本次调查共调查民勤县 1 500 名居民，实际回收有效问卷 1 432 份，调查甘谷县 1 000 名居民，实际回收有效问卷 983 份，民勤县、甘谷县合计回收 2 415 份有效问卷，应答率为 96.6%。

2 415 名完成调查者的特征见表 5-1。平均年龄 47.4 岁，家庭平均人口 4.5 人。2 415 人中，文盲、半文盲 776 人（32.1%），小学 527 人（21.8%），初中 676 人（28.0%），高中及以上 436 人（18.1%）。在职业方面，81.3%为农民，12.2%为工人，无职人员、离退休或其他职业占 6.2%。关于 2 415 名被调查者的婚姻情况，已婚者 2 299 人（95.2%），未婚者 29 人（1.2%），另有离婚、丧偶者 87 人（3.6%）。在对两县的调查中发现，45.0%的家庭的年均收入在 5 000 元以上。

表 5-1 完成调查者的特征

地区	性别	40 岁以下		41～60 岁		61 岁以上		合计	
		人数	百分率	人数	百分率	人数	百分率	人数	百分率
民勤县城	男	30	1.24	33	1.37	60	2.48	123	5.09
	女	48	1.99	53	2.19	75	3.11	176	7.29
民勤乡镇	男	248	10.27	341	14.12	103	4.27	692	28.65
	女	170	7.04	191	7.91	80	3.31	441	18.26
甘谷县城	男	64	2.65	87	3.60	59	2.44	210	8.70
	女	71	2.94	100	4.14	61	2.53	232	9.61
甘谷乡镇	男	122	5.05	93	3.85	51	2.11	266	11.01
	女	143	5.92	99	4.10	33	1.37	275	11.39
合计		968	40.08	951	39.38	496	20.54	2 415	100.00

注：引自杨振华和孟紫强，2008。

（二）症状调查

鼻塞、咽喉干燥、咳嗽、胸闷、肺部疼痛、盗汗、食欲下降、头痛、消瘦、便秘、失眠、健忘、心痛、恶心、烦躁、听力下降、鼻子出血 17 种常见症状均为夹河比例最高。眼睛疼痛、肢体麻木 2 种症状为县城比例最高，而视力模糊在东湖居民中所患比例最高。在这 20 种常见症状中，夹河比例最高平均达到了 83%，东湖次之为 76%，县城也达到了 75%（见图 5-1-A，图 5-1-B）。

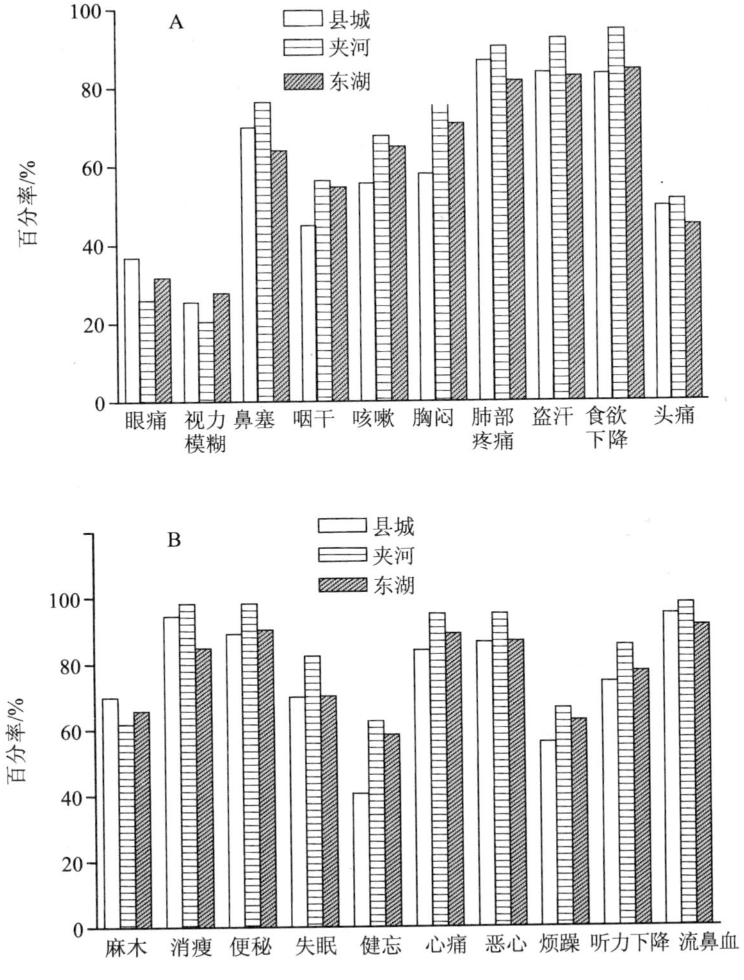

图 5-1　民勤县城、夹河乡、东湖乡三地 20 种症状调查结果

（三）多种常见疾病的患病率

从图 5-2 可知，40 岁以下组别中，除肺炎、高血压、冠心病的患病率民勤、甘谷两地差异无统计学意义外，其余 9 种疾病患病率均为民勤县显著高于甘谷县；41～60 岁组别中，除高血压、肝炎的患病率两地差异无统计学意义外，其余 10 种疾病患病率均为民勤县显著高于甘谷县；61 岁以上组别中，除肝炎、胃炎的患病率两地差异无统计学意义外，其余 10 种疾病患病率均为民勤县显著高于甘谷县。

据文献报道，沙尘暴 $PM_{2.5}$ 及其水提取物和有机提取物均可引起 DNA 损伤，从而对人体健康产生影响（孟紫强和张全喜，2006a）。在 18 岁以上的成人中，气管炎、肺结核、高血压、肺炎、冠心病、关节炎、角膜炎的患病率随着年龄的增加而升高，年龄为 61 岁以上的老龄组处于疾病高发期。这可能是随着年龄的增加老年人各种器官功能逐渐退化，生理功能不断下降，代偿能力减弱，防御能力减退，受沙尘天气的影响加大，故患病的概率也大大增加。鼻炎、咽喉炎、贫血、胃炎、肝炎的患病率在 41～60 岁年龄组最高。可能的原因是中年人是家庭的主要经济来源，需要有更多的时间在户外，因此受沙尘影响的时间更长，而且又不注意戴口罩等防尘措施，故受沙尘影响更严重。

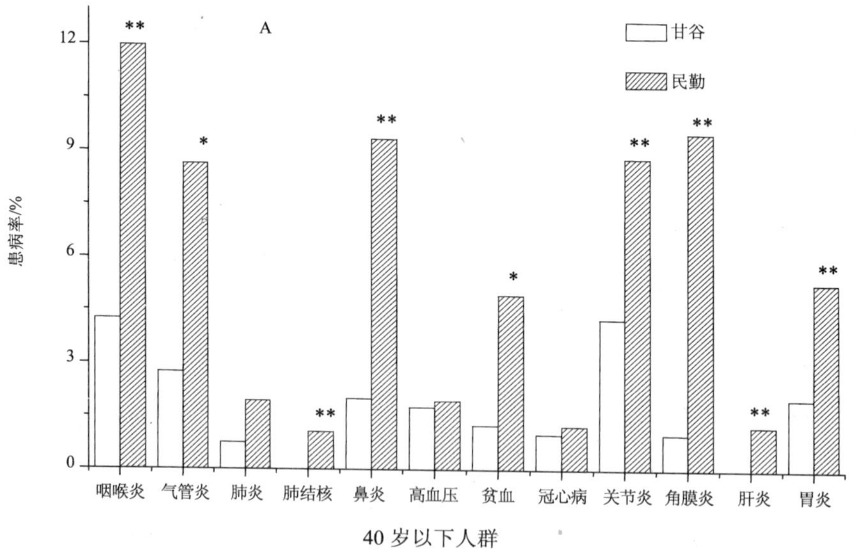

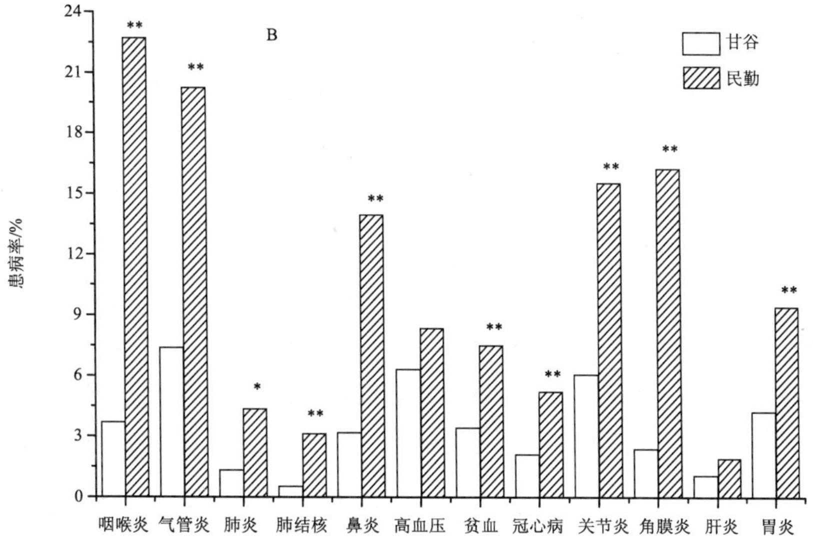

41～60 岁人群

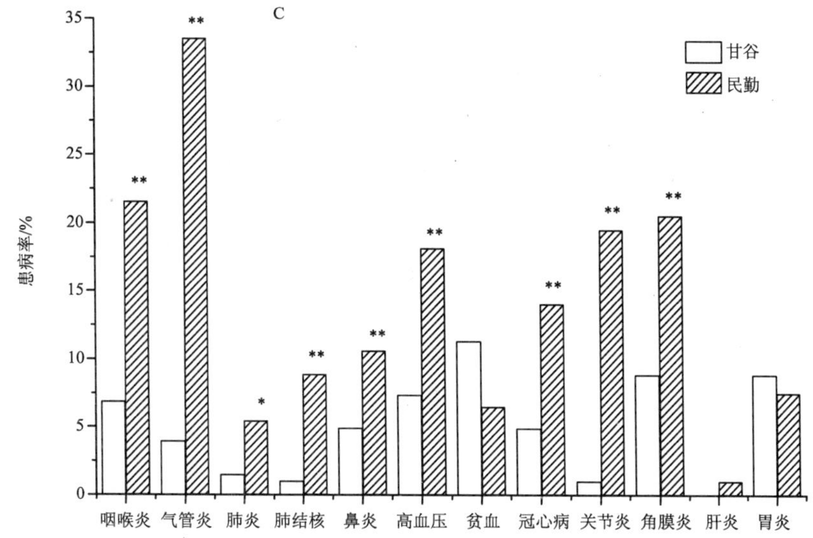

61 岁以上人群

图 5-2　不同年龄段人群民勤、甘谷患病率

注：* $P<0.05$，** $P<0.01$（引自杨振华和孟紫强，2008）。

（四）性别、居住地与患病率的关系

民勤县共有 18 个乡镇，本次使用多阶段随机抽样方法确定的民勤县 6 个乡镇的居民基本上代表了民勤县的总体。本次调查结果中 5 种最常见的疾病为气管炎（18.58%）、咽喉炎（18.23%）、角膜炎（14.46%）、关节炎（13.69%）、鼻炎（11.45%），表明呼吸系统受沙尘天气的影响最大，循环系统受天气的影响也比较严重。甘谷县与民勤县同属甘肃省辖区，但甘谷县自然条件相对较好，受风沙天气影响较小。因此，将甘谷县和民勤县共同作为调查地区进行比较流行病学研究。通过民勤县与甘谷县居民的 12 种常见疾病患病率的比较，可以使人们更清楚地认识到沙尘天气对人体呼吸系统、循环系统等健康的影响，从而为国家制定相关政策提供依据。

从图 5-3 可知，男性居民中除高血压、贫血的患病率两地差异无统计学意义外，其余 10 种疾病患病率均为民勤县显著高于甘谷县；女性居民中，除肝炎的患病率两地差异无统计学意义外，其余 11 种疾病患病率均为民勤县显著高于甘谷县；男女合并分析后发现，12 种疾病患病率均为民勤县显著高于甘谷县。

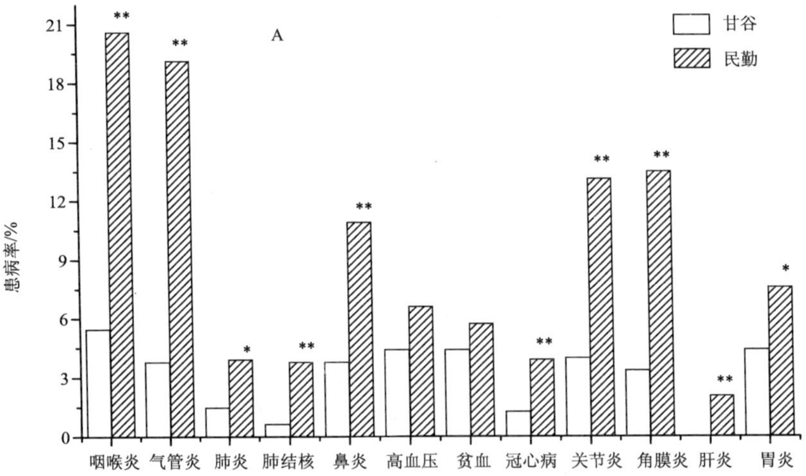

A 男性人群

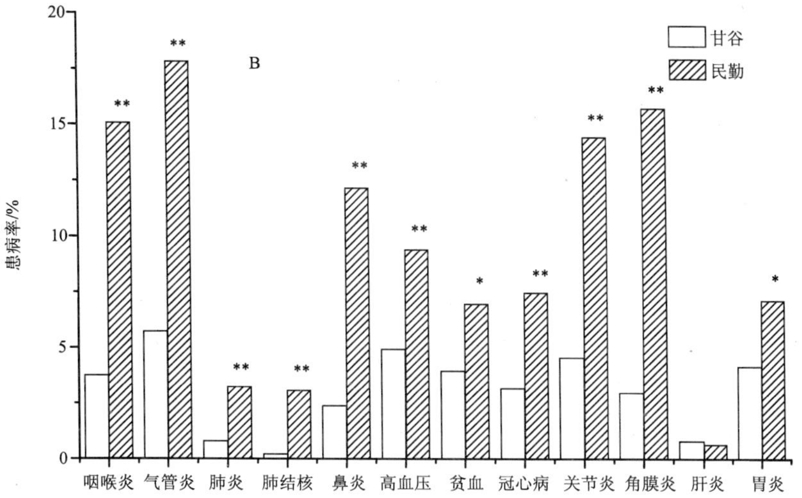

B 女性人群

图 5-3 不同性别人群疾病患病率比较

注：* $P<0.05$，** $P<0.01$（引自杨振华和孟紫强，2008）。

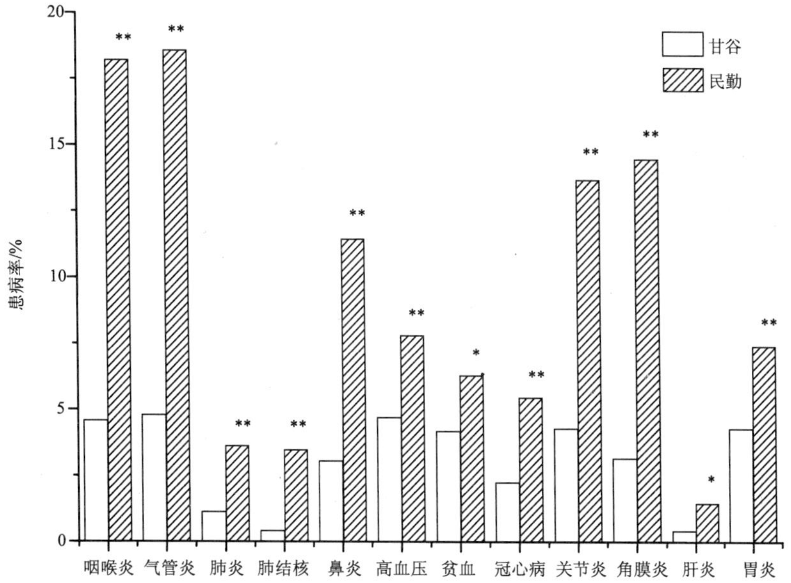

图 5-4 民勤、甘谷 12 种疾病患病率比较

注：* $P<0.05$，** $P<0.01$（引自杨振华和孟紫强，2008）。

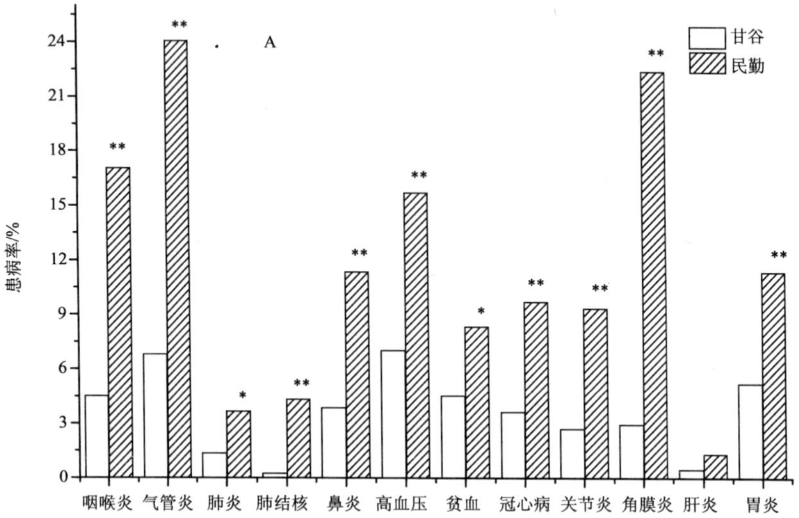

A 县城人群

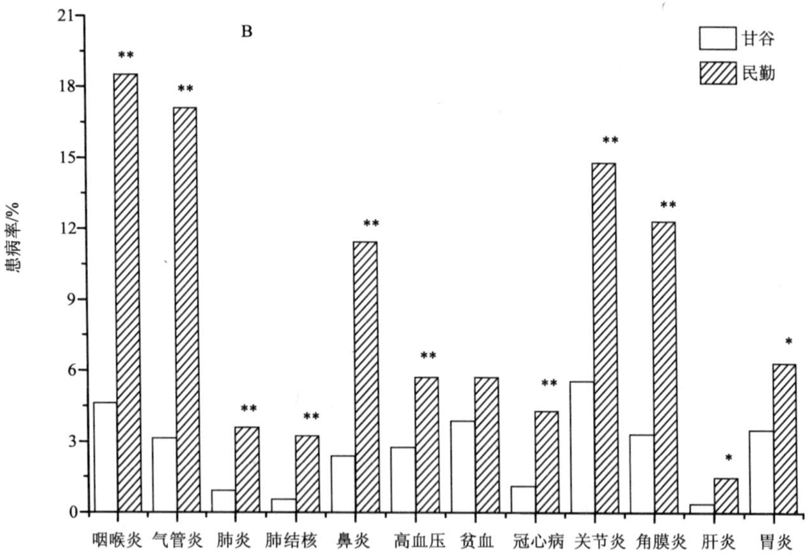

B 乡镇人群

图 5-5 不同地区人群疾病患病率比较

注：* $P<0.05$，** $P<0.01$（引自杨振华和孟紫强，2008）。

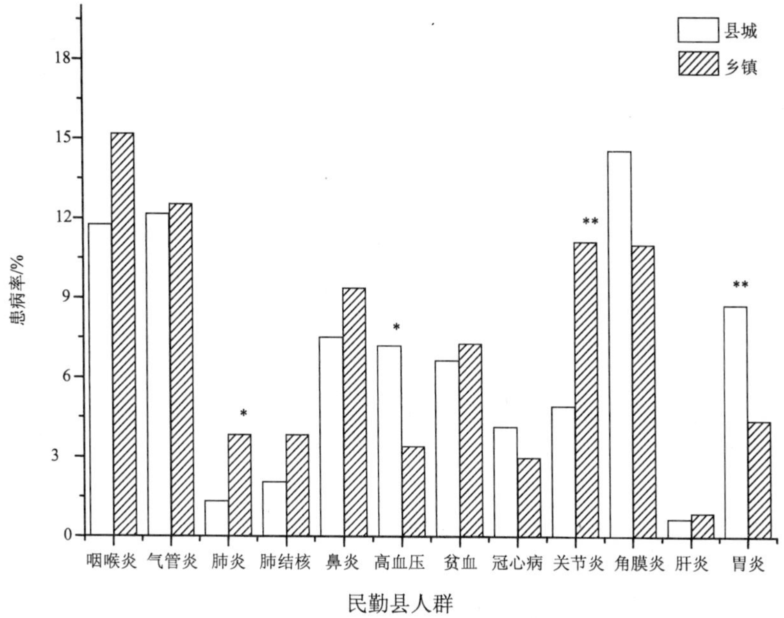

图 5-6　民勤县城、乡镇患病率比较

注：* $P<0.05$，** $P<0.01$（引自杨振华等，2008）。

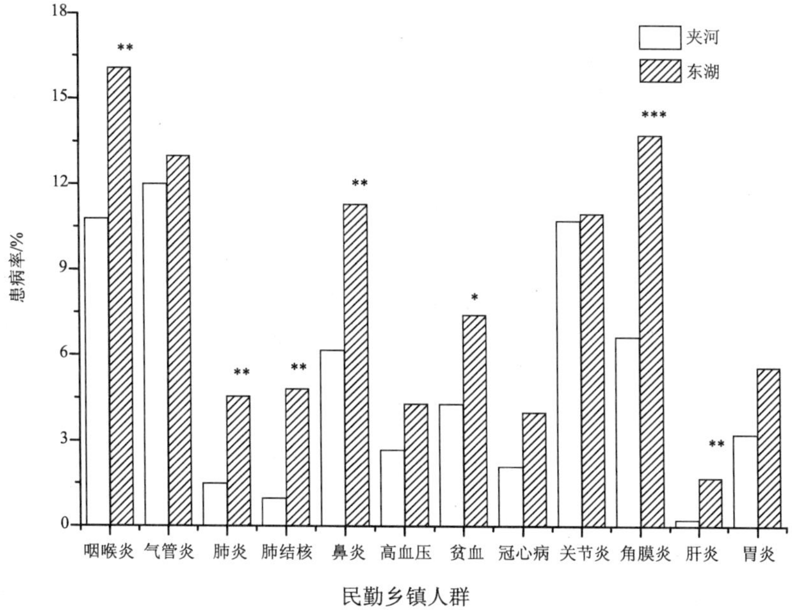

图 5-7　夹河、东湖患病率比较

注：* $P<0.05$，** $P<0.01$（引自杨振华等，2008）。

图 5-5 表明，民勤县城与甘谷县城相比，除肝炎外，其余 11 种疾病均为民勤县城显著高于甘谷县城。民勤乡镇与甘谷乡镇相比除贫血外，其余 11 种疾病均为民勤乡镇显著高于甘谷乡镇。

图 5-6 显示，肺炎、关节炎的患病率民勤乡镇显著高于民勤县城，这可能是由于农民经常在田地劳动，而且在风沙来临时又没有任何防护措施（戴口罩等），因此受沙尘的影响更加严重。而高血压、胃炎的患病率则民勤县城高于民勤乡镇，这可能与这两种病与其他病的发病原因不同有关。摄食高脂肪和高胆固醇食物过多，体力活动减少，生活节奏紧张，吸烟、饮酒无节制是高血压和冠心病的危险因素。并有报道指出广州市城乡居民高血压患病率城市高于农村，差异有统计学意义（刘佳伟等，2007）。

从图 5-7 可以看出，咽喉炎、肺炎、肺结核、鼻炎、贫血、角膜炎、肝炎 7 种疾病患病率东湖均高于夹河。显示东湖受沙尘天气的影响更为严重。这可能与东湖的地理位置有关，东湖三面都被沙漠所包围，有些地区甚至已经处于沙漠之中，所受沙尘的影响更为严重。这提示我们：距离沙漠越近，受沙尘影响越严重，多种疾病的患病率就越高。

本研究结果表明，沙尘天气诱发的呼吸系统和循环系统疾病是我国西北地区沙尘天气频发区严重而迫切需要解决的公共卫生问题，严重影响着这些地区的社会经济发展以及和谐社会的建设。因此，国家有必要在这方面对该类地区增加公共卫生专项投入。

三、沙尘颗粒物与非典型性尘肺的关系

尘肺病（Pneumoconiosis）是由于在职业活动中长期吸入生产性粉尘并在肺内潴留而引起的以肺组织弥漫性纤维化为主的全身性疾病（中国疾病预防控制中心职业卫生与中毒控制所，2002）。2011 年 4 月 18 日，卫生部通报全国职业病防治情况，结果显示，截至 2010 年底全国累计报告职业病 749 970 例，其中尘肺病占职业病总数的 90%以上，共 676 541 例，累计死亡 149 110 例，现患 527 431 例，尘肺病严重影响着我国经济发展和职业人群的生命安全（中华人民共和国卫生部，http：//www.moh.gov.cn/publicfiles/business/htmlfiles/mohwsjdj/s5854/201105/51676.htm）。

尘肺病也叫职业性尘肺病（Occupational pneumoconiosis），对于非职业性沙尘引起的人肺综合征类疾病我国尚无规定。沙尘天气含有的大量悬浮颗粒物是一种典型的非职业性沙尘。长期以来人们一直以为这种沙尘的毒性不大，其对健康的影响可以忽略。然而，近年来的流行病学研究发现，

不同沙尘天气对人群的健康影响很大，这种影响可分为当日急性效应、短期滞后效应和长期累积效应（孟紫强等，2003；2006a；2007a；2007b；2008；孟紫强和张雷，2007；杨振华等，2008；Meng and Lu，2007）。当日急性效应指沙尘天气发生当天对暴露居民健康产生的不利影响（孟紫强等，2007d）；短期滞后效应主要表现为沙尘天气发生几天之后才引起暴露居民的呼吸、循环系统等疾病的发病率增加（孟紫强等，2003；2006a；2007a；2007b；2008；Meng et al.，2007）；长期累积效应则为在沙尘天气多发区长期居住的居民由于长年累月暴露于沙尘之中而易患多种疾病（包括非职业性尘肺）的现象（杨振华等，2008）。本研究选择三面被沙漠包围的沙尘天气多发的甘肃省民勤县，对在当地长期居住的居民进行了非职业性尘肺流行病学调查，为研究非职业性尘肺在我国沙尘天气多发区的发病情况提供了科学依据。

本次调查从 2005 年 9 月 19 日开始，共调查了从未接触过职业性沙尘的 1500 名 18 岁以上的农民，对其中自觉呼吸系统不适的 480 人进行了胸透，其中 81 人进行了 X 光拍片（孟紫强等，2008c）。

此次调查共发现 8 例非职业性尘肺患者，患病率高达 5.33‰。以上患病率是在假设所调查的未进行 X 光拍片的农民中无人患有非职业性尘肺病的情况下得到的，实际上漏检的可能性很大，因此实际患病率可能更高。

8 例非职业性尘肺患者的基本情况如表 5-2 所示。

表 5-2　非职业尘肺患者情况统计

编号	性别	年龄	职业	诊断（尘肺）
1	女	61	农民	II^{+}
2	男	59	农民	III
3	男	68	农民	III
4	女	65	农民	II
5	女	71	农民	II^{+}
6	女	72	农民	I
7	女	63	农民	III
8	男	67	农民	III+TB

注：TB——肺结核（引自孟紫强等，2008c）。

将本次调查发现的 8 例非职业尘肺患者的 X 光胸片列于图 5-8，当地 2 例正常人的 X 光胸片列于图 5-9。这 10 位 X 光拍片者均生于当地，长于当地，是一直在当地务农的职业农民，其病例报告如下（孟紫强等，2008c）：

编号 1. MXX，女，61 岁，职业农民，民勤县人，无抽烟史，无接触职业粉尘史。2005 年 1 月起出现无明显诱因咳嗽、咳痰，并有胸闷、气短，此后症状逐渐加重。2005 年 9 月 27 日入院检查。查体：体温（T）37.0℃，脉搏（P）90 次/min，呼吸（R）32 次/min，血压（BP）14.3/9.6 kPa。双肺叩诊过清音，双肺呼吸音清，双肺下野可闻及 Velcro 音，杵状指、趾（+）。

实验室检查：血常规、肝肾功能正常，心电图正常。

辅助检查：血沉 5 mm/第 1 小时，连续 3 次查痰抗酸杆菌均阴性。尿常规正常。肿瘤系列阴性，结明试验阴性，痰查瘤细胞阴性。血气分析：PaO_2 7 424 mm Hg，$PaCO_2$ 3 209 mm Hg。

胸部 X 线显示胸廓对称，右膈面粘连，双肺弥漫类圆形小阴影，以 p、q 影为主，密集度右中下、左中下为 2 级，右上及左上为 1 级，右下及左中下小阴影聚集有融合趋势。胸片与正常片对比，已经出现小阴影聚集，确诊为尘肺 II^+期。

编号 2. JXX，男，59 岁，民勤县人，职业农民，34 年抽烟史，无接触职业粉尘史。2005 年 1 月 13 日出现咳嗽、胸闷等症状，最初认为是感冒，但一直未有好转。2005 年 9 月 26 日入民勤县人民医院拍片，发现左上肺出现 2.5×3.0 cm 大阴影，右上肺出现 3.0 cm×3.0 cm 大阴影，被诊断为尘肺III期。

编号 3. WXX，男，68 岁，民勤县人，职业农民，36 年抽烟史，无接触职业粉尘史。2005 年 2 月出现咳嗽、气喘、胸闷等症状。2005 年 9 月 22 日入民勤县人民医院拍片，发现左上肺出现 3.0 cm×4.0 cm 大阴影，右上肺出现小阴影聚集，诊断为尘肺III期。

编号 4. WXX，女，65 岁，民勤县人，职业农民，家庭妇女，无抽烟史，无接触职业粉尘史。2005 年 8 月 15 日自觉身体不适，呼吸不畅，气短。2005 年 10 月 26 日入民勤县人民医院拍片，发现左上肺出现密集度为 1/0 的小阴影，左中、下肺分别出现密集度为 2/1、2/2 的小阴影，右中、下肺分别出现密集度为 1/1、2/2 的小阴影。由于出现总体密集度为 1 级的小阴影且分布范围超过 4 个肺区，被诊断为尘肺 I^+期。

编号 5. ZXX，女，71 岁，民勤县人，职业农民，家庭妇女，25 年抽烟史，无接触职业粉尘史。2005 年 5 月 1 日感觉胸闷、气喘，入民勤县东湖医院以哮喘病接受接受治疗，症状有所缓解。2005 年 9 月 23 日症状加重，入民勤县人民医院拍片，发现左上中肺出现小阴影聚集，左下肺出现小阴影，右上肺出现小阴影聚集，右中肺出现疑似大阴影，右下肺出现小阴影，被诊断为尘肺 II^+期。

编号 6. TXX，女，72 岁，民勤县人，职业农民，家庭妇女，无抽烟史，无接触职业粉尘史，有哮喘史 42 年。2005 年 9 月 20 日入民勤县人民医院拍片，发现左下肺出现密集度为 1/1 的小阴影，右中肺出现密集度为 2/1 的小阴影。由于出现密集度为 1 级的小阴影且分布范围达到 2 个肺区，被诊断为尘肺Ⅰ期。

编号 7. WXX，女，63 岁，民勤县人，职业农民，家庭妇女，无抽烟史，无接触职业粉尘史。自我感觉胸部不适有 20 多年，但一直未就医。2005 年 9 月 25 日胸部不适症状加重，并有呼吸不畅症状，入民勤县人民医院检查、拍片，发现左中肺出现 6.0 cm×7.0 cm 大阴影，右上肺出现条索状阴影，被诊断为尘肺Ⅲ期。

编号 8. DXX，男，67 岁，民勤县人，职业农民，无抽烟史，无接触职业粉尘史。2003 年 7 月 25 日入民勤县医院检查、拍片，被诊断为肺结核并接受治疗。2005 年 10 月 2 日入院拍片检查，发现左中肺出现 3.0 cm×4.0 cm 大阴影，被诊断为肺结核并发尘肺Ⅲ期。

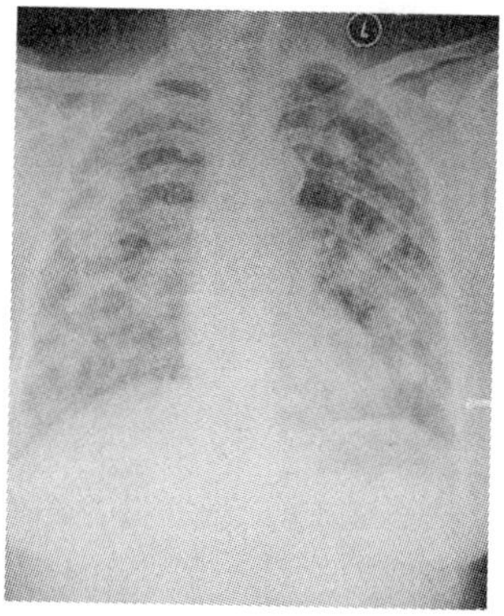

编号 1　MXX，女

沙漠尘肺Ⅱ$^{+}$期

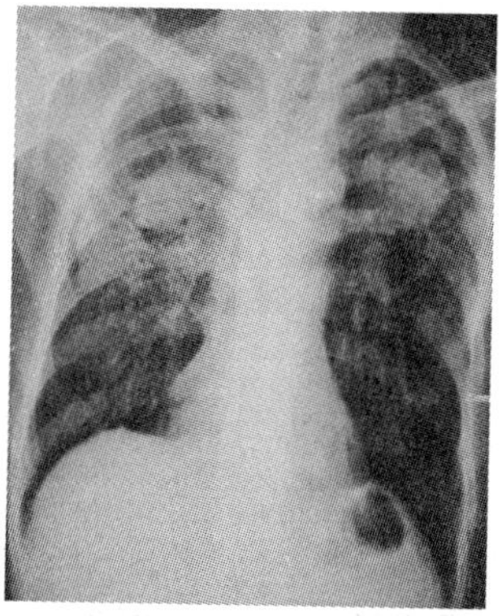

编号 2　JXX，男

沙漠尘肺Ⅲ期

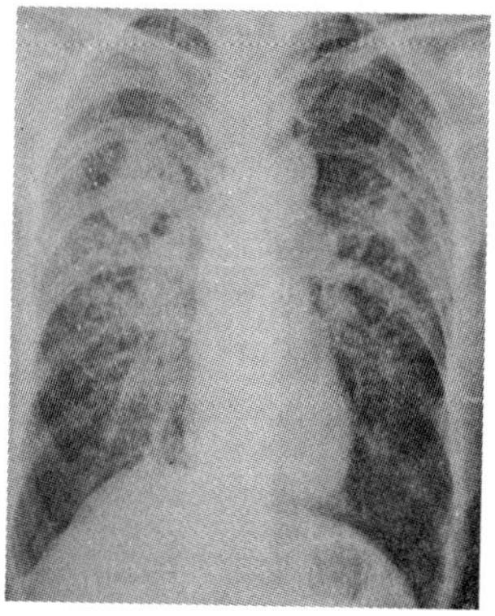

编号 3　WXX 男

沙漠尘肺Ⅲ期

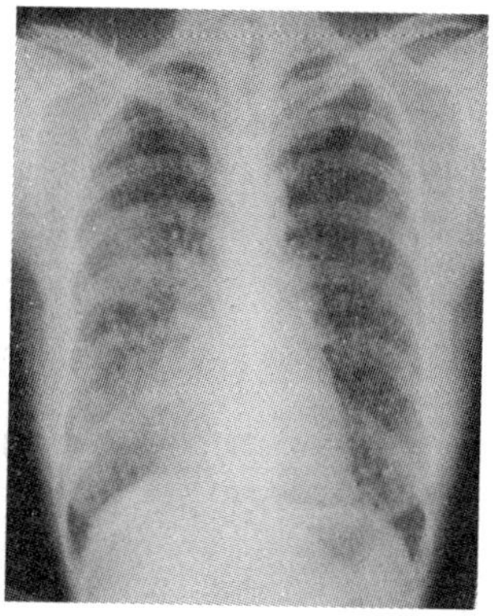

编号 4　WXX 女

沙漠尘肺Ⅰ$^{+}$期

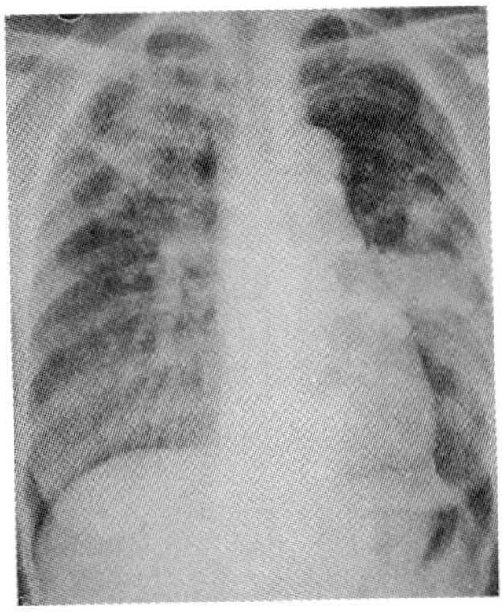

编号 5 ZXX 女
沙漠尘肺Ⅱ⁺期

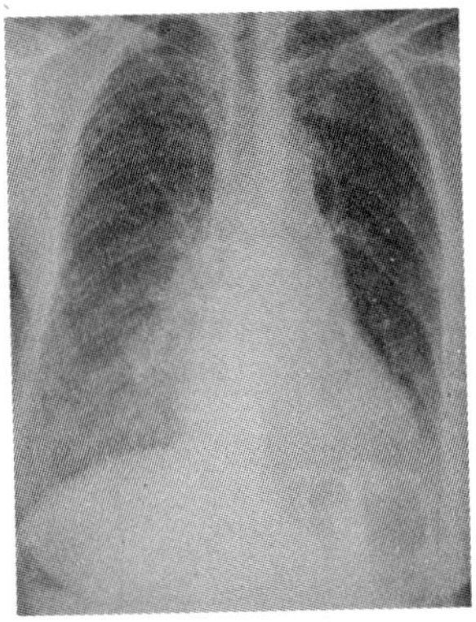

编号 6 TXX 女
沙漠尘肺Ⅰ期

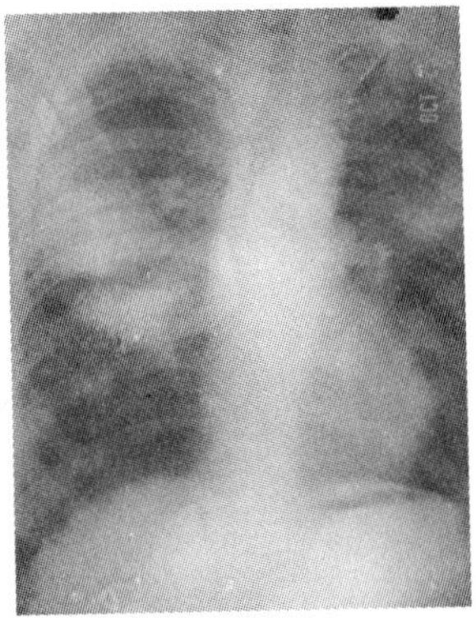

编号 7 WXX 女
沙漠尘肺Ⅲ期

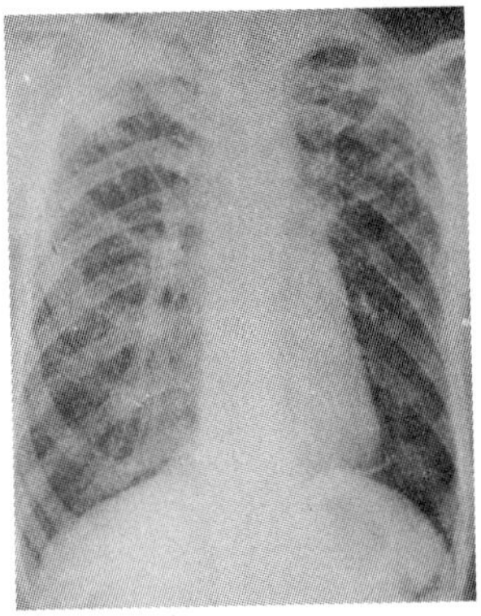

编号 8 DXX 男
沙漠尘肺Ⅲ期并发 TB

图 5-8 沙漠尘肺患者 X 光胸片

注：引自孟紫强等，2008 c。

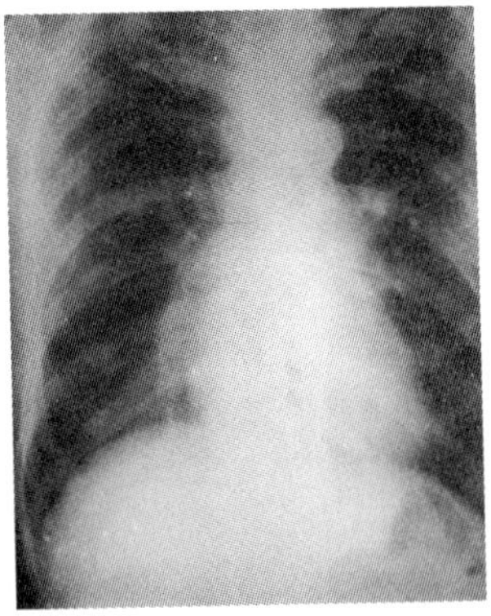

ZXX 男

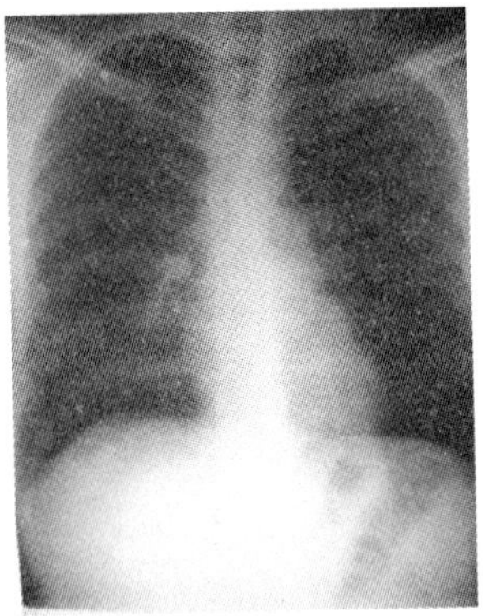

WXX 女

图 5-9 当地正常人 X 光胸片

注：引自孟紫强等，2008 c。

与职业性尘肺相比，非职业性尘肺的研究报道甚少。Policard 等（1952）首次报道在非洲撒哈拉沙漠地区发现有非职业性尘肺患者。之后，世界各国的科学家不断有沙漠尘肺病的报道。1955 年，Goldberg 报道在以色列内盖夫沙漠地区发现有沙漠尘肺病患者。1969 年 Fossati 发现在利比亚沙漠也存在有沙漠尘肺病患者。1979 年 Sherwin 等报道在美国的加州地区发现有 7 例非职业性尘肺，其中 5 人为葡萄园工人，2 人为当地农民。Fennerty 在 1983 年报道在巴基斯坦发现 1 位 77 岁的男子，他终身以农为生，然而却患有沙漠尘肺。1991 年 Saiyed 报道了在喜马拉雅的沙漠地区也有沙漠尘肺。Mathur 等（1997）报道在印度西北部塔尔沙漠农村地区的农民有沙漠肺综合征患者（Desert Lung Syndrome），患病率为 0.041‰。在印度喜马拉雅山区的一些村庄（如 Ladakh 地区），村民以农业为生，这里没有矿产和工厂，有的是频繁发生的沙尘暴，大气颗粒物中游离二氧化硅（SiO_2）的比例高达 60%～70%，流行病调查显示该区非职业性尘肺的发生率为 2.0%～45.3%，与沙尘暴的严重程度密切相关（Norboo et al.，2004）。50 岁以上的村民不同程度地患有硅肺病，肺中无机沙尘的化学分析表明：石英（quartz）占 16%～21%，元素硅总量为 54%，这与居住环境中采集的沙尘样品中的硅含量类似。显然，肺中的尘粒是来源于生活环境中的沙尘，而非工业场所。

风沙环境对肺的影响在我国也引起了广泛注意。逄兵等（1993）发现长期接触过量沙漠尘可促进沙漠肺（desert lung）的形成，老年人群患病者较多，患者中可出现轻度阻塞性肺功能改变，X 线检查表现为双肺粟粒状阴影或阴影融合，但这种病对患者日常生活影响不大。1993 年，徐秀珍等对甘肃省肃南沙漠地区 395 位当地居民的 X 线胸片进行分析，发现尘肺患病率为 7%，而且年龄越大患病率越高，40 岁以上年龄组患病率高达 21%。陈怀涛等（1994）对河西走廊地区多种家畜、家禽的肺组织进行了综合性研究，发现在这里普遍地存在着动物尘肺。1995 年 4—5 月，李保全等（2002）在新疆维吾尔自治区且末县阿热勒乡调查了年龄在 45 岁以上的维吾尔族男性农民 120 人，排除从事过石棉矿、水泥厂等粉尘作业的人员，共检出 21 例风沙尘肺患者，有的合并有肺结核或肺心病，这与且末县地处塔克拉玛干沙漠边缘、居民常年遭受沙尘暴或扬沙侵袭有关。李加拉等（1995）在同一地区调查了年龄在 35 岁以上的维吾尔族男性农民 120 人，共检出 21 例风沙尘肺患者，患病率为 17.5%，部分患者合并有肺结核或肺心病。蔡曦光等（2005）于 20 世纪 90 年代初证明人与动物长期生活在风沙环境中可造成尘肺。他们报道 8 例非职业性尘肺病，这些患者无任何职业性粉尘接触史，其中 4 例病患居住环境为风沙环境。荆岩林等（1995）

对塔里木的风沙尘肺进行了流行病学调查，对 116 名石油职工和 120 名当地居民进行了 X 线胸片检查，发现石油工人、当地居民的尘肺患病率分别为 2%、6.9%。

我们在 2003—2005 年间对我国沙尘天气频发区——被沙漠包围的甘肃省民勤县进行了较大样本的流行病学调查，对有症状的疑似居民现场进行胸部 X 光影像分析。研究发现，在所调查的人群中非职业性尘肺患病率达 5.33‰（孟紫强等，2008 c）。据统计，目前我国职业性尘肺患病率为 3%左右。与职业性尘肺相比，民勤县非职业性尘肺的患病率虽然低于我国职业性尘肺患病率，但由于沙尘天气频发区面积辽阔，暴露居民数以百万计，所以非职业性尘肺患病率虽然低，但在我国患病总人数可能会非常多。例如，民勤县农业人口目前有 30 余万人，据本次调查所得的患病率 5.33‰进行推测，其中可能有 1 691 人患有这种非职业性尘肺。由此可知，在沙尘暴多发区，非职业性尘肺病的预防与治疗，应引起医疗卫生部门的关注。

民勤县是一个几乎没有任何工业污染的农业区，由于三面被腾格里和巴丹吉林两大沙漠包围，终年沙尘天气不断。本研究所发现的尘肺患者均为生于当地、长于当地、始终务农、从未接触过生产性粉尘的老年农民，平均年龄在 65 岁以上，说明他们的尘肺病是由长期暴露于频发的沙尘天气中的高浓度沙尘颗粒物而引发的（孟紫强等，2008 c）。我们曾报道民勤县近 10 年（1994—2003 年）共发生沙尘天气 413 次，平均每年发生约 40 余次，而且多为扬沙、沙尘暴等恶劣天气。据 2004 年和 2005 年采样分析，沙尘天气中 PM_{10} 浓度达 120.79 μg/m^3，$PM_{2.5}$ 浓度达 84.67 μg/m^3，当地居民长期吸入这些沙尘天气中的沙尘颗粒物，在肺组织中逐年积累，尽管在大气环境中的浓度低于生产车间，但由于当地居民终日终生的吸入，到了晚年也会在肺组织积累高浓度的沙尘，从而导致尘肺的发生。由于这种尘肺主要发生在沙尘天气频发区，而这些地区往往是沙漠地区或邻近沙漠的地区，所以我们建议将这种尘肺定名为“沙漠尘肺”（简称“沙漠肺”）。

沙漠肺在发病初期并无特殊征兆，可能会伴有呼吸急促、胸闷、气短等症状，与普通呼吸系统疾病很难鉴别，往往被患者所忽视。加之，当地居民已经习惯于沙尘天气，对沙尘的健康危害知识也不甚了解，直到医院检查才发现已患上了尘肺，很难治愈。因此，除了应加强沙尘天气的治理、增加保健事业的投资之外，建议当地卫生部门应当加强环境卫生知识的普及和宣传工作，在沙尘天气来临时当地居民应采取积极的应对措施，避免或减少对沙尘天气的接触，如遭遇暴露，应立即戴口罩以防沙尘进入呼吸系统，预防沙漠肺的发生。

另外，流行病学调查、临床研究、动物实验和尸解资料均已证明硅肺与肺结核密切相关，硅肺易合并结核，称为硅肺结核，预后较差，其发病机制可能为：

（1）二氧化硅粉尘可增强结核杆菌毒力，破坏巨噬细胞抑制结核杆菌生长的作用；

（2）结核杆菌能活化肺泡巨噬细胞（AM），加重硅肺进展；

（3）硅肺的发生破坏了结核杆菌获得性免疫；

（4）硅肺使肺部血液循环和淋巴系统受损，影响抗病能力；

（5）硅肺患者全身抵抗力下降。虽然硅肺结核病的发生是多种因素联合作用的结果，但硅肺患者肺内沉积的矽尘破坏了细胞对结核菌的正常免疫反应是很重要的一个方面，因此，风沙频发地区要严格控制肺结核病的流行。

研究还表明，沙尘暴是潜在的过敏性和非过敏性疾病的激发因素，并且与风湿病、黑热病，尤其与肺部疾患有关。在美国华盛顿地区 1991 年发生沙尘暴的 2 天中，支气管炎的急诊量增加了 3.5%，鼻窦炎的急诊量增加了 4.5%（Hefflin et al.，1994）。美国军队在某一久未有人居住的沙尘暴多发地区进行军事行动时，士兵们发生了严重的呼吸道感染。一次严重的沙尘暴使美国加利福尼亚的圣华金山谷中 18 人感染了肺球形真菌病，其中 1 人死亡（Williams et al.，1979）。韩国首尔因沙尘天气使心血管和呼吸系统疾病导致的日死亡率增加了 4.1%（Kwon et al.，2002）；我国台湾地区台北市沙尘天气 1 天之后呼吸系统疾病住院人数上升 7.66%，2 天之后呼吸系统疾病死亡率上升 4.92%、心血管系统疾病死亡率上升 2.59%～3.65%，3 天之后脑中风人数显著上升，这些都与空气中 PM_{10} 和 $PM_{2.5}$ 浓度增加有关（Chen et al.，2004）。

沙尘天气发生时大气环境中的沙尘颗粒物会骤然增加，并可维持很长时间。近年来的研究发现，沙尘天气颗粒物的毒性很大，其 PM_{10} 和 $PM_{2.5}$ 均可引起大鼠肺泡巨噬细胞存活率下降、DNA 损伤、多种酶活性异常、质膜流动性改变及脂质过氧化损伤增加等毒性作用，这对于呼吸系统的免疫功能会造成很大损伤，从而降低对疾病包括对尘肺病的抵御能力（孟紫强等，2005；2006 b；孟紫强和张全喜，2006 a；耿红等，2005；2006 a；2006 b）。因此，为了预防沙漠肺的发生，首先要防止对沙尘的吸入，此外还应改善饮食、适当运动、增强体质，提高机体对沙尘的抵抗能力。

第六章　沙尘颗粒物毒理学及对健康影响的毒理机制

风沙天气，特别是沙尘暴可使大气中的沙尘颗粒物（又称沙尘气溶胶）浓度急剧增加。一般来说，粒径为 10 μm 的颗粒物，在空气中可持续飘浮 4～9 h，1 μm 的颗粒物在 19～98 d 才能降到地面，更小的（如 0.4 μm）则需要 120～140 d 才能落地。在空气中飘浮时间越长的小颗粒物，越容易吸附有害气体、重金属元素、有机污染物、病原性微生物等物质，造成的危害也越大。当可吸入颗粒物进入呼吸道后，其上附着的有害物质可对呼吸道产生刺激和腐蚀作用，易使呼吸道的防御系统遭到破坏，如影响巨噬细胞的吞噬功能，导致免疫功能下降，引起多种疾病（孟紫强，2000；2003；2010）。由于 $PM_{2.5\sim10}$ 可沉积在气管和支气管，$PM_{2.5}$ 可到达肺泡，因此，沙尘暴对人体健康的危害主要来自大气中增加的细小颗粒物 PM_{10} 或 $PM_{2.5}$。本章主要对有关沙尘暴 $PM_{2.5}$ 的毒性作用及其机制的研究进行论述。

一、沙尘暴 $PM_{2.5}$ 对肺泡巨噬细胞毒性作用的体外研究

肺泡巨噬细胞（AM）广泛分布于肺泡内及支气管表面，组成肺组织的第一道防线，是肺脏的重要免疫防御细胞，占肺部巨噬细胞数的 99%。它不但是清除肺部吸入颗粒物（如大气颗粒物、沙尘颗粒物或其他异物）的主要细胞，而且也是一种分泌和调节细胞，能阻止肺部受损后其他细胞的激活，促进肺部炎症的缓解。由于它能生成和释放多种细胞因子、弹力蛋白酶、活性氧或自由基等，因而在抗菌、抗肿瘤、抵御外源化合物以及许多肺部疾病的发病过程中起着十分重要的作用，当 AM 功能受抑制或损害时，容易导致肺部感染、肺气肿或肺组织的其他病变。

空气中悬浮的 PM_{10} 或 $PM_{2.5}$ 颗粒进入气道后主要随其大小、轻重的差异，通过惯性冲撞或重力沉降作用而黏附或沉积在不同水平的气道黏膜上，

其中大约 30%沉积于中小气道，10%～15%沉积在肺泡区。沉积在气管、支气管、细支气管内的颗粒通过气道的上皮纤毛运动排到咽喉部被咳出或被吞入消化道，沉积在肺泡内的颗粒则被巨噬细胞吞噬。一些毒性较大的颗粒物（如游离 SiO_2）被 AM 吞噬后能使细胞发生自溶，如果剂量较大且危害时间较长，可导致矽肺等病变的产生。因此，观察颗粒物对 AM 的损伤作用可反映它们对机体的毒性大小。

为研究沙尘暴颗粒物对 AM 的损伤作用及其机制，选择甘肃省武威市和内蒙古包头市作为采样点，采集正常天气（晴朗且各大气污染物未超标的天气）和沙尘暴天气下的大气 $PM_{2.5}$，分别称为正常天气样品和沙尘暴样品。通过体外实验观察各样品总颗粒物悬浮液、水提取物、有机提取物对大鼠 AM 细胞存活率、细胞膜通透性、膜脂流动性、胞质内游离 Ca^{2+} 浓度以及脂质过氧化作用（LPO）等的影响，并对不同成分的毒性作用作了比较。

（一）沙尘暴 $PM_{2.5}$ 样品各组分的提取

采用 $PM_{2.5}$ 大流量大气采样器（Thermo Andersen）24 h 连续采样，以石英纤维滤膜（美国 Whatman 公司）收集颗粒物。采样时间为 2004 年 3 月 1 日至 5 月 31 日，采样地点选择 2 个，一个位于甘肃省武威市环境监测站四楼楼顶（101°49′～104°43′E，36°29′～39°27′N），一个位于内蒙古包头市医学院四楼楼顶（109°50′～111°25′E，41°20′～42°40′N），离地高度约 15 m。根据当地气象局和环保监测站资料区分正常天气 $PM_{2.5}$ 样品和沙尘暴 $PM_{2.5}$ 样品。正常天气样品采自既无风沙又无污染的正常晴朗天气，沙尘暴样品采自强风将地面大量尘沙吹起，水平能见度很低的天气。根据《环境空气质量标准》（GB 3095—1996），武威市、包头市皆属于二类区（城镇规划中确定的居住区、商业交通居民混合区、文化区、一般工业区和农村地区），大气质量分级执行二级标准。两城市不同种类的样品按照分类原则选择一些典型的日期分别进行合并，以利于实验的完整性和一致性。每份载有样品的滤膜平均分为三份，一份用来制备总颗粒物悬浮液，一份用来制备水提取物溶液，一份用来制备有机提取物溶液。

从滤膜上提取的沙尘暴 $PM_{2.5}$ 样品，其总颗粒物、水提取物、有机提取物的提取率分别为 50.62%、10.36%和 3.10%（见表 6-1）。总颗粒物的提取率最高，有机提取物的提取率最低，水提取物的提取率约为有机提取物的 3.3 倍。

表 6-1 武威市和包头市沙尘暴 $PM_{2.5}$ 各组分的提取率

沙尘样品	含样品的滤膜重量/g	提取总颗粒物重量/g	总颗粒物提取率/%	水提取物重量/g	水提取物提取率/%	有机提取物重量/g	有机提取物提取率/%
武威市	0.4893	0.2498	51.06				
	0.4473			0.0424	9.48		
	0.3384					0.0104	3.07
包头市	0.4474	0.2245	50.18				
	0.4106			0.0231	11.25		
	0.3912					0.0061	3.12
均值			50.62		10.36		3.10

注：引自耿红等，2006a。

（二）沙尘暴 $PM_{2.5}$ 的毒性作用

将大鼠麻醉后，腹主动脉放血致死，暴露气管和肺，用灭菌消毒的磷酸盐缓冲液（PBS，pH=7.2）灌洗双肺，收集肺泡灌洗液（BALF），然后经过离心、纯化等步骤获得 AM。将 AM 随机分组，分别用终浓度为 33、100、300μg/ml 的总颗粒悬液（对照用灭菌消毒的生理盐水），或 75、150、300μg/ml 的水提取物（对照用灭菌消毒的生理盐水），或 25、50、100μg/ml 的有机提取物[对照用二甲基亚砜（DMSO）]处理细胞，继续培养 4 h 后收集细胞及细胞培养液进行各指标的测定。

1. 对细胞存活率的影响

MTT 法是测定细胞存活率最常用的方法，因为活细胞的线粒体中存在与辅酶Ⅱ（NADP）相关的脱氢酶，可将黄色的四甲基偶氮唑盐（MTT）还原为可溶于 DMSO 的蓝紫色物质（Formazan），而死细胞中该脱氢酶的活性丧失，故 MTT 不能被还原，因而可根据吸光值确定细胞的存活程度。图 6-1 显示，正常天气样品和沙尘暴样品各组分对大鼠 AM 细胞存活率影响相似，细胞存活率随各样品处理浓度升高而降低，当总颗粒物和水提取物达到 300μg/ml、有机提取物达到 100μg/ml 时，细胞存活率与各自对照相比显著降低（$P<0.05$）。在同一浓度下，同一地区沙尘暴 $PM_{2.5}$ 和水提取物与正常天气样品之间、包头市正常与武威市正常天气样品之间以及包头市沙尘暴与武威市沙尘暴样品之间，对细胞的毒性均无显著性差异。但在高浓度（100μg/ml）下，包头市沙尘暴 $PM_{2.5}$ 有机提取物样品比包头市正常天气 $PM_{2.5}$ 有机提取物样品对细胞的毒性显著降低。

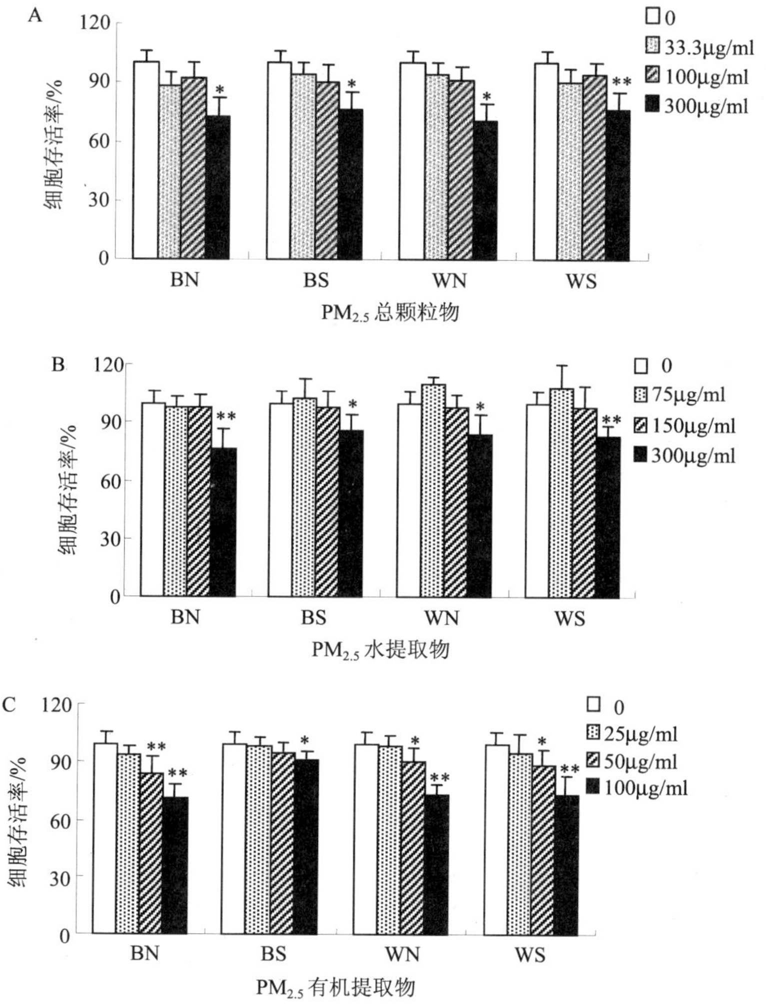

BN—包头市正常天气样品；BS—包头市沙尘暴样品；

WN—武威市正常天气样品；WS—武威市沙尘暴样品

图 6-1 不同地区沙尘暴和正常天气 $PM_{2.5}$ 总颗粒物、水提取物和有机提取物对大鼠肺泡巨噬细胞的毒性

注：每一处理中，n=6；与对照相比：* $P\leqslant 0.05$，** $P\leqslant 0.01$；引自耿红等，2006a，b。

2. 对细胞 TBARS 和 GSH 含量的影响

随着处理浓度增大，正常天气样品和沙尘暴样品都有使细胞硫代巴比妥酸反应物（TBARS）含量增加、谷胱甘肽（GSH）含量减少的趋势。当正常天气和沙尘暴样品总颗粒物或水提取物浓度达到 300μg/ml 时，与各自对照相比，细胞内 TBARS 含量显著升高、GSH 水平显著降低（$P<0.05$ 或 0.01）。当有机提取物浓度达到 100μg/ml 时，正常天气样品的处理使 GSH 含量显著降低、TBARS 含量显著升高，但沙尘暴样品有机提取物对细胞内 GSH 和 TBARS 含量的影响与各自对照相比未见显著差异，说明沙尘暴 $PM_{2.5}$ 有机提取物对细胞脂质过氧化与抗氧化作用的影响小于正常天气 $PM_{2.5}$ 有机提取物（耿红等，2006a，b）。

3. 对细胞培养液中 LDH 和 ACP 活性的影响

胞外乳酸脱氢酶（LDH）活性升高反映质膜受损细胞数量的增加，而胞外酸性磷酸酶（ACP）活性的变化不仅可反映质膜是否受损，还能反映溶酶体膜是否完整（Zeidler et al.，2004）。浓度为 300μg/ml 的正常天气和沙尘暴样品，总颗粒物既可使 AM 培养液中 LDH 活性显著升高，也可使 ACP 活性显著升高，并存在一定的剂量-效应关系；水提取物或有机提取物仅可使 LDH 活性显著升高（见图 6-2）。以上结果说明正常天气和沙尘暴样品 3 种组分均可损伤 AM 细胞膜，使其通透性增加；总颗粒物还使溶酶体破裂，ACP 释放，但水提取物和有机提取物对溶酶体影响不大。

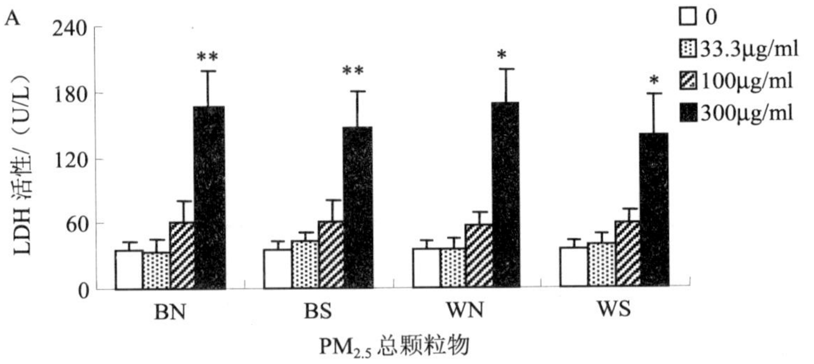

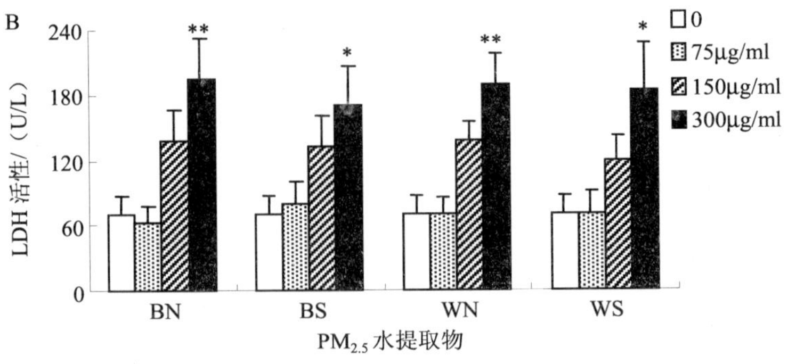

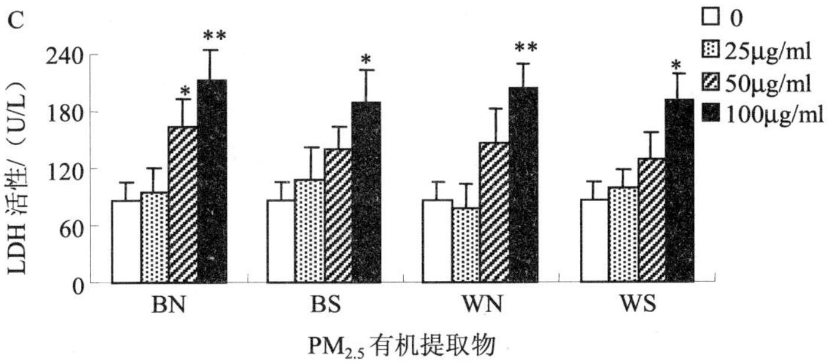

BN—包头市正常天气样品；BS—包头市沙尘暴样品；

WN—武威市正常天气样品；WS—武威市沙尘暴样品

图 6-2　不同地区沙尘暴和正常天气 $PM_{2.5}$ 总颗粒物、水提取物和有机提取物对肺泡巨噬细胞培养液中 LDH 活性的影响

注：每一处理中，*n*=6；与对照相比；* $P\leqslant 0.05$，** $P\leqslant 0.01$；引自耿红等，2006 a，b

4. 对细胞膜 $Na^{+}K^{+}$-ATP 酶和 $Ca^{2+}Mg^{2+}$-ATP 酶活性的影响

正常天气样品总颗粒物浓度≥100 μg/ml 时可使 AM 质膜 $Na^{+}K^{+}$-ATP 酶（见图 6-3）和 $Ca^{2+}Mg^{2+}$-ATP 酶活性显著下降，沙尘暴样品总颗粒物浓度达到 300 μg/ml 才有此效应；正常天气和沙尘暴样品的水提取物在 300 μg/ml 时也可使 $Na^{+}K^{+}$-ATP 酶和 $Ca^{2+}Mg^{2+}$-ATP 酶活性受到抑制。虽然正常天气样品和沙尘暴样品有机提取物可抑制 $Na^{+}K^{+}$-ATP 酶活性，但对 $Ca^{2+}Mg^{2+}$-ATP 酶影响不大。以上结果说明沙尘暴 $PM_{2.5}$ 3 种组分均可抑制细胞质膜 ATP 酶，但总颗粒物和水提取物抑制效应大于有机提取物，同时也说明 $Na^{+}K^{+}$-ATP 酶对外界的刺激比 $Ca^{2+}Mg^{2+}$-ATP 酶敏感。

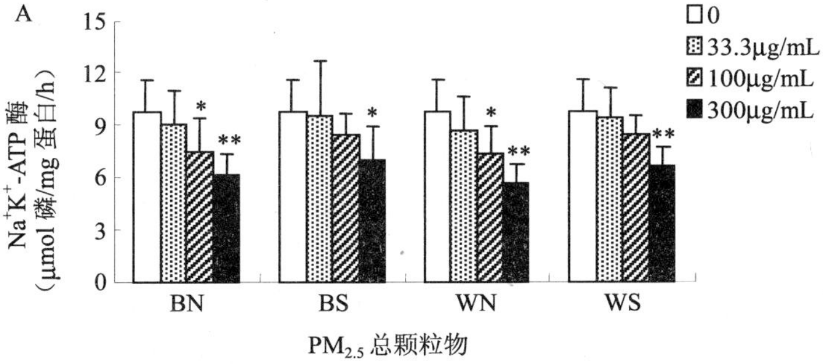

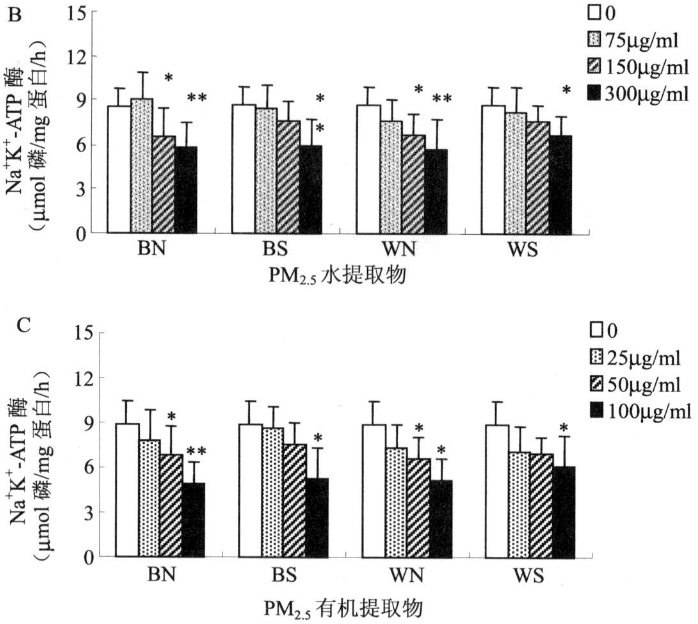

BN—包头市正常天气样品；BS—包头市沙尘暴样品；

WN—武威市正常天气样品；WS—武威市沙尘暴样品

图 6-3 不同地区沙尘暴和正常天气 $PM_{2.5}$ 总颗粒物、水提取物和有机提取物对肺泡巨噬细胞膜 $Na^{+}K^{+}$-ATP 酶活性的影响

注：每一处理中，n=4；与对照相比；* $P\leqslant 0.05$，** $P\leqslant 0.01$；引自耿红等，2006 a，b。

5. 对细胞膜表层和膜脂流动性的影响

正常天气样品和沙尘暴样品总颗粒物和水提取物都可改变 AM 细胞膜流动性，但总颗粒物的效应是使膜流动性增大，而水提取物却是使膜流动性减小。这是因为代表细胞膜表层（膜脂极性基区）流动性的 8-苯胺基-1-萘磺酸盐（8-Anilino-1-naphthalene sulfonic，ANS）荧光强度和代表膜脂疏水区流动性的 1，6-二苯基-1，3，5-己三烯（1，6-Dipheny1-1，3，5-hexatriene，DPH）荧光偏振度，随着总颗粒物处理浓度增大而下降，随着水提取物处理浓度增大而升高，呈现相反的变化趋势。在各种样品的有机提取物中，除包头市正常天气样品的有机提取物使细胞膜表层和膜脂流动性显著降低外，其余样品对膜流动性影响都不大，提示包头市正常天气样品中的有机提取物毒性大于武威市，也大于沙尘暴样品（耿红等，2006 a，b）。

6. 对胞质内游离 Ca^{2+} 浓度的影响

各样品中随着总颗粒物浓度增大，胞质内游离 Ca^{2+} 浓度增加，存在一定的剂量依赖关系（图 6-4）。与对照相比，当总颗粒物浓度达到 300μg/ml 时，各处理组细胞中 Ca^{2+}浓度均显著升高。另外，包头市正常天气样品的水提取物和有机提取物可使 Ca^{2+}浓度显著升高，但两地沙尘暴样品中，无论是水提取物还是有机提取物，对胞质内 Ca^{2+}浓度变化影响甚微，说明包头市正常天气样品的毒性可能大于武威市正常天气样品，同时也说明沙尘暴 $PM_{2.5}$ 总颗粒物毒性大于水提取物和有机提取物。

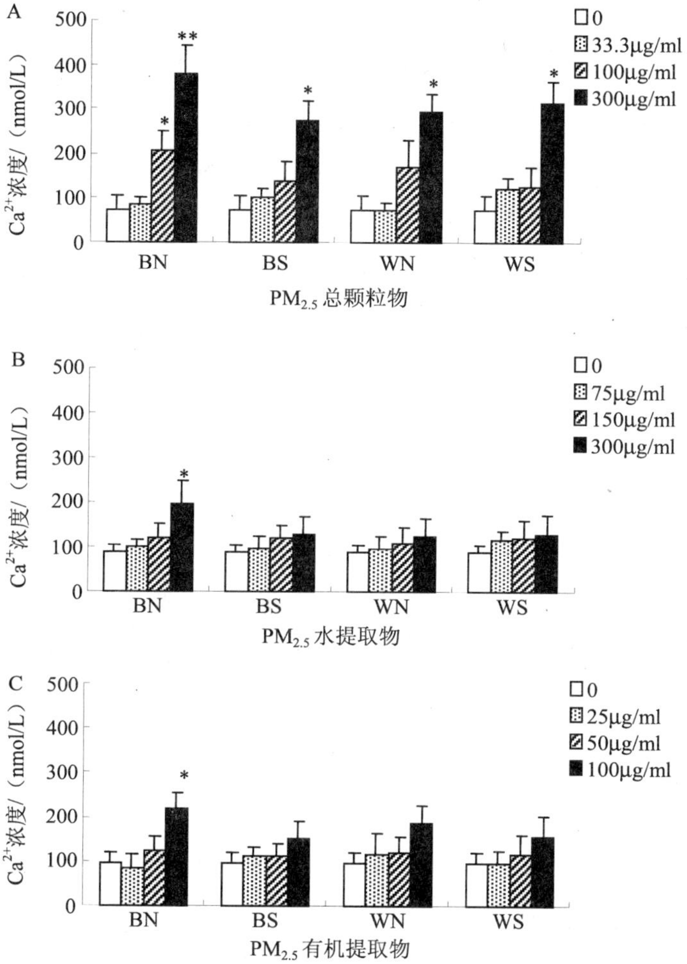

BN—包头市正常天气样品；BS—包头市沙尘暴样品；

WN—武威市正常天气样品；WS—武威市沙尘暴样品

图 6-4　不同地区沙尘暴和正常天气 $PM_{2.5}$ 总颗粒物及其水提取物和有机提取物对肺泡巨噬细胞胞质内游离 Ca^{2+}浓度的影响

注：每一处理中，n=4～6；与对照相比；* $P\leqslant0.05$，** $P\leqslant0.01$；引自耿红等，2006a，b。

7. 对细胞炎性因子分泌的影响

分别用浓度为 20、50、100、150 μg/ml 的沙尘暴 $PM_{2.5}$ 处理原代培养的大鼠 AM，然后检测细胞因子白细胞介素 8（IL-8）、肿瘤坏死因子-α（TNF-α）和 NO 含量的变化（黄雪莲等，2004）。结果显示，当沙尘暴 $PM_{2.5}$ 作用于细胞 24 h 后，各染毒组细胞分泌 NO 的量均明显增加，存在剂量依赖关系，其中高浓度组（150 μg/ml）NO、IL-8、TNF-α 的分泌量与 LPS 阳性对照组相当，说明沙尘暴 $PM_{2.5}$ 能刺激大鼠 AM 分泌炎性因子 NO、IL-8 和 TNF-α。

（三）沙尘暴 $PM_{2.5}$ 不同组分对肺泡巨噬细胞的毒性比较

本次两地样品采集地都位于市区内，发生的沙尘暴大部分在 3 月，具有一定的可比性。从两个城市采集的正常天气 $PM_{2.5}$ 和沙尘暴 $PM_{2.5}$ 样品对大鼠 AM 的毒理实验结果来看，沙尘暴 $PM_{2.5}$ 同非沙尘暴 $PM_{2.5}$ 一样，都可对 AM 造成氧化损伤，引起质膜通透性、流动性及胞质内 Ca^{2+} 浓度发生变化，导致细胞存活率下降。但是，由于采集的样品类别不同、地域不同、组分不同，对 AM 造成的损害也不尽相同。首先，武威市和包头市两地沙尘暴样品中，无论从总颗粒物、水提取物还是有机提取物，其相应组分对 AM 的效应相似（相应组分对各测定指标所造成的影响接近）（耿红等，2005）。其次，两地正常天气样品中，虽然总颗粒物对 AM 的影响基本相同，但包头市 $PM_{2.5}$ 水提取物与有机提取物的毒性大于武威市（可能与包头市的工业污染比武威市严重有关）。这是因为在高剂量下，包头市 $PM_{2.5}$ 水提取物与有机提取物都造成了胞质游离 Ca^{2+} 浓度显著升高，而武威市 $PM_{2.5}$ 的相同成分则对它未产生显著影响。而且，包头市 $PM_{2.5}$ 有机提取物还使 ANS 荧光强度和 DPH 荧光偏振度显著升高，武威市 $PM_{2.5}$ 有机提取物无此效应。最后，在正常天气样品与沙尘暴样品的比较中，如果对 AM 的作用剂量相同，则正常天气样品的毒性大于沙尘暴样品。因为在高剂量下，正常天气样品水提取物和有机提取物可使胞质 Ca^{2+} 浓度显著升高（其中有机提取物还使细胞 TBARS 和 GSH 含量显著改变），总颗粒物使 DPH 荧光偏振度显著降低，而沙尘暴样品则没有这些影响效果。但是，由于沙尘暴来临时，大气 $PM_{2.5}$ 的质量浓度显著高于正常天气时，升高幅度接近于 150%，因此，若以高剂量下沙尘暴样品引起各指标的变动程度与中剂量下正常天气样品引起各指标的变动程度比较，则沙尘暴样品对 AM 的影响要大于正常天气样品。从单个测定指标的变化来看，高剂量下的沙尘暴样品对其影响程度也远大于中剂量下的正常天气样品。

从巴丹吉林沙漠东部，南至甘肃河西走廊，经腾格里沙漠、乌兰布和沙漠，至库布齐沙地和毛乌素沙地的区域，既是我国沙尘暴多发区之一，也是西北地区涉及范围最大的沙尘暴发生区，其最大中心在腾格里沙漠南缘的民勤，其次是库布齐沙地的杭锦旗和毛乌素沙地南部的定边（王式功等，2000）。武威市和包头市就位于这一区域内，因而常受沙尘暴的侵袭，沙尘天气发生频率较大（罗晓玲，2004），沙尘暴样品易于采集。

对于测定的各指标而言，其反映的细胞变化信息集中在氧化应激、细胞膜脂和膜蛋白、信号转导及整体细胞毒性上，各指标的变动意义分述如下：

GSH 是广泛存在于生物体内的小分子三肽化合物，除直接和间接参与体内激素代谢、生物大分子合成等许多功能活动外，还可与毒物分子及其代谢物发生结合反应降低毒物毒性，或通过氧化还原反应降低毒物过氧化作用，使含巯基酶（如 ATP 酶）避免被重金属和氧化剂损伤（或导致变性），因而能在拮抗氧化性毒物、维持细胞内 Ca^{2+}稳态、调节酶活性中发挥重要作用。TBARS 是细胞膜脂质过氧化的分解产物，涵盖了大部分氧化损伤产生的醛酮类物质，是衡量脂质过氧化的一个较好的指标。GSH 下降和 TBARS 增高提示细胞抗氧化能力降低、脂质过氧化作用增强，细胞可能受到一定程度的氧化应激或氧化损伤（Geng et al.，2005）。

细胞膜的流动性是重要的生物活性指标，是细胞进行生命活动的必要条件，包括膜脂和膜蛋白的流动。膜脂流动性的基础是磷脂的运动（包括磷脂分子在脂平面内的平移运动、绕其本身长轴的旋转运动、分子围绕膜垂直方向的左右摆动及从脂双层一边翻转到另一边的运动等），膜脂流动性异常（不管是增大还是减小）会导致细胞受损甚至死亡（Sandal et al.，2004）。细胞膜上的 $Na^{+}K^{+}$-ATP 酶维持细胞内低 Na^{+}、高 K^{+}的离子环境，每消耗 1 个 ATP 分子运出 3 个 Na^{+}、运进 2 个 K^{+}；$Ca^{2+}Mg^{2+}$-ATP 酶则主要负责将 Ca^{2+}泵出细胞外以维持细胞内低浓度的 Ca^{2+}稳态环境，每消耗一个 ATP 分子转运出 2 个 Ca^{2+}。$Ca^{2+}Mg^{2+}$-ATP 酶和 $Na^{+}K^{+}$-ATP 酶活性下降可导致细胞膜对 Na^{+}、K^{+}、Ca^{2+}等阳离子通透性增加，引起细胞内 K^{+}含量减少、Ca^{2+}浓度上升，产生一系列不良后果。

细胞对许多外界环境和激素等的刺激作出的反应是通过胞质中游离 Ca^{2+}浓度变化来传递的，当受到刺激（如质膜受损而 $Ca^{2+}Mg^{2+}$-ATP 酶活性下降）时，胞外 Ca^{2+}通过 Ca^{2+}通道的开启进入胞内或由胞内内质网、线粒体等细胞器向胞质释放出 Ca^{2+}，使细胞质内游离 Ca^{2+}浓度增加，钙稳态平衡被破坏。Ca^{2+}浓度升高到一定程度时可激活钙调蛋白激酶并启动一系列反应，起到传递细胞外信号的作用。因此，细胞内 Ca^{2+}成为介导细胞生理与病理作用的重要信使，其浓度异常升高可引起细胞的急慢性损伤甚至死亡。有研究表明，氧化应激可伤及细胞膜钙通道和钙泵（Grover et al., 2003），增加 Ca^{2+}内流，对细胞内 Ca^{2+}浓度升高有重要影响。同时，胞质内 Ca^{2+}浓度上升又会导致更多自由基或活性氧的产生（Kim et al.，1997），从而引发一系列毒理效应，最终导致细胞死亡。

以往的研究已表明，NO 具有多种生物活性，是启动细胞内信号传导系统的一个重要环节；炎症反应时，NO 合成增加，能调节多种免疫细胞的活性并影响炎症反应的发生发展。该研究发现，沙尘暴 $PM_{2.5}$ 能使巨噬细胞分泌 NO 增加，且具有剂量-反应关系，提示沙尘暴颗粒物能诱导 AM 的炎症反应。

TNF-α 是内皮活化因子，在炎症时可促进中性粒细胞、嗜酸性粒细胞等与内皮细胞的黏附，以利于其向炎症部位迁移，并可增强其细胞毒性；IL-8 是趋化因子家族的细胞因子，能吸引多种炎性细胞向炎症区域浸润，二者在炎症过程中发挥多种效应。该研究发现，沙尘暴 $PM_{2.5}$ 能剂量依赖性地使巨噬细胞分泌 TNF-α、IL-8 增加，进一步提示沙尘暴颗粒物对 AM 可产生炎性效应。

细胞受到损伤（如细胞膜通透性、流动性改变、信号转导途径异常等），如不能及时修复，最终途径就是死亡（凋亡或坏死），因此检测细胞存活率反映的是细胞总体的受损情况。本实验中，沙尘暴样品总颗粒物、水提取物、有机提取物都可导致 AM 细胞内 LDH 外渗、细胞存活率下降，但从对细胞造成的影响程度看，总颗粒物＞水提取物＞有机提取物。因为在 3 种组分处理 AM 的过程中，高剂量下，总颗粒物引起所有检测指标的显著改变，水提取物引起 ACP 活性和 Ca^{2+}浓度以外的所有指标的显著改变，而有机提取物只引起 LDH 活性和细胞存活率的显著改变。

总颗粒物对 AM 影响大的原因可能与颗粒中的不溶成分有很大关系。研究发现，沉积在肺组织和 AM 上的城市大气颗粒物，引起 TNF-α 和内皮素-1（ET-1）大量产生，主要是由颗粒物不溶成分引起的；大气 PM_{10} 不溶成分比水提取物相比能诱导 AM 产生更多的细胞因子，如 IL-6、TNF-α、MCP-1，且能诱导 AM 发生凋亡。大气 $PM_{2.5}$ 介导的 AM 反应（如释放 TNF-α、MIP-β 等）也主要由不溶成分产生（Imrich et al.，2000）。因此，推测颗粒物导致的细胞膜流动性增大可能也与不溶成分有关。由不溶成分所致的膜流动性的增大作用大于水提取物所致的使其减小的作用，因为水提取物与有机提取物都是使膜表层和膜脂流动性减小，然而，不溶成分影响膜脂流动性的机理仍不清楚。另外，ACP 主要存在于溶酶体中，起消化异物的作用，当 AM 溶酶体吞噬的颗粒物量太多或毒性太大时，溶酶体会发生破裂，释放 ACP 等酸性水解酶，导致细胞自溶，这被认为是硅肺病的发病原理之一，其中的不溶成分起很大作用。实验中检测到正常天气样品与沙尘暴样品总颗粒物均使细胞培养液中 ACP 活性增加，说明它们对溶酶体产生了损害，而水提取物与有机提取物无此效应。

沙尘暴样品水提取物比有机提取物对 AM 影响大主要是由于沙尘暴 $PM_{2.5}$ 上吸附的有机物量太少（因而对 AM 作用剂量小），有机提取物的提取率只有水提取物的三分之一左右。这一方面可能与颗粒物本身的吸附特性有关，另一方面也可能是由于武威市和包头市位于沙漠附近，遭受的沙尘暴在短途迁移过程中未经过有机污染重的地区，因而 $PM_{2.5}$ 上吸附的有机污染物较少。

综上所述，沙尘暴 $PM_{2.5}$ 对 AM 的损伤主要来自总颗粒物或其水提取物，氧化损伤是其中的重要环节（细胞 GSH 显著下降和 TBARS 显著上升），在它的介导下，细胞膜表层和膜脂流动性改变、质膜 $Na^{+}K^{+}$-ATP 酶和 $Ca^{2+}Mg^{2+}$-ATP 酶活性降低，膜通透性和胞质内游离 Ca^{2+} 浓度增加，细胞存活率下降。而且，这些指标的变化是紧密关联的：膜脂流动性和质膜 ATP 酶对氧化损伤异常敏感，易受到脂质过氧化的影响，而膜脂流动性改变（不论是增大还是减小）以及质膜 $Na^{+}K^{+}$-ATP 酶 和 $Ca^{2+}Mg^{2+}$-ATP 酶活性降低常常导致钙稳态的破坏与细胞损伤的发生，导致细胞死亡（Geng et al.，2006）。氧化损伤的发动者——过量自由基或活性氧，既可以是沙尘暴 $PM_{2.5}$ 本身所携带，也可以经由 Fenton 反应（过渡金属离子催化）或线粒体氧化磷酸化异常而产生（Riley et al.，2003），究竟沙尘暴 $PM_{2.5}$ 颗粒成分与水提取物含有哪些物质，它们是如何与 AM 发生作用而导致其遭受氧化损伤的，有待进一步研究。另外，沙尘暴 $PM_{2.5}$ 还可致 AM 中的溶酶体损伤，使其中的 ACP 等酸性水解酶进入细胞。

二、沙尘暴 $PM_{2.5}$ 对细胞 DNA 损伤的体内外研究

为了研究沙尘暴 $PM_{2.5}$ 对细胞 DNA 的毒性作用，我们同样使用 2004 年武威市和包头市的正常天气样品和沙尘暴样品。通过体外实验分别观察 $PM_{2.5}$ 总颗粒物、水提取物和有机提取物对大鼠肺泡巨噬细胞 DNA 的损伤作用；通过体内实验观察各 $PM_{2.5}$ 总颗粒悬浮液对大鼠肺细胞 DNA 的损伤作用（Meng and Zhang，2007；孟紫强，2010）。

（一）沙尘暴 $PM_{2.5}$ 对肺泡巨噬细胞 DNA 损伤作用的体外研究

分别用包头市和武威市沙尘暴和正常天气下 $PM_{2.5}$ 总颗粒物及其水提取物和有机提取物样品对大鼠肺泡巨噬细胞进行染毒，然后运用单细胞凝胶电泳技术（SCGE）检测 DNA 的损伤作用，DNA 损伤参数采用近年来国际上常用的 OTM 表示，结果见图 6-5。

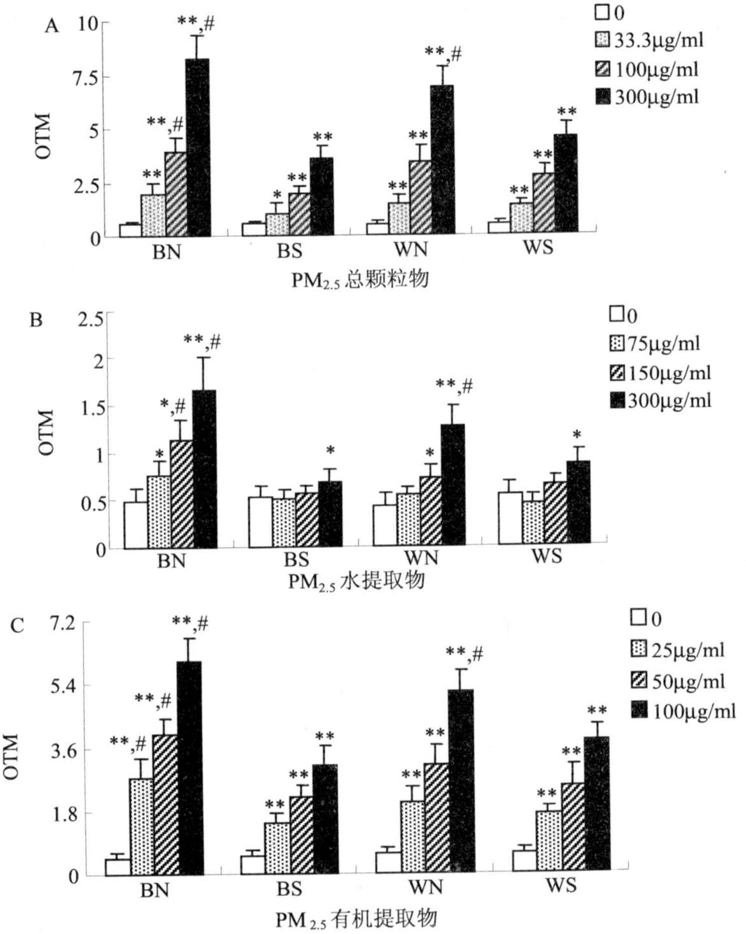

BN—包头市正常天气样品；BS—包头市沙尘暴样品；

WN—武威市正常天气样品；WS—武威市沙尘暴样品

图 6-5　不同地区沙尘暴和正常天气 $PM_{2.5}$ 总颗粒物及其水提取物和有机提取物对大鼠肺泡巨噬细胞 DNA 的损伤作用

注：每一处理中，n=6；与对照相比；*$P\leqslant0.05$，**$P\leqslant0.01$，与同一地区沙尘暴样品相比，$^{\#}P\leqslant0.05$；引自 Meng and Zhang，2007。

从图 6-5 可知，随着 $PM_{2.5}$ 各组分处理浓度的增大，包头市正常天气和沙尘暴与武威市正常天气和沙尘暴 4 种天气条件下的各种样品都有使细胞 DNA 损伤程度增加的趋势。其中，$PM_{2.5}$ 总颗粒物及其有机提取物即使在低浓度下（33.3μg/ml 或 25μg/ml），也可使 DNA 受损伤的程度显著升高。在中高浓度下，包头市沙尘暴比包头市正常天气样品对 DNA 损伤作用显著降低；在高浓度下，武威市沙尘暴比武威市正常天气样品对 DNA 损伤作用也显著降低。对于 $PM_{2.5}$ 水提取物，包头市和武威市正常天气 $PM_{2.5}$ 水提取物比各自沙尘暴 $PM_{2.5}$ 水提取物对 DNA 损伤作用更大，且环境污染较严重的包头市正常天气 $PM_{2.5}$ 水提取物在低浓度（75μg/ml）下就可引起 DNA 损伤显著增加。

流行病学资料表明，沙尘暴可吸入颗粒物浓度上升与人群呼吸系统疾病的发病率相关。文献报道，城市大气 TSP、PM_{10}、$PM_{2.5}$ 和超细颗粒物（$PM_{0.1}$）对肺灌洗液或 AM 具有多种毒理效应，如引起膜损伤、DNA 损伤、氧化应激、免疫功能下降等。本研究结果表明，包头市和武威市正常天气和沙尘暴 $PM_{2.5}$ 及其水提取物和有机提取物均能对肺泡巨噬细胞的 DNA 造成损伤，且具有剂量依赖关系。其机理可能为：摄入体内的沙尘暴 $PM_{2.5}$ 到达肺组织后，一方面与巨噬细胞作用后释放活性氧，攻击细胞生物大分子 DNA；另一方面沙尘暴 $PM_{2.5}$ 激活肺泡巨噬细胞上的氧化亚氮合酶，产生 NO，NO 又与活性氧中极不稳定的 $O_2^{\cdot-}$ 形成稳定的 $ONOO^-$，而 $ONOO^-$ 也可直接攻击细胞生物大分子 DNA（Penning，1999）。$PM_{2.5}$ 中的有机提取物（如有机多环芳烃类、有机酸组分和极性化合物组分）与水提取物（如重金属 Ni、Cd、Cr 等）可直接或间接作用于 DNA，引起 DNA 断裂或加合物形成。除此之外，$PM_{2.5}$ 也可通过直接产生活性自由基而作用于 DNA，诱导 DNA 链断裂。

包头市和武威市沙尘暴 $PM_{2.5}$ 及其有机提取物与正常天气 $PM_{2.5}$ 及其有机提取物一样，在低浓度就对大鼠肺泡巨噬细胞 DNA 有显著损伤作用；然而 $PM_{2.5}$ 水提取物引起的损伤较小，各种样品在高浓度（300μg/ml）时才对大鼠肺泡巨噬细胞 DNA 有显著损伤（孟紫强等，2006b）。以上结果表明，$PM_{2.5}$ 对细胞 DNA 的损伤作用主要是由颗粒物中的有机提取物引起的，水提取物对细胞 DNA 的损伤作用较小。总颗粒物对 AM 影响大的原因可能与颗粒中的不溶成分有很大关系。包头市沙尘暴比包头市正常天气，不论是 $PM_{2.5}$，还是水提取物和有机提取物样品，对肺泡巨噬细胞 DNA 的损伤均显著降低，这可能是因为包头市是一个大气污染较严重的重工业城市，其正常天气 $PM_{2.5}$ 所含有毒污染物比沙尘暴 $PM_{2.5}$ 所含有毒污染物多有关。包

头市沙尘暴 $PM_{2.5}$ 和武威市沙尘暴 $PM_{2.5}$ 及其水提取物和有机提取物样品相比，互相之间没有显著性差异，推测两地沙尘暴的化学组分可能相似。包头市正常天气的 $PM_{2.5}$ 比武威市正常天气的 $PM_{2.5}$ 及其水提取物和有机提取物样品引起的损伤都大，这可能与包头市的重工业比武威市发达，环境污染较严重，吸附在 $PM_{2.5}$ 上的有毒化学污染物较多有关。

$PM_{2.5}$ 的遗传毒性与它表面上吸附的成分有密切联系。水提取物以可溶性无机化学物为主，沙尘暴 $PM_{2.5}$ 水提取物中以 $CaSO_4$ 含量最多，其主要离子按其所占比例高低依次为：$SO_4^{2-}>Ca^{2+}>NO_3^{-}>Cl^{-}>NH_4^{+}>Na^{+}$，而正常天气 $PM_{2.5}$ 水提取物中以 NH_4NO_3 含量最多，其主要离子按其所占比例高低依次为：$SO_4^{2-}>NO_3^{-}>NH_4^{+}>Cl^{-}>Ca^{2+}>K^{+}$（Sun et al.，2005；Wang et al.，2005 b）。此外，$PM_{2.5}$ 水提取物中还含有少量有毒金属离子如 Fe^{2+}，Cu^{2+}，Pb^{2+}，Cr^{6+}，这些金属离子可能通过 Fenton 反应生成 ROS，后者进攻 DNA 分子导致 SSB、DSB 以及碱基损伤。另外，其他可溶性离子（如 Ca^{2+}、SO_4^{2-}、NO_3^{-}、NH_4^{+}等）的增加也会对细胞产生毒性效应。沙尘暴 $PM_{2.5}$ 有机提取物总量较正常天气 $PM_{2.5}$ 有机提取物少，正常天气 $PM_{2.5}$ 有机提取物中石油残留物和多环芳烃类化合物（PAHs）含量较沙尘暴 $PM_{2.5}$ 多（Guo et al.，2003）。石油残留物和 PAHs 均可与 DNA 作用形成 DNA 加合物，导致 DNA 损伤，这可能就是正常天气 $PM_{2.5}$ 有机提取物比沙尘暴 $PM_{2.5}$ 有机提取物对细胞 DNA 损伤作用严重的主要原因。总颗粒物中，不论沙尘暴还是正常天气，$PM_{2.5}$ 均以地壳元素 Fe、Al、Ca、Na、Mg、Ti 等元素为主要组成部分，两种 $PM_{2.5}$ 均含有一定量的 Cu、Zn、Pb、As 等有害金属元素，然而，沙尘暴 $PM_{2.5}$ 中上述地壳元素急剧增加，比正常天气 $PM_{2.5}$ 均升高 5～8 倍（Sun et al.，2005；Wang et al.，2005 b），而上述有害金属元素在沙尘暴 $PM_{2.5}$ 中含量比正常天气降低。有害金属元素含量的减少，以及有毒有机物（如 PAHs）含量的减少，可能是沙尘暴 $PM_{2.5}$ 毒性较正常天气 $PM_{2.5}$ 毒性偏小的原因。总之，由于沙尘暴和正常天气 $PM_{2.5}$ 总颗粒物、水提取物和有机提取物，均由多种化学成分组成，且它们对细胞的毒性作用也不同，所以这些不同化学成分对颗粒物毒性作用的贡献情况尚需进一步研究。

综上所述，沙尘暴 $PM_{2.5}$ 对 AM 的遗传毒性作用主要来自总颗粒物或有机提取物。尽管在最高处理剂量下，沙尘暴样品比正常天气样品对 DNA 损伤显著降低，但由于沙尘暴来临时，大气 $PM_{2.5}$ 质量浓度急剧升高，如采样期间武威市沙尘暴天气时 $PM_{2.5}$ 质量浓度为正常天气的 2.46 倍（采样期间武威市正常天气平均为 61.94 $\mu g/m^3$，武威市沙尘暴天气平均为 152.47 μg/m^3)、包头市沙尘暴天气 $PM_{2.5}$ 质量浓度则为正常天气的 3.27 倍（采样期间包头市正常天气平均为 77.18 μg/m^3，包头市沙尘暴天气平均为 252.56 μg/m^3)，如果考虑 $PM_{2.5}$ 浓度该因素的影响，则沙尘暴样品的毒性效应将会大大增加。

（二）沙尘暴 $PM_{2.5}$ 对肺细胞 DNA 损伤作用的体内研究

采用封闭式气管注入染毒法，分别用浓度为 1.5、7.5 和 37.5 mg/kg 的包头市和武威市沙尘暴和正常天气下的 $PM_{2.5}$ 总颗粒物悬液给大鼠染毒，然后运用 SCGE 技术检测 $PM_{2.5}$ 对大鼠肺细胞 DNA 的损伤作用，结果见图 6-6（Meng and Zhang，2007）。

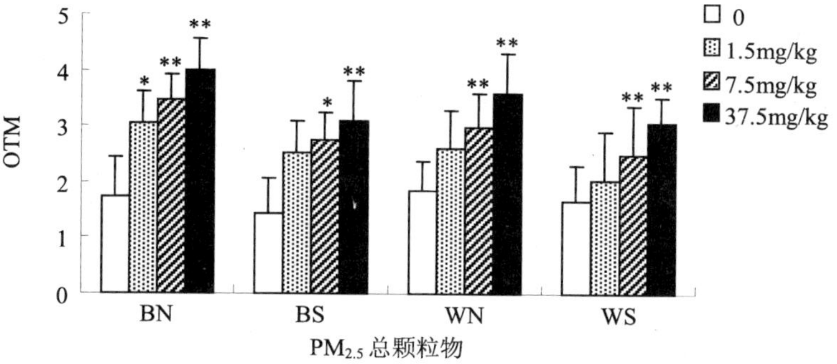

BN—包头市正常天气样品；BS—包头市沙尘暴样品；

WN—武威市正常天气样品；WS—武威市沙尘暴样品

图 6-6　不同地区沙尘暴 $PM_{2.5}$ 总颗粒物对大鼠肺细胞 DNA 的损伤

注：每一处理中，n=6；与对照相比，$*P \leqslant 0.05$，$**P \leqslant 0.01$；引自 Meng and Zhang，2007。

从图 6-6 可知，随着 $PM_{2.5}$ 浓度增大，包头市正常天气、沙尘暴与武威市正常天气、沙尘暴 $PM_{2.5}$ 均使肺细胞 DNA 损伤程度增加，且呈现显著的剂量依赖性关系。在 1.5 mg/kg 剂量下，包头市正常天气组中肺细胞 DNA 的损伤已显著增加；在 7.5 mg/kg、37.5 mg/kg 剂量下，各组中肺细胞 DNA 的损伤均显著升高。图 6-6 也指出，在同一浓度下，正常天气 $PM_{2.5}$ 比沙尘暴 $PM_{2.5}$ 对细胞 DNA 的损伤较大，但同一地区沙尘暴 $PM_{2.5}$ 与正常天气 $PM_{2.5}$ 之间、包头市正常与武威市正常天气 $PM_{2.5}$ 之间以及包头市沙尘暴与武威市沙尘暴 $PM_{2.5}$ 之间均无显著性差异。

本实验结果发现，沙尘暴和正常天气 $PM_{2.5}$ 均可引起肺细胞 DNA 的损伤，且呈现明显的剂量依赖性增加，说明 $PM_{2.5}$ 对肺细胞 DNA 有严重的损伤作用，其可能的机理为：摄入体内的 $PM_{2.5}$ 到达肺组织后，一方面 $PM_{2.5}$ 本身吸附的有毒物质和ROS直接攻击细胞生物大分子DNA；另一方面 $PM_{2.5}$ 激活肺泡巨噬细胞上的氧化亚氮合酶（NO Synthase，NOS），产生 NO，NO 又与活性氧中极不稳定的 O_2^- 形成稳定的 $ONOO^-$，然后直接攻击细胞生物大分子 DNA，导致 DNA 损伤。$PM_{2.5}$ 可被吸入呼吸系统深部，到达肺泡，对人体的危害较大，近年来已引起人们的广泛关注。人群流行病学调查显示 $PM_{2.5}$ 污染与肺癌的发生密切相关。实验研究表明 $PM_{2.5}$ 可吸附许多复杂的有机与无机组分，如有机多环芳烃类及重金属 Ni、Cd、Cr 等，它们可直接或间接作用于 DNA，引起 DNA 断裂或加合物形成。此外，$PM_{2.5}$ 也可通过与细胞作用产生不同活性自由基间接作用于 DNA，诱发 DNA 链断裂。

武威市与包头市工业水平不同，大气污染程度不同，但两地沙尘暴 $PM_{2.5}$ 对细胞 DNA 的损伤作用，在两地之间并无明显差异。由此推论，两地沙尘暴 $PM_{2.5}$ 所含遗传毒性化学物可能类似。在相同处理剂量下，沙尘暴 $PM_{2.5}$ 与正常天气 $PM_{2.5}$ 对细胞 DNA 的损伤作用相比无显著差异，但由于沙尘暴来临时，大气 $PM_{2.5}$ 质量浓度急剧升高，所以沙尘暴 $PM_{2.5}$ 的毒性效应将会大大增加（孟紫强、张全喜，2006a）。

三、沙尘暴 $PM_{2.5}$ 对氧化损伤作用的体内研究

通过体内实验观察包头市和武威市正常天气和沙尘暴 $PM_{2.5}$ 总颗粒悬浮液对大鼠肺、心和肝脏的氧化应激效应，进一步探讨 $PM_{2.5}$ 对多种组织器官的毒作用及其机制（Meng and Zhang，2007）。

（一）沙尘暴 $PM_{2.5}$ 对 SOD 酶活性的影响

从表 6-2 可知，随着 $PM_{2.5}$ 浓度增大，包头市正常天气、沙尘暴与武威市正常天气、沙尘暴 $PM_{2.5}$ 均可引起大鼠肺、肝脏 SOD 酶活性逐渐降低，而心脏 SOD 酶活性无显著变化。肺脏在 1.5 mg/kg 剂量下，包头市正常天气 $PM_{2.5}$ 可使 SOD 酶活性显著降低，且随剂量增高而加剧。肝脏 SOD 酶活性也随着染毒剂量增加而降低，但只有在高剂量染毒下（37.5 mg/kg）才达到显著降低（Meng and Zhang，2006）。在同一剂量下，各样品对 3 种脏器 SOD 酶活性的影响均无显著差异。

表 6-2　不同地区沙尘暴 $PM_{2.5}$ 对大鼠 3 种脏器 SOD 酶活性的影响

单位：U/mg protein①

脏器	处理剂量/（mg/kg）	包头市正常天气 $PM_{2.5}$	包头市沙尘暴 $PM_{2.5}$	武威市正常天气 $PM_{2.5}$	武威市沙尘暴 $PM_{2.5}$
肺	0	4.34 ± 0.34	3.96 ± 0.54	4.01± 0.39	4.28 ± 0.48
	1.5	3.51 ± 0.28*	3.84 ± 0.28	3.56 ± 0.28	3.93 ± 0.32
	7.5	3.23 ± 0.46*	3.26 ± 0.41*	3.06 ± 0.31*	3.27 ± 0.26*
	37.5	3.04 ± 0.52**	3.13 ± 0.52*	2.79 ± 0.26**	3.07 ± 0.19*
心	0	3.99 ± 0.41	4.05 ± 0.49	3.86 ± 0.29	4.20 ± 0.54
	1.5	3.83 ± 0.41	3.95 ± 0.36	3.82 ± 0.58	4.09 ± 0.38
	7.5	3.79 ± 036	3.93 ± 0.38	3.95 ± 0.36	3.91 ± 0.57
	37.5	3.73 ± 0.56	3.97 ± 0.29	3.77 ± 0.23	3.99 ± 0.16
肝	0	1.96 ± 0.34	2.13 ± 0.52	1.89 ± 0.46	1.76 ± 0.29
	1.5	1.65 ± 0.47	1.95 ± 0.13	1.78 ± 0.26	1.69 ± 0.32
	7.5	1.57 ± 0.26	1.76 ± 0.35	1.63± 0.45	1.53 ± 0.42
	37.5	1.37 ± 0.48*	1.54 ± 0.31*	1.48 ± 0.15*	1.33± 0.28*

注：表内数据均用 $\bar{x} \pm s$ 表示，实验次数 $n = 6$；与对照相比，$^{*}P \leqslant 0.05$；$^{**}P \leqslant 0.01$（引自 Meng and Zhang，2006）。

（二）沙尘暴 $PM_{2.5}$ 对 GSH 含量的影响

从表 6-3 可知，随着 $PM_{2.5}$ 浓度增大，包头市正常天气、沙尘暴与武威市正常天气、沙尘暴 $PM_{2.5}$，使大鼠肺脏 GSH 含量呈剂量依赖性降低，使肝脏 GSH 含量出现先升高后降低的非线性变化特征，而心脏 GSH 含量无显著性变化。肺脏在 7.5 mg/kg 剂量下，包头市正常天气 $PM_{2.5}$ 组中 GSH 含量已显著下降；在 37.5 mg/kg 剂量下，各组中 GSH 含量均显著降低。肝脏在 7.5 mg/kg 剂量下，包头市正常天气组和武威市正常天气组中 GSH 含量已显著下降；在高剂量 37.5 mg/kg 下，各组中 GSH 含量均显著降低。正常天气 $PM_{2.5}$ 比沙尘暴 $PM_{2.5}$ 对肺、肝脏 GSH 含量的影响要大，但在同一剂量下，各样品对 3 种脏器 GSH 含量的影响均无显著差异。

① protein：蛋白质。

表 6-3　不同地区沙尘暴 $PM_{2.5}$ 对大鼠三种脏器 GSH 含量的影响

单位：nmol/mg protein

脏器	处理剂量/（mg/kg）	包头市正常天气 $PM_{2.5}$	包头市沙尘暴 $PM_{2.5}$	武威市正常天气 $PM_{2.5}$	武威市沙尘暴 $PM_{2.5}$
肺	0	19.23 ± 2.58	22.23 ± 3.13	17.56 ± 1.29	18.72 ± 1.98
	1.5	17.19 ± 1.69	19.37 ± 2.34	16.26 ± 1.98	17.63 ± 3.08
	7.5	13.24 ± 2.53*	17.26 ± 2.48	14.37 ± 3.01	14.97 ± 2.36
	37.5	12.75 ± 1.63**	16.23 ± 1.43*	12.99 ± 1.69**	14.36 ± 0.98*
心	0	14.77 ± 1.29	16.38 ± 1.93	17.05 ± 1.35	15.32 ± 2.14
	1.5	14.96 ± 1.76	16.02 ± 2.13	15.37 ± 2.36	15.33 ± 3.39
	7.5	13.65 ± 1.96	16.37 ± 2.46	16.88 ± 2.75	15.03 ± 1.87
	37.5	13.13 ± 1.36	15.33 ± 2.17	15.96 ± 3.34	14.65 ± 2.16
肝	0	23.18 ± 1.63	25.14 ± 2.31	27.45 ± 1.96	21.45 ± 2.09
	1.5	25.24 ± 1.89	26.34 ± 2.65	28.15 ± 2.16	23.86 ± 2.48
	7.5	20.46 ± 1.05*	23.36 ± 2.75	22.69 ± 1.56*	19.55 ± 2.71
	37.5	17.23 ±3.08**	20.87 ± 0.98*	20.98 ± 3.12*	17.65 ± 1.25*

注：表内数据均用 $\bar{x} \pm s$ 表示，实验次数 $n = 6$；与对照相比，$^{*}P \leqslant 0.05$；$^{**}P \leqslant 0.01$（引自 Meng and Zhang，2006）。

（三）沙尘暴 $PM_{2.5}$ 对 TBARS 水平的影响

从表 6-4 可知，随着 $PM_{2.5}$ 浓度增大，包头市正常天气、沙尘暴与武威市正常天气、沙尘暴 $PM_{2.5}$ 均可引起大鼠肺、肝、心脏 TBARS 水平逐渐增高。肺脏在 7.5 mg/kg 剂量下，包头市正常天气组中 TBARS 水平显著增加；在高剂量 37.5 mg/kg 下，各组中 TBARS 水平均显著增加。肝脏在 7.5 mg/kg 剂量下，包头市正常天气组和武威市正常天气组中 TBARS 水平显著增加；在高剂量 37.5 mg/kg 下，各组中 TBARS 水平均显著增加。心脏在高剂量 37.5 mg/kg 下，包头市正常天气组中 TBARS 水平显著增加。正常天气 $PM_{2.5}$ 比沙尘暴 $PM_{2.5}$ 对 3 种脏器 TBARS 水平的影响较大，但在同一剂量下，各样品对三种脏器 TBARS 水平的影响均无显著差异。

表 6-4　不同地区沙尘暴 $PM_{2.5}$ 对大鼠三种脏器 TBARS 水平的影响

单位：nmol/mg protein

脏器	处理剂量/（mg/kg）	包头市正常天气 $PM_{2.5}$	包头市沙尘暴 $PM_{2.5}$	武威市正常天气 $PM_{2.5}$	武威市沙尘暴 $PM_{2.5}$
肺	0	0.23 ± 0.03	0.24 ± 0.04	0.26 ± 0.06	0.20 ± 0.02
	1.5	0.28 ± 0.03	0.26 ± 0.04	0.28 ± 0.05	0.23 ± 0.02
	7.5	0.33 ± 0.02*	0.28 ± 0.03	0.31 ± 0.01	0.27 ± 0.06
	37.5	0.35 ± 0.01**	0.31 ± 0.04*	0.39 ± 0.06*	0.29 ± 0.05*
心	0	0.22 ± 0.02	0.19 ± 0.05	0.24 ± 0.03	0.25 ± 0.04
	1.5	0.24 ± 0.03	0.21 ± 0.03	0.25 ± 0.05	0.25 ± 0.03
	7.5	0.25 ± 0.04	0.24 ± 0.07	0.28 ± 0.06	0.27 ± 0.05
	37.5	0.29 ± 0.03*	0.25 ± 0.04	0.30 ± 0.07	0.28 ± 0.03
肝	0	0.39 ± 0.02	0.42 ± 0.03	0.43 ± 0.04	0.41 ± 0.03
	1.5	0.44 ± 0.03	0.45 ± 0.03	0.46 ± 0.04	0.41 ± 0.05
	7.5	0.50 ± 0.02*	0.48 ± 0.04	0.49 ± 0.02*	0.48 ± 0.01
	37.5	0.56 ± 0.03**	0.50 ± 0.05*	0.52 ± 0.03**	0.51± 0.02*

注：表内数据均用 $\bar{x} \pm s$ 表示，实验次数 $n = 6$；与对照相比，$^*P \leqslant 0.05$；$^{**}P \leqslant 0.01$（引自 Meng and Zhang，2006）。

流行病学研究发现，沙尘暴是潜在的过敏性和非过敏性系统疾病的激发因素，并且与风湿病、黑热病，尤其与肺部疾患有关，可引起支气管炎、支气管哮喘、肺气肿等疾病（Kwaasi et al.，1998）。同时，$PM_{2.5}$ 中的亚微颗粒可以直接穿透肺泡随淋巴系统进入血液而作用于其他器官。刘晓莉等（2005）的研究也提示 $PM_{2.5}$ 很可能对呼吸系统之外的其他组织器官也产生氧化损伤作用。活性氧自由基化学性质活泼，能够与机体内的蛋白质、核酸及不饱和脂肪酸等生物大分子发生反应，造成生物大分子失活和生物膜脂质过氧化，导致细胞功能障碍，甚至变性坏死，引起严重的生物学效应包括致突变性和致癌性。SOD 是机体防御活性氧自由基损伤的第一道防线，是清除自由基的最重要的一类酶，尤其是对超氧阴离子的清除，在机体抗氧化损伤、抗肿瘤和抗衰老过程中发挥着重要作用。正常情况下，生物体通过抗氧化酶和非酶类物质，如 SOD、GSH 等组成的抗氧化防御系统抵抗自由基的侵袭。SOD、GSH 下降和 TBARS 水平增高提示细胞抗氧化能力降低、脂质过氧化作用增强，细胞可能受到一定程度的氧化应激或氧化损伤。

本实验结果发现，沙尘暴和正常天气 $PM_{2.5}$ 对大鼠肺、心、肝脏均有不同程度的氧化损伤作用，其中对肺脏的损伤最大，肝脏次之，心脏最小（孟紫强、张全喜，2006b）。这一结果表明 $PM_{2.5}$ 对肺、肝脏具有明显的毒性作用，其机制可能是通过对细胞膜产生脂质过氧化，破坏组织的氧化-抗氧化系统的平衡，导致氧化损伤所致。因此氧化应激引起的氧化损伤可能是沙尘暴 $PM_{2.5}$ 毒性作用的机制之一。氧化损伤的发动者——过量自由基或活性氧，既可以是沙尘暴 $PM_{2.5}$ 本身所携带，也可以经由 Fenton 反应（过渡金属离子催化）或线粒体氧化磷酸化异常而产生。Sagai 等（2000）发现 $PM_{2.5}$ 具有产生 ROS 的能力。ROS 的产生与呼吸、循环系统损伤密切相关。Dellinger 等采用 EPR 技术检测到 $PM_{2.5}$ 自身含有大量的半醌类自由基，且这些自由基通过催化 ROS 循环对 DNA 造成损伤。本实验结果证实，哺乳类动物不同器官对自由基损伤的易感性有一定差异。肺、肝脏对自由基的易感性较强，沙尘暴 $PM_{2.5}$ 进入该脏器后随浓度的增加氧化损伤加重，SOD 酶活性明显降低，而心脏对自由基引起的氧应激反应没有肺、肝脏那么显著，这可能是由于心脏抗氧化应激能力较强所致，也可能是由于肺脏是 $PM_{2.5}$ 的靶组织，肺、肝、心三者对 $PM_{2.5}$ 的暴露浓度是不一样的，因此它们的氧化应激水平也不一样。

此外，本实验结果还发现，正常天气 $PM_{2.5}$ 比沙尘暴 $PM_{2.5}$ 对各测量指标的影响较大，这可能是由于正常天气 $PM_{2.5}$ 吸附了当地的工业污染物与来自缺乏有机质的沙漠的沙尘暴 $PM_{2.5}$ 相比所含有毒污染物较多所致。然而，由于沙尘暴来临时，大气 $PM_{2.5}$ 质量浓度急剧升高，如果考虑 $PM_{2.5}$ 浓度因素的影响，则沙尘暴 $PM_{2.5}$ 的毒性作用将会大大超过正常天气 $PM_{2.5}$ 的毒性作用。包头市沙尘暴 $PM_{2.5}$ 和武威市沙尘暴 $PM_{2.5}$ 相比，它们之间没有显著差异，推测两地沙尘暴均起源于我国西北地区的沙漠地带，二者的化学组分可能相似。

四、沙尘暴 $PM_{2.5}$ 对人血淋巴细胞遗传毒理学效应

用不同浓度沙尘暴 $PM_{2.5}$ 和正常天气 $PM_{2.5}$ 及其有机与水提取物处理人外周血淋巴细胞后，运用染色体畸变试验和胞质阻断法进行染色体畸变率和微核率统计，比较不同类型的城市大气污染下沙尘暴 $PM_{2.5}$ 对人外周血淋巴细胞染色体的影响，以期探讨沙尘暴对健康的可能的远期效应，如致突变作用、遗传毒理作用等（Wei and Meng，2006a）。

（一）沙尘暴 $PM_{2.5}$ 及其提取物对人外周血淋巴细胞染色体畸变的影响

1. 沙尘暴 $PM_{2.5}$ 诱发的染色体畸变（CA）及其类型

表 6-5 和表 6-6 的结果表明，不同浓度沙尘暴 $PM_{2.5}$ 处理能引起染色体结构畸变，主要表现为染色体及染色单体断裂、缺失、成环、形成双着丝粒（染色体桥）、断片等。不管包括裂隙（看到的裂隙基本为染色单体裂隙）与否，与对照相比，不同处理的包头市和武威市沙尘暴 $PM_{2.5}$ 总颗粒物处理均提高了淋巴细胞染色体畸变率，降低了有丝分裂指数，各浓度处理之间存在显著差异（$P<0.05$），且随着处理浓度的提高，有剂量-效应关系，浓度与畸变率呈显著正相关，与有丝分裂指数呈极显著负相关。

表 6-5　包头市沙尘暴 $PM_{2.5}$ 诱发的 CA 及其类型（600 个细胞）

处理浓度/（μg/ml）		有丝分裂指数/%	染色体结构畸变数目							畸变细胞率/%	
			A	B	C	D	E	F	G	不包括裂隙	包括裂隙
对照	0	8.4±0.8		6	1	4		1		2.00	2.00
正常天气	33	7.5±0.8				29			7	4.83**	4.83**
	100	6.1±0.6		5	4	32	3		4	7.33**	8.00**
	300	4.5±0.4		18	9	20	2	5	10	9.00**	10.67**
沙尘暴	33	7.7±0.7		2		21	2		1	3.67*	3.67*
	100	6.6±0.6		5	2	24	1	2	2	5.33**	5.83**
	300	5.0±0.5	2	9	9	28	1	2	8	7.50**	8.67**

注：A—染色体断裂；B—染色单体断裂；C—断片；D—缺失；E—环；F—双着丝粒裂；G—裂隙，n=4（引自 Wei and Meng，2006a）。

表 6-6　武威市沙尘暴 $PM_{2.5}$ 诱发的 CA 及其类型（600 个细胞）

处理浓度/（μg/ml）		有丝分裂指数/%	染色体结构畸变数目							畸变细胞率/%	
			A	B	C	D	E	F	G	不包括裂隙	包括裂隙
对照	0	8.4±0.8		6	1	4		1		2.00	2.00
正常天气	33	7.7±0.7	2	12	9	12			10	4.00**	5.67**
	100	6.3±0.7	3	6	22	12			4	7.17**	7.83**
	300	4.8±0.4	3	28	9	10		3	10	8.67**	10.67**
沙尘暴	33	7.9±0.8	3	8	3	5			6	3.17*	4.17**
	100	6.8±0.6		12	8	12			10	5.33**	7.00**
	300	5.2±0.6	6	3	15	28			3	8.50**	9.00**

注：A—染色体断裂；B—染色单体断裂；C—断片；D—缺失；E—环；F—双着丝粒裂；G—裂隙，n=4，每例分析 150 个细胞（引自 Wei and Meng，2006a）。

统计分析表明，相同浓度下，正常天气和沙尘暴处理结果相比，包头市正常天气 $PM_{2.5}$ 处理的畸变率显著高于沙尘暴天气，而武威市沙尘暴和正常天气差异不显著。城市之间相比，只有包头市正常天气高于武威市（$P<0.05$），而沙尘暴处理无城市间差异。

2. 沙尘暴有机提取物对人血淋巴细胞染色体畸变的影响

表 6-7 和表 6-8 结果表明，不管包括裂隙与否，与对照相比，包头市和武威市 $PM_{2.5}$ 有机提取物处理均提高了淋巴细胞染色体畸变率，降低了有丝分裂指数，各浓度处理之间存在显著差异，且随着处理浓度的提高，有剂量效应关系，浓度与畸变率呈正相关，与有丝分裂指数呈极显著负相关。相同浓度下正常天气 $PM_{2.5}$ 处理的畸变率稍高于沙尘暴处理，而有丝分裂指数稍低于沙尘暴处理，*t*-检验表明，相同浓度下沙尘暴和正常天气结果相比，只有包头市正常天气结果显著高于沙尘暴，而武威市正常天气和沙尘暴处理结果差异不显著，城市之间只有正常天气的有机提取物处理以包头市显著高于武威市，而沙尘暴有机提取物差异不显著。

表 6-7 包头市沙尘暴 $PM_{2.5}$ 有机提取物诱发的 CA 及其类型（600 个细胞）

处理浓度/（μg/ml）		有丝分裂指数/%	染色体结构畸变数目							畸变细胞率/%	
			A	B	C	D	E	F	G	不包括裂隙	包括裂隙
对照	0	8.0±0.9	1	10	6	2				3.16	3.16
正常天气	20	7.1±0.7		22	3	3			16	4.67*	6.33**
	40	5.4±0.4	7	30	3				20	6.33**	8.33**
	80	4.4±0.2	9	38	2	2			27	9.33**	10.83**
沙尘暴	20	7.7±0.5		25	1	1			12	4.50*	6.17**
	40	6.6±0.5	6	25	8				15	6.00**	8.00**
	80	5.0±0.4	8	17	16	12		4	10	8.50**	10.16**

注：A—染色体断裂；B—染色单体断裂；C—断片；D—缺失；E—环；F—双着丝粒裂；G—裂隙，*n*=4（引自 Wei and Meng，2006a）。

表 6-8 武威市沙尘暴 $PM_{2.5}$ 有机提取物诱发的 CA 及其类型（600 个细胞）

处理浓度/（μg/ml）		有丝分裂指数/%	染色体结构畸变数目							畸变细胞率/%	
			A	B	C	D	E	F	G	不包括裂隙	包括裂隙
对照	0	8.0±0.9	1	10	6	2				3.16	3.16
正常天气	20	7.3±0.7		3	17	3			5	4.00	4.5*
	40	5.9±0.5	5	4	21	6			9	5.83**	7.33**
	80	4.2±0.5	10	13	14	6			14	7.33**	9.67**
沙尘暴	20	7.4±0.7		2	19	2			3	3.83	4.33
	40	6.1±0.7	2	4	24	6			6	5.67**	7.00**
	80	4.4±0.3	6	11	20	4			10	6.83**	8.50**

注：A—染色体断裂；B—染色单体断裂；C—断片；D—缺失；E—环；F—双着丝粒裂；G—裂隙，*n*=4（引自 Wei and Meng，2006a）。

3. 沙尘暴 $PM_{2.5}$ 水提取物对人血淋巴细胞染色体畸变的影响

表 6-9、表 6-10 结果表明，与对照相比，不管包括裂隙与否，包头市和武威市 $PM_{2.5}$ 水提取物处理均提高了淋巴细胞染色体畸变率，降低了有丝分裂指数，方差分析表明，各浓度之间差异不显著（$P>0.05$），LSD 分析表明，相同浓度下沙尘暴与正常天气 $PM_{2.5}$ 处理结果差异不显著。

表 6-9　包头市 $PM_{2.5}$ 水提取物诱发的 CA 及其类型（600 个细胞）

处理浓度/（μg/ml）		有丝分裂指数/%	染色体结构畸变数目							畸变细胞率/%	
			A	B	C	D	E	F	G	不包括裂隙	包括裂隙
对照	0	8.3±0.9		16	1					2.83	2.83
正常天气	75	7.4±0.8		11	7				5	3.00	3.83
	150	6.5±0.8		11	5	4			5	3.33	4.10
	300	5.4±0.4	3	9	10	3	2		6	4.50	5.50
沙尘暴	75	7.6±0.6		15	1	2			4	3.00	3.67
	150	6.7±0.5	1	10	6	5			4	3.67	4.33
	300	5.6±0.5	2	10	2	12			6	4.33	5.33

注：A—染色体断裂；B—染色单体断裂；C—断片；D—缺失；E—环；F—双着丝粒裂；G—裂隙（引自 Wei and Meng，2006a）。

表 6-10　武威市 $PM_{2.5}$ 水提取物诱发的 CA 及其类型（600 个细胞）

处理浓度/（μg/ml）		有丝分裂指数/%	染色体结构畸变数目							畸变细胞率/%	
			A	B	C	D	E	F	G	不包括裂隙	包括裂隙
对照	0	8.3±0.9		16	1					2.83	2.83
正常天气	30	7.5±0.8		10	3	4			3	2.83	3.33
	90	6.4±0.7		10	9	2			4	3.33	4.00
	270	5.5±0.4		10	13	2			7	3.67	4.67
沙尘暴	30	7.5±0.7		10		7			4	2.83	3.50
	90	6.7±0.7		10	3	7			3	3.33	3.83
	270	5.7±0.5		14	5	2			4	3.50	4.16

注：A—染色体断裂；B—染色单体断裂；C—断片；D—缺失；E—环；F—双着丝粒裂；G—裂隙；n=4（引自 Wei and Meng，2006a）。

外周血淋巴细胞染色体畸变试验是一项公认的灵敏的遗传损伤生物学指标（Hüttner et al.，1999）。流行病学调查表明染色体畸变率增加与癌症发病率有关，是癌症预兆指标。有流行病学资料表明，沙尘暴可吸入细颗粒物浓度上升与人群呼吸系统疾病的发病率相关，但粒度较粗的沙尘暴颗粒物对质粒 DNA 的氧化损伤作用很小（时宗波等，2004）。本研究表明，沙

尘暴 $PM_{2.5}$ 能引起人外周血淋巴细胞染色体发生结构畸变，主要引起染色体和染色单体的断裂、缺失、断片等，同时有丝分裂指数（Mitotic index MI）显著下降，各浓度间差异极显著，且有浓度剂量效应，但水提取物各处理浓度之间及其与对照相比差异均不显著（$P>0.05$）。研究还发现相同处理浓度以正常天气结果稍高于沙尘暴的，除包头市有机物处理差异显著外，其余差异不显著，暗示有机提取物在沙尘暴的毒性作用中具有重要作用，且有一定的地区差异（魏爱丽、孟紫强，2006）。

另外，研究表明，沙尘暴 $PM_{2.5}$ 的毒性与沙尘暴来临时大气中 $PM_{2.5}$ 迅速上升有关（耿红等，2005）。对来自内蒙古包头市和甘肃武威市的样品的毒性分析表明，综合考虑大气质量浓度后，沙尘暴的毒性显著高于正常天气，暗示沙尘暴来临时其综合毒性效应要大于正常天气，可能主要由于在沙尘暴来临时，大气 $PM_{2.5}$ 质量浓度急剧升高所造成。工业城市（包头市）的沙尘暴毒性要高于农业城市（武威市），暗示沙尘暴 $PM_{2.5}$ 是重要的遗传毒物，其遗传毒性与质量浓度密切相关，与城市类型也有一定关系，与无机组分关系较小。

总之，沙尘暴 $PM_{2.5}$ 及其有机提取物处理均导致淋巴细胞染色体畸变率显著增高，有丝分裂指数显著下降，各浓度间差异极显著，且存在剂量-效应关系，但水提取物各处理浓度之间及其与对照相比差异均不显著；相同处理浓度以正常天气结果稍高于沙尘暴的，以有机提取物处理差异极显著；不同城市样品处理结果毒性分析表明，考虑大气质量浓度后沙尘暴的毒性大于正常天气，且以包头市高于武威市，以有机提取物处理差异显著；沙尘暴 $PM_{2.5}$ 是重要的遗传毒物，其遗传毒性与其有机组分和质量浓度有密切关系，且有一定的地区差异，而与无机组分关系较小。

（二）沙尘暴 $PM_{2.5}$ 对人外周血淋巴细胞微核形成的影响

本研究通过体外试验研究武威市和包头市的沙尘暴和正常天气 $PM_{2.5}$ 对人外周血淋巴细胞微核形成的影响，探讨了大气污染程度不同的城市沙尘暴对人体健康的遗传毒理效应（Wei and Meng，2006 b）。

1. 沙尘暴 $PM_{2.5}$ 对人血淋巴细胞微核形成的影响

表 6-11 和表 6-12 的结果表明，与对照相比，不同浓度的包头市和武威市 $PM_{2.5}$ 处理均提高了淋巴细胞微核率，降低了核分裂指数，各浓度处理之间存在显著差异，且随着处理浓度的提高，有剂量-效应关系，浓度与微核率呈正相关，与核分裂指数呈负相关。统计分析表明，相同浓度下，包头市正常天气 $PM_{2.5}$ 处理的微核率显著高于沙尘暴处理（中高浓度 $P<0.05$），

而武威市沙尘暴和正常天气差异不显著。城市之间相比，只有包头市正常天气 $PM_{2.5}$ 处理的微核率高于武威市（$P<0.05$），而沙尘暴 $PM_{2.5}$ 处理的微核率无城市间差异。

表 6-11　包头市沙尘暴 $PM_{2.5}$ 处理的微核率

处理浓度/（μg/ml）	微核率/‰		核分裂指数/%	
	沙尘暴	正常天气	沙尘暴	正常天气
对照	7.8±0.4	7.8±0.4	2.33±0.13	2.33±0.13
33	8.9±0.6	9.7±0.6	2.17±0.08	2.14±0.04
100	14.9±0.9**	17.2±1.1**	2.09±0.03	1.97±0.07*
300	17.2±1.6**	20.8±1.5**	1.98±0.04*	1.68±0.12**
r	0.9970**	0.9114*	−0.8884*	−0.9639**

注：**$P<0.01$，差异极显著；*$P<0.05$，差异显著，均与对照相比；$n=4$，r 为相关系数（引自 Wei and Meng，2006b）。

表 6-12　武威市沙尘暴 $PM_{2.5}$ 处理的微核率

处理浓度/（μg/ml）	微核率/‰		核分裂指数/%	
	沙尘暴	正常天气	沙尘暴	正常天气
对照	8.6±0.4	8.6±0.4	2.21±0.08	2.21±0.08
33	9.4±0.7	11.2±0.4	2.09±0.12	1.90±0.10
100	14.8±1.2**	15.3±1.6**	2.02±0.14	1.80±0.08*
300	18.0±1.3**	18.8±1.9**	1.86±0.10*	1.67±0.09**
r	0.8677	0.8715	−0.9579**	−0.8287

注：**$P<0.01$，差异极显著；*$P<0.05$，差异显著，均与对照相比；$n=4$，r 为相关系数（引自 Wei and Meng，2006b）。

2. 沙尘暴 $PM_{2.5}$ 有机提取物对人血淋巴细胞微核形成的影响

表 6-13 和表 6-14 结果表明，包头市和武威市 $PM_{2.5}$ 有机提取物明显提高了淋巴细胞的微核率，降低了核分裂指数，各浓度处理之间存在显著差异，且随着处理浓度的提高，有剂量-效应关系，浓度与微核率呈极显著正相关，与核分裂指数呈极显著负相关。*t* 检验表明，相同浓度下包头市正常天气结果显著高于沙尘暴，而武威市沙尘暴和正常天气处理结果差异不显著，城市之间只有正常天气的有机提取物处理以包头市显著高于武威市，而沙尘暴有机提取物差异不显著。

表 6-13　包头市沙尘暴 $PM_{2.5}$ 有机提取物处理的微核率

处理浓度/	微核率/‰		核分裂指数/%	
（μg/ml）	沙尘暴	正常天气	沙尘暴	正常天气
对照	8.3±0.5	8.3±0.5	2.13±0.10	2.13±0.10
溶剂对照	8.7±0.6	8.7±0.6	1.85±0.09	1.85±0.09
20	10.6±0.8**	12.6±0.8**	1.68±0.10	1.63±0.11
40	13.6±0.8**	14.8±1.0**	1.57±0.03*	1.50±0.05*
80	16.7±11**	17.1±1.4**	1.42±0.10**	1.35±0.09**
r	0.976 6**	0.978 2**	–0.984 3**	–0.968 9**

注：**$P<0.01$，差异极显著；*$P<0.05$，差异显著，均与对照相比；n=4，r 为相关系数（引自 Wei and Meng，2006 b）。

表 6-14　武威市沙尘暴 $PM_{2.5}$ 有机提取物处理的微核率

处理浓度/	微核率/‰		核分裂指数/%	
（μg/ml）	沙尘暴	正常天气	沙尘暴	正常天气
对照	8.1±0.5	8.1±0.5	2.15±0.10	2.15±0.10
溶剂对照	8.5±0.9	8.5±0.4	1.76±0.03	1.76±0.03
20	9.6±0.4**	11.1±0.3**	1.71±0.04	1.62±0.06
40	12.6±0.7**	13.7±0.8**	1.56±0.04*	1.49±0.07**
80	16.4±1.0**	17.5±0.7**	1.46±0.03**	1.34±0.05**
r	0.985 9**	0.997 6**	–0.972 1**	–0.986 9**

注：**$P<0.01$，差异极显著；*$P<0.05$，差异显著，均与对照相比；n=4，r 为相关系数（引自 Wei and Meng，2006 b）。

3. 沙尘暴 $PM_{2.5}$ 水提取物对人血淋巴细胞微核形成的影响

表 6-15 和表 6-16 结果表明，与对照相比，不同浓度的包头市和武威市 $PM_{2.5}$ 总提取物处理均提高了淋巴细胞微核率，降低了核分裂指数，且随着处理浓度的提高，有剂量-效应关系，浓度与微核率呈极显著正相关，与核分裂指数呈极显著负相关。方差分析表明，各浓度之间差异不显著。t 检验表明，相同浓度下沙尘天气与正常天气 $PM_{2.5}$ 处理结果差异不显著，城市之间也无显著差异。

表 6-15 包头市沙尘暴 $PM_{2.5}$ 水提取物处理的微核率

处理浓度/（μg/ml）	微核率/‰		核分裂指数/%	
	沙尘暴	正常天气	沙尘暴	正常天气
对照	11.1±0.9	11.1±0.9	1.93±0.11	1.93±0.11
75	12.1±1.2	14.7±1.2	1.90±0.10	1.79±0.08
150	14.1±1.4	17.1±1.3	1.89±0.08	1.79±0.04
300	19.0±1.5	20.3±1.6	1.86±0.11	1.76±0.10
r	0.9874**	0.9788**	-0.9865**	-0.7827

注：**$P<0.01$，差异极显著；*$P<0.05$，差异显著，均与对照相比；$n=4$，r 为相关系数（引自 Wei and Meng，2006b）。

表 6-16 武威市沙尘暴 $PM_{2.5}$ 水提取物处理的微核率

处理浓度/（μg/ml）	微核率/‰		核分裂指数/%	
	沙尘暴	正常天气	沙尘暴	正常天气
对照	10.5±1.1	10.5±1.1	2.09±0.19	2.09±0.19
75	13.2±1.3	14.4±1.4	2.09±0.06	2.03±0.05
150	14.3±1.5	16.7±1.7	2.08±0.04	1.98±0.06
300	16.9±1.9	18.3±1.8	1.87±0.15	1.72±0.24
r	0.9507*	0.9348*	-0.8933*	-0.9748**

注：**$P<0.01$，差异极显著；*$P<0.05$，差异显著，均与对照相比；$n=4$，r 为相关系数（引自 Wei and Meng，2006b）。

微核是染色体畸变在间期核中所表现的一种损伤类型，并且其在细胞中的出现率与染色体畸变呈正相关。国内外已有不少资料表明，$PM_{2.5}$ 提取物中含有诱变、致癌的遗传毒物，在体外短期实验中表现出其致突变作用（Buschini et al.，2001）。本研究结果表明，沙尘暴 $PM_{2.5}$ 及其有机提取物均使淋巴细胞微核率显著增高，核分裂指数显著下降，各浓度间差异极显著，且存在剂量-效应关系（$P<0.01$），水提取物处理虽有剂量-效应关系，但各处理浓度之间及其与对照相比差异均不显著（$P>0.05$）（魏爱丽等，2006）。

研究还发现，相同处理浓度下，沙尘暴和正常天气样品相比，包头市正常天气 $PM_{2.5}$ 及其有机提取物处理显著高于沙尘天气 $PM_{2.5}$ 及其有机提取物处理（$P<0.01$），而武威市正常天气和沙尘暴样品处理结果差异不显著；这可能与包头市是工业城市，正常天气大气污染较严重，$PM_{2.5}$ 吸附的有机物较复杂有关，而武威市是农业城市，污染较轻，沙尘暴和正常天气吸附的有机物均少有关。

城市之间相比，包头市正常天气 $PM_{2.5}$ 及其有机提取物处理显著高于武威市，而沙尘暴 $PM_{2.5}$ 及其提取物处理在城市之间差异不显著。包头市和武威市沙尘暴 $PM_{2.5}$ 及其有机提取物遗传毒性差异不明显，可能与两城市沙尘暴 $PM_{2.5}$ 吸附的有机物量均较少有关，而正常天气 $PM_{2.5}$ 及其有机提取物处理包头市和武威市之间差异显著，可能与包头市是工业城市，污染较严重，正常天气 $PM_{2.5}$ 吸附的有机物较复杂，而武威市是农业城市，污染相对较轻有关。有机提取物在正常天气 $PM_{2.5}$ 的遗传毒性中有重要作用，且有一定的地区差异，这与前人在大气 $PM_{2.5}$ 遗传毒性的研究结果相似。

由于城市之间正常天气和沙尘暴质量浓度有很大差异，尤其沙尘暴来临时大气中 $PM_{2.5}$ 颗粒物浓度迅速上升，每立方米空气中含的 $PM_{2.5}$ 浓度在城市之间以及两种天气状况下差异很大，从这个角度讲，城市之间，正常天气和沙尘暴之间的差异可能会有所不同。

总之，沙尘暴 $PM_{2.5}$ 及其有机提取物引起的遗传损伤主要与剂量和城市有关。随着处理浓度增加，存在剂量-效应关系，相同处理无城市之间差异。但是与正常天气处理结果相比，其差异主要与城市类型有关，工业城市包头市正常天气 $PM_{2.5}$ 及其有机提取物处理结果显著高于沙尘 $PM_{2.5}$ 及其有机提取物处理结果（$P<0.01$），而农业城市武威市沙尘暴和正常天气样品处理结果之间差异不显著（$P>0.05$）。沙尘暴 $PM_{2.5}$ 水提取物处理也存在剂量效应，而所设处理浓度之间又无显著差异的原因有待进一步研究（$P>0.05$）。

五、沙尘暴 $PM_{2.5}$ 的致突变性（Ames 试验）

陈威等（2007）利用鼠伤寒沙门氏菌，哺乳动物肝微粒体酶实验（简称 Ames 试验），选用 TA 98 和 TA100 菌株，分别在体外代谢活化系统 S9 存在或不存在的条件下，比较了沙尘暴与非沙尘暴总颗粒物及其有机提取物和水提取物的致突变性。

本研究所选取的有机提取物与水提取物的实验浓度为相同总颗粒物浓度当量转换得到的剂量。因此，可对沙尘暴和非沙尘暴 2 种天气的有机和水提取物的致突变性进行比较。

（一）沙尘暴 $PM_{2.5}$ 的致突变性

TA 98、TA 100 两种菌种在加与不加活化系统 S9 的条件下，沙尘暴、非沙尘暴 $PM_{2.5}$ 总颗粒物各染毒剂量组的平均回复菌落数均低于平均自发回复菌落数 2 倍，即 MR<2。沙尘暴、非沙尘暴 $PM_{2.5}$ 总颗粒物无致突变性，且二者之间差异无统计学意义。

可以看出，各剂量组与对照组比较每皿平均回复菌落数为平均自发回变菌落数的两倍以内，即 MR 值<2，提示沙尘暴、非沙尘暴总颗粒物在125～1 000 μg/ml 的剂量范围内无致突变性。

（二）沙尘暴 $PM_{2.5}$ 有机提取物的致突变性

TA 98、TA 100 两种菌种在加与不加活化系统 S9 的条件下，从相同质量沙尘暴、非沙尘暴 $PM_{2.5}$ 颗粒物获得的有机提取物各剂量组的平均回复菌落数均低于平均自发回复菌落数 2 倍，即 MR<2。因此，沙尘暴、非沙尘暴 $PM_{2.5}$ 有机提取物无致突变性，且两者之间差异无统计学意义。

（三）沙尘暴 $PM_{2.5}$ 水提取物的致突变性

TA 98、TA 100 两种菌种在加与不加活化系统 S9 的条件下，沙尘暴、非沙尘暴 $PM_{2.5}$ 水提取物各剂量组的平均回复菌落数均低于平均自发回复菌落数 2 倍。因此，沙尘暴、非沙尘暴 $PM_{2.5}$ 水提取物无致突变性，且两者之间差异无统计学意义。

在 Ames 实验中，TA 98 菌株是检测移码型致突变物，而 TA 100 菌株是检测碱基对置换型致突变物，S9 代谢活化系统的存在使说明致突变物是否需要代谢活化。在此研究中，沙尘暴、非沙尘暴 $PM_{2.5}$ 的总颗粒物、有机提取物和水提取物均无致突变性，非移码型和碱基对置换型突变物。

本研究受试物的剂量选择，根据相同总颗粒物质量浓度以及沙尘暴、非沙尘暴中有机、水提取物质量百分比，进行计算，得到相同总颗粒物浓度的总颗粒物、有机提取物和水提取物的受试物浓度。本研究选取的总颗粒物浓度范围为 125、250、500 和 1 000 μg/0.1 ml，远高于以往细胞毒性实验中引起细胞存活率低于 80%的染毒剂量（约 400 μg/ml），但未对本实验的菌株产生毒性作用，因此该剂量组的选择具有实际研究意义，在总颗粒物高浓度组 1 000 μg/0.1 ml 时已经发生明显的细胞毒性，故进行 Ames 实验的浓度选择应低于引起细胞毒性的浓度，即本次实验所选取的浓度。而沙尘暴、非沙尘暴的有机、水提取物在总颗粒物中所占的质量百分比较低（沙尘暴有机与水提取物在总颗粒物中的质量比分别约为 5%和 50%，非沙尘暴有机与水提取物在总颗粒物中的质量比分别为 20%和 30%），因此本实验中有机提取物的实验浓度较以往国内外相关研究所选取的浓度低。总颗粒物高浓度组 1 000 μg/0.1 ml 所对应的沙尘暴、非沙尘暴有机提取物实际浓度分别为 50 和 200 μg/0.1 ml。而以往大量实验所选取的有机提取物浓度远高于本实验所确定的浓度，虽得出阳性结果，但其实际意义较弱，在其所选取的有机提取物浓度所对应的总颗粒物浓度下早已发生细胞死亡等细胞毒性结果。本研究依据有机和水提取物占总颗粒物的质量比来选择有机和无机成分的染毒剂量。因此，与以往的研究相比，实验结果更能客观地比较在不引起细胞毒性的浓度下，颗粒物不同组分的致突变活性。

六、沙尘暴 $PM_{2.5}$ 对细胞增殖、细胞周期和信号转导的影响

流行病学和临床学研究表明，很多呼吸系统疾病的发生与急、慢性颗粒物暴露有关，特别是与 $PM_{2.5}$ 的暴露有关。近年来的一些研究表明沙尘暴 $PM_{2.5}$ 不仅对肺成纤维细胞有细胞毒性，而且能够对细胞增殖、细胞周期和细胞因子的分泌产生影响。

（一）沙尘暴 $PM_{2.5}$ 及其提取物对细胞增殖的影响

Deng 等（2007）分别用 5～80 μg/ml 的沙尘暴与非沙尘暴 $PM_{2.5}$ 不同组分样品处理人肺成纤维细胞 48 h 后，观察细胞增殖的变化。

1. 沙尘暴 $PM_{2.5}$ 对细胞增殖的影响

沙尘暴和非沙尘暴 $PM_{2.5}$ 总颗粒物在浓度较低（<20 μg/ml）时可显著促进人肺成纤维细胞增殖，随着作用浓度的增加，其对人肺成纤维细胞的作用表现为增殖抑制。为了确认 $PM_{2.5}$ 引起的细胞增殖作用，用沙尘暴和非沙尘暴总颗粒物处理人肺成纤维细胞后，还测定了细胞总数。与对照组相比，较低浓度（<20 μg/ml）的沙尘暴和非沙尘暴总颗粒物使细胞总数有显著的增加。

2. 沙尘暴 $PM_{2.5}$ 水提取物对细胞增殖的影响

沙尘暴和非沙尘暴 $PM_{2.5}$ 水提取物可显著抑制人肺成纤维细胞增殖。

3. 沙尘暴 $PM_{2.5}$ 有机提取物对细胞增殖的影响

沙尘暴和非沙尘暴 $PM_{2.5}$ 有机提取物也可显著抑制人肺成纤维细胞增殖。

这些研究结果表明沙尘暴和非沙尘暴 $PM_{2.5}$ 总颗粒物对细胞增殖有双向调节作用，即在较低浓度下可促进人肺成纤维细胞增殖，而在较高浓度下抑制人肺成纤维细胞增殖。沙尘暴和非沙尘暴 $PM_{2.5}$ 水提取物和有机提取物均可抑制人肺成纤维细胞增殖。结果提示沙尘暴和非沙尘暴 $PM_{2.5}$ 对人肺成纤维细胞增殖的作用非常复杂，沙尘暴和非沙尘暴 $PM_{2.5}$ 对细胞增殖的双向调节作用主要是由颗粒物自身引起的，而不是由 $PM_{2.5}$ 水提取物和有机提取物引起的。在用 10 μg/cm^2 超细碳黑颗粒处理肺上皮细胞时，也能观察到

这种现象（Timblin et al.，2002）。

（二）沙尘暴 $PM_{2.5}$ 对细胞周期的影响

1. 沙尘暴 $PM_{2.5}$ 对细胞周期的影响

经不同浓度沙尘暴和非沙尘暴 $PM_{2.5}$ 总颗粒物作用后，细胞周期发生了明显改变，和对照组相比，G0/G1 期和 S 期细胞比例没有明显改变，而 G2/M 期细胞比例显著增加，提示处理组细胞提前进入细胞周期循环，细胞增殖较快。

2. 沙尘暴 $PM_{2.5}$ 水提取物对细胞周期的影响

经不同浓度沙尘暴和非沙尘暴 $PM_{2.5}$ 水提取物作用后，细胞周期发生了明显改变，和对照组相比，G0/G1 期和 G2/M 期细胞比例显著降低，而 S 期细胞比例显著增加，提示沙尘暴和非沙尘暴 $PM_{2.5}$ 水提取物可将细胞阻滞在 S 期。

3. 沙尘暴 $PM_{2.5}$ 有机提取物对细胞周期的影响

经不同浓度沙尘暴和非沙尘暴 $PM_{2.5}$ 有机提取物作用后，细胞周期发生了明显改变，与对照组相比，G0/G1 期和 S 期细胞比例显著增加，而 G2/M 期细胞比例显著减少，提示沙尘暴和非沙尘暴 $PM_{2.5}$ 有机提取物可将细胞阻滞在 G0/G1 期和 S 期，从而抑制细胞增殖。

这些研究结果表明沙尘暴和非沙尘暴 $PM_{2.5}$ 可使人肺成纤维细胞的周期发生明显变化。沙尘暴和非沙尘暴 $PM_{2.5}$ 总颗粒物对细胞周期的影响不同于 $PM_{2.5}$ 水提取物或有机提取物对细胞周期的影响，其可能的机制是总颗粒物自身的物理刺激在对细胞周期的影响中起重要作用（Deng et al.，2007）。

（三）沙尘暴 $PM_{2.5}$ 对细胞缝隙连接通讯的影响

王菲菲等（2006）分别用 5、10、15 mg/ml 的沙尘暴与非沙尘暴 $PM_{2.5}$ 不同组分样品处理人肺成纤维细胞 24 h 后，用划痕染料标记示踪法测定细胞缝隙连接通讯水平。结果显示，沙尘暴和非沙尘暴 $PM_{2.5}$ 总颗粒物及其提取物均可抑制细胞间荧光扩散，抑制作用随剂量增高而增强，且有机提取物的抑制作用最强，其次是总颗粒物，再次为水提取物。

细胞缝隙连接通讯（GJIC）是细胞间通讯的重要方式，它是两个细胞在接触区域形成的膜结构。GJIC 是细胞间离子物质和营养素、核苷酸，环核苷酸，内源性和外源性代谢物等小分子物质交换的通道，通过细胞间离子和分子共享传递生长抑制或增殖信息，发挥细胞增殖、增生和转化控制的重要调节作用。许多环境促癌物可抑制细胞缝隙通讯功能。本研究结果显示，在细胞存活率大于 85% 的条件下，沙尘和非沙尘 $PM_{2.5}$的不同组分均可抑制细胞间荧光扩散，抑制作用随剂量增高而增强，且有机提取物的抑制作用最强，其次是总颗粒物，再次为水提取物。Heussen 等（1992）研究表明大气颗粒物的有机提取物对原代培养的大鼠Ⅱ型肺泡上皮细胞 GJIC 有着显著的抑制作用，且颗粒物来源不同，抑制程度并不相同。Alink 等（1998）研究发现大气颗粒物总颗粒物、有机提取物能够抑制 GJIC。而且，用有机溶剂洗脱颗粒物上吸附的有机提取物后，用不溶性颗粒物染毒仍可抑制细胞的 GJIC。赵晓红等（2003）的研究也指出，城区交通干道处采集的大气 PM_{10}悬液可抑制人肺成纤维细胞间缝隙连接通讯。本实验结果显示，尽管与总颗粒物和有机提取物相比作用较弱，但水提取物可以抑制 GJIC。其原因可能有：①颗粒物的来源不同，其化学成分可能有很大差异；②无机成分提取方法的不同，导致化学成分不同而造成差异。

综上所述，沙尘暴和非沙尘暴 $PM_{2.5}$的不同组分均可抑制细胞间荧光扩散，抑制作用随剂量增高而增强，且有机提取物的抑制作用最强，其次是总颗粒物，再次为水提取物。可见颗粒物的来源和成分是影响其毒性的重要因素，沙尘颗粒物对健康的影响不容忽视。

七、沙尘暴对健康影响的毒理机制

沙尘暴携带大量沙尘，严重影响大气环境质量，大量的文献表明，沙尘暴期间大气 TSP、PM_{10}、$PM_{2.5}$等含量大幅增加。在北京，2000 年 4 月 6 日和 25 日发生的沙尘暴使大气 PM_{10}日均值达 1 500μg/m^3、$PM_{2.5}$日均值达 230μg/m^3，分别为平时的 10 倍和 4 倍；2002 年 3 月 20 日的沙尘暴使大气 TSP 浓度高达 10 900μg/m^3，超出国家标准约 30 倍，主要地壳源元素 Ca、Al、Fe、Mg、Na、Ti 等高达平日的 30～58 倍，污染元素 Zn、Cu、Pb、As、Cd、S 比平时高出数倍（孙业乐等，2004）。另外，沙尘暴发生期间，大气二氧化硫（SO_2）、二氧化氮（NO_2）、臭氧（O_3）浓度下降，而硫酸盐（SO_4^{2-}）浓度略有上升（Xie et al.，2005）。

伴随大风的沙尘暴除混有大量的尘埃颗粒外，还可携带花粉、细菌、病毒以及其他一些对人体或畜禽有害的物质，成为传播某些疾病的媒介，而且因为波及范围较大，还可能引起一些严重的公共卫生问题。此外，沙尘暴对人的心理健康也有很大的负面影响。当沙尘暴出现时，空气及沙尘冲撞摩擦产生噪音，直接影响人体的神经系统，使人头痛、恶心、烦躁；猛烈的大风、沙尘常使空气中的负氧离子严重减少，导致一些对天气变化敏感的人身体不适，让人感到神经紧张和疲劳；加之能见度降低、光线阴暗，使人的视野受到限制，可能产生压抑和恐惧之感。

沙尘暴来临时，眼、鼻、喉、皮肤等直接接触沙尘的部位可出现一定的刺激症状（如口干唇裂、眼睛疼痛、流涕、流泪、咳嗽等）或过敏反应（如过敏性鼻炎、过敏性皮肤瘙痒症等），特别是一些首次或突然大量接触高密度沙尘的人可表现为突发性气促、胸痛、胸闷、头疼、头晕等，对于原先患有哮喘、慢性肺病、心脏病等疾病的患者来说症状会加剧。一些敏感人群可能会引起呼吸综合征、肺功能降低等不良健康效应。长期生活在颗粒物污染环境中的小学生免疫功能会受到明显抑制，导致呼吸系统对感染的抵抗力下降，呼吸道疾病患病率增加。大量的沙尘颗粒弥漫在空气中，还会散射和吸收阳光，降低地面紫外线的强度，削弱紫外线的消毒杀菌作用，因此，在颗粒物污染严重的地区，儿童佝偻病的发生率增加，扁桃腺炎、感冒等通过空气传播的疾病发病率升高（孟紫强等，2003）。

目前，关于沙尘暴颗粒物的毒理机制主要集中在以下几方面：

（一）沙尘暴颗粒物的免疫毒性

作为肺部防御的一道重要屏障，AM 细胞将进入肺内的整个沙尘颗粒物吞噬，在该颗粒物的刺激下 AM 细胞释放出一系列细胞因子（cytokine，通过作用于其相应的靶细胞受体而介导机体多种免疫效应，在生理、病理过程中发挥着重要作用）和前炎症因子，如 TNF-α、核转录因子（NF-κB）等，由前炎症因子进一步刺激肺上皮细胞、成纤维母细胞、内皮细胞等，使其分泌黏附因子及细胞因子（如 IL-8，IL-6 等），这些黏附因子及细胞因子使各种炎症细胞（如中性粒细胞、巨噬细胞、单核细胞、多形核白细胞等）聚集，导致炎症发生。观察巨噬细胞形态和吞噬能力的改变及释放的细胞因子，可以反映沙尘颗粒物对机体非特异性免疫的损伤程度。此外，沙尘颗粒物对特异性的细胞免疫也可产生毒性作用，从而使机体的健康受损。

（二）沙尘暴颗粒物对细胞的氧化损伤

沙尘暴颗粒物可作用于上皮细胞和巨噬细胞，使它们释放 ROS 或活性氮（RNS），而且有些沙尘颗粒物本身即具有自由基活性，这些自由基或 ROS、RNS 不但攻击富含不饱和脂肪酸的细胞膜、线粒体膜等膜性系统，使膜结构受损、膜通透性和流动性改变，而且攻击蛋白质、核酸等生物大分子，使之发生链内或链间的交联、断裂，导致细胞本身及邻近细胞受到损害，其主要病理机制是引发脂质过氧化反应、削弱抗氧化能力，使细胞产生氧化损伤，进而可引起呼吸功能改变、肺纤维化、慢性支气管炎、肺气肿等疾病。

（三）沙尘暴颗粒物的致突变性和潜在致癌性

颗粒物粒径越小，吸附的有毒重金属和多环芳烃等有机物越多，其致突变能力就越强，一些短期遗传毒性实验从基因、DNA、染色体不同水平都说明沙尘暴颗粒物具有潜在的致癌性（孟紫强等，2003）。沙尘颗粒物对肺组织的氧化损伤而产生的 8-羟基脱氧鸟苷可能是肺癌形成的一个重要因子。另外，颗粒物还可能通过改变细胞间隙通讯功能、抑制细胞凋亡而导致正常细胞向癌细胞转化。

第七章 结论与展望

沙尘暴是一种自然现象，在中国205 B.C.就有记载，它是沙尘天气之一种。沙尘天气包括浮尘、扬沙、沙尘暴及强沙尘暴四种天气类型。浮尘天气指尘土、细沙均匀地浮游在空中，使空气相当混浊，水平能见度小于10 km的天气现象；扬沙天气指大风将地面尘沙吹起，使空气非常混浊，水平能见度在1～10km以内的天气现象；沙尘暴指强风把地面大量沙尘卷入空中，使空气极为混浊，水平能见度小于1km的天气现象，若水平能见度在0.5km以下则为强沙尘暴（中国气象局，2003；National Weather Bureau of China，1979）。这四种天气现象在时空上往往有一定联系：沙尘暴发生时风力强大、传输距离远，影响范围大，卷入高空的沙尘细颗粒物能随上层气流传输到远方、浮游空中而在更大的范围形成浮尘天气。沙尘暴发源于沙漠及其周边地区，那里自古人烟稀少，这种灾害天气对健康的影响以往很少受到重视。随着人口的增加、环境污染的加剧以及人类活动对地表植被的严重破坏，强沙尘暴发生的频率和影响范围急剧增加。原本主要在人烟罕至的、边远荒漠地带肆虐的沙尘暴，随着强度和频率的升级越来越向更远的地方传输开来，进入人口密集的城镇，甚至大都市。巨大的人群暴露在沙尘暴天气的侵扰之中，从而使沙尘暴对健康的影响成为全社会共同关心的问题（孟紫强，2010）。

一、我国沙尘暴的发生状况和特点

我国是沙尘暴多发国家之一。在全世界有四大沙尘暴多发区，分别位于中亚、北美、中非和澳大利亚。我国的沙尘暴区属于中亚沙尘暴区的一部分。沙尘暴对我国的影响面积很大，几乎占大半个中国。在我国西北、华北大部、青藏高原和东北平原地区是沙尘暴的主要影响区。随着每次沙尘暴发生发展的时空推移往往导致更大的范围出现扬沙天气，远达江淮一带，故其影响范围比沙尘暴更大。由于沙尘暴发生时卷入高空的沙尘细颗粒物能随高空气流传输到更遥远的地方，东至大连、青岛、东海之滨，南至福建、台湾、广州等东南沿海，在那里形成浮尘天气，所以浮尘天气的发生和影响范围更为广泛（王式功等，2000；周自江，2001；张晓龙，2001；Meng and Lu，2007）。

在我国北方干旱、半干旱及沙漠地区是沙尘暴的主要发生源区。其间位于甘肃省河西走廊东端的武威市，是我国有名的沙尘暴高发区之一，其海拔介于 1 020～4 874 m 之间，属典型的大陆性干旱与沙漠气候，年降水量 60～610 mm，年蒸发量 1 400～3 100 mm，气候干旱，沙尘天气频繁，主要出现在 3—5 月，4 月最为频发。位于武威市境内西北的民勤县，总面积 1.6 万 km^2，被沙漠所包围，海拔高度在 1 000～2 000 m 之间，属典型的沙漠气候，日照时间长，光辐射强，干燥少雨，春季风沙频繁，是西北地区沙尘暴频发的最大中心之一，年平均沙尘暴日数为 37.7 天。据统计，10 年间（1994—2003）民勤县发生沙尘天气 413 次，春、夏、秋、冬发生的次数分别占 45.52%、27.60%、11.62%及 15.25%（Meng and Lu，2007）。

沙尘暴天气的主要特点是风速迅速增强与空气颗粒物浓度急剧增大（瞬时风速 10 m/s 以上，总悬浮颗粒物浓度 10 mg/m^3 以上）（Meng and Lu，2007）。沙尘暴天气的沙尘颗粒物其理化特性也与普通天气的颗粒物不同。对武威市沙尘暴细颗粒物（$PM_{2.5}$）的成分分析表明，其所含地壳元素 Fe、Al、Ca、Mg 等的水平显著增高，是普通天气 $PM_{2.5}$ 的 5～8 倍，有机碳（OC）、SO_4^{2-} 及 Ca^{2+}的水平也远比普通天气高；而所含人为污染元素 Cu、Zn、Pb 及 As 的浓度比普通天气略低（Meng and Zhang，2007）。因此，沙尘暴对健康的影响具有其本身的特殊性。

二、沙尘暴对健康影响的类别

虽然沙尘暴影响范围很大，但由于以往它主要分布在人口稀少的边远地区，所以沙尘暴的健康影响在过去很少有大规模的研究。然而近 50 年以来，随着沙尘暴强度的增大，其影响范围也由边远地带扩展到城镇甚至大都市，于是研究沙尘暴对健康的影响及防护的意义越来越重要。为此，自 2002 年开始，依托孟紫强教授主持的国家自然科学基金重点项目“沙尘暴细颗粒物的理化特性及其对人体健康的影响”的资助，我们与北京大学和北京师范大学等专家合作，在我国北方沙尘暴频发区甘肃省武威市和内蒙古包头市进行大规模流行病学调查及沙尘暴 $PM_{2.5}$ 理化特性与毒理学效应的研究。我们的研究发现，沙尘暴对人群的健康影响很大，这种影响可分为当日急性效应，短期滞后效应和长期累积效应（孟紫强和张雷，2007；孟紫强等，2006a；2007a；2008a）。当日急性效应指沙尘暴发生当天对暴露居民健康产生的不利影响，短期滞后效应主要表现为沙尘暴发生几天之后才出现暴露居民的呼吸、循环系统等疾病医院门诊和住院人数增加，长期累积效应则为在沙尘暴多发区长期居住的居民由于长年暴露于沙尘之中而易患多种疾病（包括非职业性尘肺）的现象。

三、沙尘暴对健康的急性影响

沙尘暴对武威市正常居民（18～70 岁）和小学生（8～14 岁）健康急性影响的研究发现，在沙尘暴发生当天，暴露人群中咳嗽、咳痰、气短、肺部喘鸣、胸部憋闷、咽干口苦、眼睛干涩、流泪、流涕、打喷嚏及心情压抑常见 11 种症状的发生率均明显增高，表明沙尘暴对人群健康的影响具有急性效应。沙尘暴过后 5 天，这些症状才能消失。吸烟居民和老年人（60 岁以上）这些症状发生的相对危险度较高，表明吸烟能加重沙尘暴对居民健康的急性损害效应，老年人群是沙尘暴事件的敏感人群，应予重点保护（孟紫强和张雷，2007）。

四、沙尘暴对健康的短期滞后影响

对武威市全部大、中型医院日门诊人数的研究指出（孟紫强等，2007b；2007c；2008b），沙尘天气与暴露居民多种呼吸系统疾病[上呼吸道感染、肺炎、慢性阻塞性肺部疾病（Chronic Obstructive Pulmonary Diseases，COPD）及气管炎]和多种心血管疾病（高血压、缺血性心血管疾病、风湿性心脏病、心律失常、充血性心力衰竭）日门诊人数的增加有联系，且为滞后效应，其增加程度为沙尘暴大于扬沙天气、浮尘天气。在沙尘天气多发期间，不同呼吸系统疾病日门诊人数占呼吸系统疾病日门诊总数的比率依次为上呼吸道感染 53.12%、肺炎 16.17%、COPD 13.68%及气管炎 12.93%等；而不同心血管系统疾病日门诊人数占心血管系统疾病日门诊总数的比率依次为高血压 25.92%、缺血性心血管疾病 20.75%、风湿性心脏病 16.10%、心律失常 15.48%及充血性心力衰竭 8.61%等。此外，沙尘天气对呼吸、循环系统疾病医院日门诊人数增加的相对危险度（*RR*）及其滞后天数，随不同年份而不同，且存在性别差异，表明沙尘天气对健康的影响与多种因素有关。以对 2004 年总呼吸系统疾病的研究为例，男性日门诊 *RR* 在扬沙天气滞后第2天（*RR*=1.58）及沙尘暴滞后第2、3天有统计学意义（*RR*分别是：1.55、1.67），而女性日门诊*RR*仅在沙尘暴滞后第1天有统计学意义（*RR*=1.97）。

对武威市全部大、中型医院连续9年（1995—2003）春天（3月1日至5月31日）呼吸系统疾病日入院人数的研究发现，沙尘天气引起了各年呼吸系统疾病日入院人数的增加（以其相对危险度（*RR*）合并效应量（*RR*+）的增加来表示），且这种增加是一种滞后效应，在沙尘暴滞后3～5天均有统计学意义（*RR*+分别为：1.40、1.34、1.73）；扬沙天气和浮尘天气的增加效应比沙尘暴要低，且只有在滞后第6天有统计学意义（*RR*+分别为：1.14、1.12）。对不同呼吸系统疾病统计，按每日入院人数与所占比例依次为肺炎（40.08%）＞上呼吸道感染（14.78%）＞支气管炎（12.67%）＞鼻、眼、喉、气管疾病（12.65%）及其他（19.82%），表明沙尘天气主要引起肺炎发病并住院人数增多，其次为上呼吸道感染增多（孟紫强等，2006a）。

对我国沙尘暴最大频发中心之一的武威市民勤县10年（1994—2003年）全年（1月1日至12月31日）呼吸与循环系统疾病日入院人数的研究，进一步证明沙尘天气与呼吸系统日入院人数的增加有联系，且均为滞后效应，也以引起肺炎与上呼吸道感染增多为主（Meng and Lu，2007）。此外，沙尘天气对心血管疾病日入院人数的增加也有联系，主要引起高血压和缺血性心脏病发病增多，二者分别占心血管疾病总数的21.5% 和 42.8%；尤其在沙尘天气滞后第3天男性高血压日入院人数显著增加，其*RR*为1.30。同时还发现，沙尘天气对健康的影响与季节有关，其对呼吸系统疾病的影响在春天更强，而对心血管疾病的影响在冬天更强。

五、沙尘暴对健康的长期累积影响

武威市民勤县是一个几乎没有任何工业污染的农业区，由于被腾格里和巴丹吉林两大沙漠包围，平均每年发生沙尘暴、扬沙等恶劣天气约40余次。与相邻沙尘天气较少的地区相比，长年居住在民勤县的居民其咽喉炎、气管炎、肺炎、肺结核、高血压、冠心病、关节炎、角膜炎等多种疾病的患病率显著增高，且与年龄呈正相关，可能是随年龄增长对沙尘天气的暴露时期也增加之故，表明沙尘天气对健康的影响具有长期累积效应（杨振华等，2008）。

此外，流行病调查还发现，在当地18～85岁的人群中非职业性尘肺平均发病率达0.59%，患者集中在老年人群中，最小年龄59岁，最大年龄72岁，平均年龄65岁，说明他们的尘肺病是由于长期吸入这些沙尘天气中的沙尘颗粒物，在肺脏逐年积累而引发的（孟紫强等，2008c）。我们建议把这种尘肺病称为"沙漠尘肺病"，该病在发病初期无特殊征兆，常见呼吸急促、胸闷、气短等症状，与普通呼吸系统疾病相比很难鉴别，往往被患者所忽视。加之，当地居民已经习惯于沙尘天气，对沙尘的健康危害知识也不甚了解，直到医院检查才发现已患了尘肺病多年，很难治愈。我国沙尘暴多发区，土地辽阔、居民众多，这类尘肺病的患者人数可能不少，应引起关注。

六、沙尘颗粒物对健康影响的浓度-效应关系

如上所述，沙尘天气不论对居民的急性影响，还是对医院门诊、入院人数的增加效应，均为沙尘暴＞扬沙天气＞浮尘天气。对研究期间当地空气每日平均 $PM_{2.5}$ 浓度进行测定，并对照当日天气现象进行分析，以不超过美国国家环境保护局（EPA）的空气 $PM_{2.5}$ 浓度质量标准即≤65 $\mu g/m^3$ 作为清洁天气，发现沙尘暴、扬沙和浮尘天气、轻度污染天气的 $PM_{2.5}$ 浓度（$\mu g/m^3$）分别为：167.6～192.8，95.4～167.5，65～95.3。因此，沙尘天气 $PM_{2.5}$ 浓度与呼吸、心血管系统疾病日门诊和日住院人数增加的相对危险度之间存在明确的浓度-效应关系。WHO、美国国家环境保护局（EPA）、欧盟等在评价大气污染的健康危害时均选择颗粒物作为代表性大气污染物。空气细颗粒物（如 $PM_{2.5}$）由于其比表面积较大而易成为其他有毒有害物质的运载体或反应体，其表面可吸附大量的有毒有害物质（如有毒重金属、酸性氧化物、有机污染物、细菌和病毒等），且能较长时间悬浮在空气中，可通过呼吸沉积在肺泡并进入血液，从而对人体的呼吸及心血管系统的健康造成损害（孟紫强等，2006 a；2008 a；2008 b）。

七、沙尘细颗粒物的毒理学作用

长期以来沙尘颗粒物的毒性及其对健康的影响往往被忽略。我们的研究发现，沙尘暴 $PM_{2.5}$ 对哺乳类细胞的毒性作用是严重的和多方面的。

整体实验表明，沙尘暴 $PM_{2.5}$ 可引起大鼠肺细胞 DNA 损伤，以及肺、心、肝脏脂质过氧化（LPO）水平升高、抗氧化能力下降（Meng and Zhang，2006）。

体外实验表明，沙尘暴 $PM_{2.5}$ 可使人血淋巴细胞染色体畸变率和微核率显著增高（Wei and Meng，2006 a；2006 b），大鼠肺泡巨噬细胞 DNA 损伤（Meng and Zhang，2007），其遗传毒性表现为 $PM_{2.5}$ 悬液＞有机提取物＞水溶

成分。沙尘暴 $PM_{2.5}$ 对大鼠肺泡巨噬细胞质膜 $Ca^{2+}Mg^{2+}$-ATP 酶、$Na^{+}K^{+}$-ATP 酶活性有抑制作用，能降低质膜表层和膜脂疏水区流动性，增加胞质乳酸脱氢酶（LDH）外渗，并使细胞脂质过氧化作用增强、抗氧化能力减弱（Geng，et al.，2005；2006）；其一般毒性表现为 $PM_{2.5}$ 总悬浮液＞水溶成分＞有机提取物。

虽然也发现，沙尘 $PM_{2.5}$ 的毒性比污染城市的空气 $PM_{2.5}$ 的毒性偏低，但在很多毒性作用终点上并无统计学差异（Meng and Zhang，2006；Geng，et al.，2005；2006），这一方面说明沙尘暴 $PM_{2.5}$ 的潜在毒性很高；另一方面也说明决定颗粒物生物毒性的关键因子是颗粒物的非溶性固体核。我们在沙尘颗粒物毒理学方面的多数实验表明，在对沙尘 $PM_{2.5}$ 毒性作用的贡献分担方面，以其贡献大小排序为：$PM_{2.5}$ 总悬浮物＞ $PM_{2.5}$ 固体核＞ $PM_{2.5}$ 总提取物＞ $PM_{2.5}$ 水/有机提取物。

值得注意的是，由于沙尘暴 $PM_{2.5}$ 浓度远高于正常天气，所以即使沙尘 $PM_{2.5}$ 的毒性比污染城市空气 $PM_{2.5}$ 的毒性偏低，沙尘暴 $PM_{2.5}$ 的总毒性也远大于正常天气下污染城市空气 $PM_{2.5}$ 的总毒性。当肺泡巨噬细胞受到沙尘 $PM_{2.5}$ 的损害时，呼吸系统的免疫防御功能降低，对空气中致病微生物的侵染抵抗能力减弱，使暴露居民易于发生上呼吸道感染、气管炎及肺炎等疾病，从而可引起呼吸系统疾病日门诊和日入院人数增多（孟紫强等，2006 a；2007 a；2007 b；2008 a；2008 b；Meng and Lu，2007）。沙尘暴和其他沙尘天气期间，多种疾病，尤其是循环系统疾病日门诊和日入院人数增多的原因，一方面可能是由于沙尘颗粒物对呼吸系统直接损伤作用所导致的间接影响；另一方面，沙尘颗粒物中的超细颗粒物及其吸附的病毒和小分子外来化合物可以通过呼吸器官进入血液，可以直接引起心脏和血管损伤。同时，这些沙尘颗粒物也可以随着血液循环到达各种器官，引起全身多种器官产生生物学反应（例如氧化应激反应），甚至疾病。

八、沙尘天气分级标准问题

一直以来，学术界和气象部门，根据沙尘天气发生时的大气能见度把其分级为：浮尘天气、扬沙天气、沙尘暴。由于大气能见度除与大气颗粒物浓度有关之外，还受大气中的水分含量、日照强度、观察仪器的精度、观察者肉眼的视力情况等多种因素的影响，这样就会造成不同地区、不同观察者对同一沙尘天气产生不同的分级。我们根据不同沙尘天气大气颗粒物浓度不同的研究结果，建议根据大气颗粒物（可吸入颗粒物 PM_{10}，或细

颗粒物 $PM_{2.5}$）浓度并参考风力进行天气分级。以细颗粒物 $PM_{2.5}$ 在大气中的浓度为例：

＜65 μg/m³ 为清洁天气或非污染天气；

65～95 μg/m³ 为轻度污染天气；

96～168 μg/m³ 且风速＜ 4 级，为浮尘天气；

96～168 μg/m³ 且风速＞ 4 级，为扬沙天气；

＞168 μg/m³ 为沙尘暴天气。

九、对沙尘暴危害健康的预防措施

沙尘天气，特别是沙尘暴多发区居民的健康问题是严重的亟待解决的公共卫生问题，有关方面应予以重视并增加预防投资（孟紫强，2010）。对沙尘暴及其他沙尘天气健康危害的主要预防措施如下：

（1）做好沙尘颗粒物对健康危害知识的普及。当地居民已经习惯于沙尘天气，以为沙尘颗粒物的毒性不大，对其健康危害也不知晓。因此，在沙尘天气发生时，缺乏自我保护意识，不佩戴口罩，不注意减少对沙尘的吸入。

（2）做好沙尘暴的预报，提前做好防护安排。沙尘天气来临时，避免室外劳作，以减少对沙尘的吸入。

（3）注意膳食营养，增强体质，提高对沙尘毒害的抵抗力。

（4）加大对公共卫生事业的投资，定期体检，早预防、早发现、早治疗，减少疾病发生，尤其要减少沙漠尘肺的发生。

（5）增加地表植被覆盖度，实现生态良化，防治沙漠化，降低沙尘暴发生的频率和强度，从源头防止沙尘暴对健康的危害（张晓龙等，2001；孟紫强，2006；2009；孟紫强，2010）。在这方面，主要应当做到以下几点：

① 沙尘暴的发生是一个自然天气过程，它的发生要具备 3 个条件：强冷空气、气旋活动、地面干松的沙土。近年来强和特强的沙尘暴频繁发生，这与我国北方人类活动对地表覆盖的严重破坏有关。事实证明，地表植被对沙尘暴的防治效果是十分显著的。增加地表植被覆盖度，改善生态环境，是目前防治沙漠化、减少沙尘暴的重要途径。因而在我国北方干旱半干旱地区首先应对现有的天然植被和人工植被加强管理，严禁滥垦、滥牧、滥伐、滥挖以及滥采矿产资源的破坏地表覆盖的行为。

② 沙尘暴多发区的环境承载力要科学、要合理，以使区域资源、人口、环境协调发展。我国北方沙尘暴多发区的生态环境非常脆弱，人口的增加、

资源的过度开发，极易使生态平衡失调，导致生态环境进一步恶化，加剧沙尘暴的发生。要积极开展对这些地区的环境承载力研究，确定最适合的人口分布容量和合理的人口分布格局，控制人口增长，必要时可采取适度的环境移民，减轻人口对环境的压力。同时，合理调整农业结构，改变落后的生产方式，发展多种经营，使居民的生产、生活行为符合当地生态演化的自然规律，以促使生态环境的恢复和好转。

③ 做好沙尘暴及其他沙尘天气的预报，防灾减灾。在当前经济力量和科技水平情况下，我们还不可能在短期内从根本上改善北方干旱半干旱荒漠地区的地表状况，也没有能力有目的地影响大气环流，因而，做好沙尘天气的预报，是当前防灾减灾最现实有效的手段。

在监测、预警和治理沙尘暴方面，要加强国际合作。沙尘暴具有国际危害性，目前沙尘暴的国际合作治理已取得一定成效。沙尘暴的监测预警服务网络系统在许多国家之间已经建立，这一系统具有对沙尘暴天气的监测、预报和服务能力，能有效预防和减少沙尘暴带来的危害。随着信息技术的迅猛发展，许多先进的技术被应用于对沙尘暴的监测工作中，大大提高了对沙尘暴的预测、预报能力。

④ 加强有关生态环境的法制建设与管理力度，规范对自然资源和环境资源的利用。我国西部和北部的经济大开发是以生态环境保护为前提的，坚决反对以环境为代价的经济建设。在生态环境建设中，如果没有相应的法律、责任和义务，必会造成管理不善，执法不严，破坏与建设并行的局面。要加快制定与生态环境建设和保护相关的法律法规，加大执法力度，使我国生态环境的建设有切实的保障。

展望未来，要进一步研究浮尘、扬沙、沙尘暴等沙尘天气对生态环境的危害及其预防措施；进一步研究这些沙尘天气对健康的影响。目前，对沙尘天气流行病学研究还不够深入，沙尘天气在我国的影响范围很大，但是有关部门对其健康危害的流行病学研究却很少，沙尘天气对暴露人群健康影响的规律公众还知之甚少，需要引起注意。对沙尘暴颗粒物毒理学作用的研究也有待深入。沙尘天气颗粒物中的纳米级颗粒物对健康和对生态的危害尚未见研究报道。沙尘颗粒物与其他污染物联合毒理学作用的研究也寥寥无几。沙尘颗粒物和 SO_2、NO_x 往往同时存在于大气环境中。近 20 余年来，我们对 SO_2 毒理学进行了系列研究（孟紫强等，2012），但是对于沙尘颗粒物与 SO_2 的联合作用及其毒理学作用机制却研究不够，有待进一步深入研究。此外，沙尘细颗粒物与大气中的水雾形成的灰（阴）霾天气，对健康的危害及其毒理学作用机制至今仍很少有研究报道。沙尘颗粒物粒径分级包括纳米级颗粒物所占比率及其影响因素、沙尘颗粒物的化学组成及其界面化学方面的探讨也有待进一步深入。20 世纪七十和八十年代，我们曾对我国常见的几种地方病与生态环境、地理地质化学之间的关系进行研究，结果发现在地方病流行区土壤和饮水中某些元素的不平衡可能导致克山病、大骨节病的发生（孟紫强，1984）。近年来，有文献报道认为沙尘暴颗粒物中锌（Zn）含量过高可能是其致病因素。目前的一些文献已经指出，沙尘颗粒物中多种元素和有机物含量过高，但是这些元素和有机化合物在这种状态下对人体健康的作用如何，很少有研究涉及，迄今仍然是一个谜团。

总之，沙尘天气（包括沙尘暴）既然是一种自古以来就在发生的一种自然现象，且其影响范围很大、暴露人群很多，所以对这种天气现象的物理和化学性质及其对生态环境、人体健康危害的深入研究就有其重要的理论意义和实际价值。

参考文献

[1] Akaike H. 1987. Factor Analysis and AIC[J]. Psychometric，52：97-104.

[2] Alink G M，Sjogren M，Bos R P，Doekes G，Kromhout H，Scheepers P T. 1998. Effect of airborne particulate from selected indoor and outdoor environment on gap-junctional intercellular communicat ion[J]. Toxicol Lett.，96：209-213.

[3] Bishop J K，Davis R E，Sherman J T. 2002. Robotic observations of dust storm enhancement of carbon biomass in the North Pacific[J]. Science，298（5594）：817-821.

[4] Burnett R T，Smith D M，Stieb D，Cakmak S，Brook J R. 1999. Effects of particulate and gaseous air pollution on cardiorespiratory hospitalizations[J].Arch Environ Health.，54（2）：130-139

[5] Buschini A，Cassoni F，Anceschi E，Pasini L，Poli P，Rossi C. 2001. Urban airborne particulste genotoxicity evaluation of different size fractions by mutagenesis tests on microorganisms and comet assay[J]. Chemosphere，44：1723-1736.

[6] Campen M J，Nolan J P，Schladweiler M C，Kodavanti U P，Evansky P A，Costa D L，Watkinson W P. 2001. Cardiovascular and thermoregulatory effects of inhaled PM--associated transition metals：a potential interaction between nickel and vanadium sulfate[J]. Toxicol Sci.，64（2）：243-252.

[7] Chen S J，Hsueh L T，Kao M J，Linb W Y，Huanga K L，Linet C C. 2004. Chmacteristics of particles sampled in southern Taiwan during the Asian dust storm periods in 2000 and 2001[J]. Atmos Environ.，38：5925-5934.

[8] Chen Y，Sheen P，Chen E，Liu Y K，Wu T N，Yang C Y. 2004. Effects of Asian dust storm events on daily mortality in Taipei，Taiwan[J]. Environ Res.，95（2）：151-155.

[9] Deng F，Guo X，Liu H，Fang X，Yang M，Chen W. 2007. Effects of dust storm $PM_{2.5}$ on cell proliferation and cell cycle in human lung fibroblasts[J]. Toxicol In Vitro.，21：632-638.

[10] Dentener F J，Carmichael G R，Zhang Y，Lelieveld J，Crutzen P J. 1996. Role of mineral aerosol as a reactive surface in the global troposphere[J]. Geophys Res.，101（D17），

22：869-889.

[11] Dimich-Warda H，Campa P G，Kennedy S M. 2006. Gender differences in respiratory symptoms—Does occupation matter？[J]. Environ Res.，101（2）：175-183.

[12] Dockery D W，Pope C A. 1994. Acute respiratory effects of particulate air pollution[J]. Annu Rev Public Health.，15：107-132.

[13] Dominici F，McDermott A，Zeger S L，Samet J M. 2002. On the use of generalized additive models in time-series studies of air pollution and health[J]. Am J Epidemiol.，156：193-203.

[14] Feng Q，Endo K N，Cheng G D. 2002. Dust storms in China：a case study of dust storm variation and dust characteristics[J]. Bull Eng Geol Env.，61（3）：253-261.

[15] Geng H，Meng Z，Zhang Q. 2005. Effects of blowing sand fine particles on plasma membrane permeability and fluidity and intracellular calcium levels of rat alveolar macrophages[J]. Toxical lett.，157：129-137.

[16] Geng H，Meng Z，Zhang Q. 2006. In vitro responses of rat alveolar macrophages to particle suspensions and water-soluble components of dust storm $PM_{2.5}$[J]. Toxicol In Vitro.，20（4）：575-584.

[17] Grover A K，Samson S E，Robinson S，Kwan C Y. 2003. Effects of peroxynitrite on sarcoplasmic reticulum Ca^{2+} pump in pig coronary artery smooth muscle[J]. Am J Physiol Cell Physiol.，284（2）：294-301.

[18] Guo Z，Sheng L，Feng J，Fang M. 2003. Seasonal variation of solvent extractable organic compounds in the aerosols in Qingdao，China[J]. Atmos Environ.，37（13）：1825-1834.

[19] Hefflin B J，Jalaludin B，McClure E，Cobb N，Johnson C A，Jecha L，Etzel R A. 1994. Surveillance for dust storms and respiratory diseases in Washington State，1991[J]. Arch Environ Health.，49（3）：170-174.

[20] Heussen G，Alink G. 1992. Inhibit ion of gap-junctional intercellular communicat ion by TPA and airborne part iculat e matter in primary culture of rat alveolar type Ⅱ cells[J]. Carcinogenesis，13（4）：719-722.

[21] Holguin F，Tellez-Rojo M M，Hernandez M，Cortez M，Chow J C，Watson J G，Mannino D，Romieu I. 2003. Air pollution and heart rate variability among the elderly in Mexico City[J].Epidemiology，14（5）：521-527.

[22] Huttner E，Gotze A，Nikolova T. 1999. Chromosomal aberrations in humans as genetic endpoints to assess the impact of pollution[J]. Mutat Res.，445：251-257.

[23] Imrich A，Ning Y，Kobzik L. 2000. Insoluble components of concentrated air particles

mediate alveolar macrophage responses in vitro[J]. Toxicol Appl Pharmacol.，167（2）：140-150.

[24] Isaac N L，Karen Y F，Kevin M G. 2005. Associadon of ambient air pollution with respiratory hospitalization in a government designated “area of concern”：the case of Windsor，Ontario[J]. Environ Health Perspect.，113（3）：290-296.

[25] Kim Y K，Jung J S，Lee S H，Kim Y W. 1997. Effects of antioxidants and Ca^{2+} in cisplatin-indced cell injury in rabbit renal cortical slices[J]. Toxicol Appl Pharmacol.，146（2）：261-269.

[26] Kwaasi A A，Parhar R S，al-Mohannna F A，Harfi H A，Collison K S，al-Sedairy S T. 1998. Aeroallergens and vianle microbes in sandstorm dust. Potential triggers of allergic and nonallergic respiratory ailments[J]. Allergy，53（3）：255-265.

[27] Kwon H J，Cho S H，Chun Y S，Lagarde F，Pershagen G. 2002. Effects of the Asian dust events on daily mortality in Seoul，Korea[J]. Environ Research.，90（1）：1-5.

[28] Lee J H，Herzog T A，Meade C D，Webb M S，Brandon T H. 2007. The use of GEE for analyzing longitudinal binomial data：A primer using data from a tobacco intervention[J]. Addict Behav.，2（1）：187-193.

[29] Lei Y C，Chan C C，Wang P Y，Lee C T，Cheng T J. 2004. Effects of Asian dust event particles on inflammation markers in peripheral blood and bronchoalveolar lavage in pulmonary hypertensive rats[J]. Environ Res.，95：71-76.

[30] Liao D，Creason J，Shy C，Williams R，Watts R，Zweidinger R. 1999. Daily variation of particulate air pollution and poor cardiac autonomic control in the elderly[J]. Environ Health Perspect.，107（7）：521-525.

[31] Lin M，Chen Y，Burnett R T. 2002. The influence of ambient coarse particulate matter on asthma hospitalization in children：case crossover and time-series analyses[J]. Environ Health Perspect.，110：575- 581.

[32] Luginaah I N，Fung K Y，Gorey K M. 2005. Association of ambient air pollution with respiratory hospitalization in a government-designated“area of concern”：the case of Windsor，ontario[J]. Environ Health Perspect.，113（3）：290- 296.

[33] Magari S R，Hauser R，Schwartz J，Williams P L，Smith T J，Christiani D C. 2001. Association of heart rate variability with occupational and environmental exposure to particulate air pollution[J].Circulation，104（9）：986-991.

[34] Mathur M L，Choudhary R C. 1997. Desert lung syndrome in rural dwellers of the Thar desert，India[J] . J Arid Environ.，559- 562.

[35] Meng Z，Zhang Q. 2006. Oxidative damage of dust storm fine particles instillation on

lungs, hearts and livers of rats[J]. Environ Toxicol Pharma., 22: 277-282.

[36] Meng Z Q, Lu B. 2007. Dust events as a risk factor for daily hospitalization for respiratory and cardiovascular diseases in Minqin, China[J]. Atmos Environ., 41 (33): 7048-7058.

[37] Meng Z, Zhang Q. 2007. Damage effects of dust storm $PM_{2.5}$ on DNA in alveolar macrophages and lung cells of rats[J]. Food Chem Toxicol., 45: 1368-1374.

[38] National Weather Bureau of China, 1979. Criterion of Surface Meteorological Observation. Beijing: Meteorological Press, 21–27.

[39] Nevalainen J, Pekkanen J. 1998. The effect of particulate air pollution on life expectancy[J]. Sci Total Environ., 217: 137-241.

[40] Norboo T, Saiyed H, Angchuk P, Tsering P, Angchuk S T, Phuntsog S T, Yahya M, Wood S, Bruce N G, Ball K P. 2004. Mini review of high altitude health problems in Ladakh[J]. Biomed Pharmacother., 58 (4): 220-225.

[41] Ostro B. 1993. The association of air pollution and mortality: Ex-amining the case for inference[J]. Arch Environ Health., 48: 336-342.

[42] Park M H, Kim Y P, Kang C H. 2003. Aerosol composition change due to dust storm: measurements between 1992 and 1999 at Sosan, Korea[J]. Water, Air, SoilPollut, Focus 3: 117-128.

[43] Penning T. 1999. Dihydrodiol dehydrogenases and polycyclichydrocarbon activation: Genaration of reactive and redox active o-quinones[J]. Chem Res Toxicol., 12 (1): 1-18.

[44] Policard A, Collect A. 1952. Deposition of silicosis dust in thelungs of inhabitants of Saharan region[J] . Arch Indus Hyg Occupat Med., 5: 527- 534.

[45] Pope C A, Burnett R T, Thurston G D, Thun M J, Calle E E, Krewski D, Godleski J J. 2004. Cardiovascular mortality and long-term exposure to particulate air pollution: epidemiological evidence of general pathophysiological pathways of disease[J]. Circulation, 109 (1): 71-77.

[46] Riley M R, Boesewetter D E, Kim A M, Sirvent F P. 2003. Effects of metals Cu, Fe, Ni, V, and Zn on rat lung epithelial cells[J]. Toxicology, 190 (3): 171-184.

[47] Sagai M, Lim H, Ichinose T. 2000. Lung carcinogenests by diesel exhaust particles and the carcinogenic mechanism via active oxygens[J]. Inhal Toxicol., 12: 215-223.

[48] Samet J M, Dominici F, Curriero F C. 2000. Fine particulate air pollution and mortality in 20 US cities, 1987-1994[J]. Engl J Med., 343: 1742-1749.

[49] Sandal S, Yilmaz B, Chen C H, Carpenter D O. 2004. Comparative effects of technical

toxaphene，2，5-dichloro-3-biphenylol and octabromodiphenylether on cell viability，$[Ca^{2+}]_i$ levels and membrane fluidity in mouse thymocytes[J]. Toxicol Lett.，151（3）：417-428.

[50] Schwartz J. 2000. Harvesting and long term exposure effects in the relation between air pollution and mortality[J].Am J Epidemiol，151（5）：440-448.

[51] Singh N. 1994. Technical report modification of alkaline microgel eletrophoresis for sensitive detection of DNA damage[J]. Int Radiat Biol.，66（1）：23-28.

[52] Soresi S，Catalano F，Spatafora M，Bonsignore M R，Bellia V. 2005. "Light" smoking and dependence symptoms in high-school students[J]. Respir Med.，99（8）：996-1003.

[53] Sun Y，Zhuang G，Wang Y，Zhao X，Li J，Wang Z，An Z. 2005. Chemical composition of dust storms in Beijing and implications for the mixing of mineral aerosol with pollution aerosol on the pathway[J]. Geophys Res.，110：1-11.

[54] Terada H，Ueda H，Wang Z. 2002. Trend of acid rain and neutralization by yellow sand in east Asia-a numerical study[J]. Atmos Environ.，36（3）：503-509.

[55] Timblin C R，Shukla A，Berlanger I，BeruBe K A，Churg A，Mossman B T. 2002. Ultrafine airborne particles cause increases in protooncogene expression and proliferation in alveolar epithelia cells[J]. Toxicol Appl Pharmacol.，179（2）：98-104.

[56] Tollefsen E，Langhammer A，Romundstad P，Bjermer L，Johnsen R，Holmen T L. 2007. Female gender is associated with higher incidence and more stable respiratory symptoms during adolescence[J]. Respir Med.，101（5）：896-902.

[57] Wang S，Wang J，Zhou Z，Shang K. 2005. Regional characteristics of three kinds of dust storm events in China[J]. Atmos Environ.，39（3）：509-520.

[58] Wang Y，Zhuang G，Tang A，Yuan H，Sun Y，Chen S，Zheng A. 2005a. The ion chemistry and the source of $PM_{2.5}$ aerosol in Beijing[J]. Atmos Environ.，39（21）：3771-3784.

[59] Wang Y，Zhuang G，Sun Y，An Z. 2005b. Water-soluble part of the aerosol in the dust storm season-evidence of the mixing between mineral and pollution aerosols[J]. Atmos Environ.，39：7020-7029.

[60] Wei A，Meng Z. 2006a. Introduction of chromosome aberrations in cultured human lymphocytes treated with sand dust storm fine particles（$PM_{2.5}$）[J]. Toxicol Lett.，166：37-43.

[61] Wei A，Meng Z. 2006b. Evaluation of micronucleus induction of sand dust storm fine particles（$PM_{2.5}$） in human blood lymphocytes[J]. Environ Toxicol Pharmacol.，22：292-297.

[62] Williams P L，Sable D L，Mendez P，Smyth L T. 1979. Symptomatic coccidioidomycosis following a severe natural dust storm. An outbreak at the Naval Air Station，Lemoore，Calif[J]. Chest，76（5）：566-570.

[63] Xie S，Yu T，Zhang Y，Zeng L，Qi L，Tang X. 2005. Characteristics of PM_{10}，SO_2，NO_x and O_3 in ambient air during the dust storm period in Beijing[J]. Sci Total Environ.，345（1-3）：153-164.

[64] Zanobctti A，Schwartz J，Dockcry D W. 2000. Airborne particles are a risk factor for hospital admissions for heart and lung disease[J]. Environ Health Perspect.，108（11）：1071-1078.

[65] Zeidler P，Hubbs A，Battelli L，Castranova V. 2004. Role of inducible nitric oxide synthase-derived nitric oxide in silica-induced pulmonary inflammation and fibrosis[J]. J Toxicol Environ Health A，67（13）：1001-1026.

[66] 蔡曦光. 2005. 8 例非职业性尘肺的分析[J]. 环境与健康杂志，22（1）：68.

[67] 陈怀涛，马卓，朱宣人，李晓明，张志良. 1994. 动物尘肺研究[J]. 畜牧兽医学报，25（1）：84-90.

[68] 陈威，郭新彪. 2007. 沙尘与非沙尘细颗粒物总颗粒物及其有机、水提取物的致突变性[J]. 毒理学杂志，21（2）：120-122.

[69] 陈卫红. 2006. 尘肺防制的研究进展与展望[J]. 中华劳动卫生职业病杂志，24：513.

[70] 戴海夏，宋伟民. 2001. 大气 $PM_{2.5}$ 的健康影响[J]. 国外医学卫生学分册，28（3）：298-303.

[71] 董晨，宋伟民，施烨闻. 2005. $PM_{2.5}$ 颗粒物引起血管内皮细胞氧化损伤的研究[J]. 卫生研究，34（2）：169-171.

[72] 耿红，孟紫强，张全喜. 2005. 沙尘暴细颗粒物对大鼠肺泡巨噬细胞钙水平和脂质过氧化的影响[J]. 环境科学学报，25（6）：845-850.

[73] 耿红，孟紫强，张全喜. 2006a. 沙尘暴 $PM_{2.5}$ 水溶和有机成分对巨噬细胞的损伤[J]. 中国环境科学，26（1）：20-24.

[74] 耿红，孟紫强，张全喜. 2006b. 沙尘暴细颗粒物对大鼠肺泡巨噬细胞膜损伤[J]. 中国公共卫生，22（2）：144-146.

[75] 国家环境保护局，国家技术监督局. 环境空气质量标准，GB 3095—1996 [M]. 中国环境科学出版社，1996.

[76] 韩力慧，庄国顺，孙业乐，王自发. 2005. 北京大气颗粒物污染本地源与外来源的区分—元素比值 Mg/Al 示踪法估算矿物气溶胶外来源的贡献[J]. 中国科学，B 辑，化学，35（3）：1-10.

[77] 何凌燕，胡敏，黄晓锋，张远航. 2005. 北京大气气溶胶 $PM_{2.5}$ 中的有机示踪化合

物[J]. 环境科学学报，25（1）：23-29.

[78] 华琳，阎岩，刘学宗. 2006. 用广义估计方程分析重复测量的定性资料[J]. 药物流行病学杂志，15（1）：46-48.

[79] 黄雪莲，金昱，郭新彪，王芸，朱彤，胡敏. 2004. 沙尘暴 $PM_{2.5}$，PM_{10} 对大鼠肺泡巨噬细胞吞噬功能的影响[J]. 卫生研究，33（2）：154-157.

[80] 匡运臣，高晓玲. 1995. 包头市大气氟化物总量控制排放许可证研究[J]. 环境科学研究，8（2）：28-31.

[81] 李保全. 2002. 风沙尘肺调查报告[J]. 职业与健康，18（6）：13.

[82] 李耀辉. 2004. 近年来我国沙尘暴研究的新进展[J]. 中国沙漠，24（5）：616-622.

[83] 刘伟佳，陈维清，罗不凡，潘冰莹，陈健，王建华，杜琳，范乔阳. 2007. 广州市城乡居民高血压相关影响因素分析[J]. 中国公共卫生，23（1）：34-36.

[84] 刘晓莉，李红，孟紫强. 2005. $PM_{2.5}$ 对大鼠心、肺、睾丸的氧化损伤作用[J]. 中国环境科学，25（2）：160-164.

[85] 罗晓玲. 2004. 河西走廊东部空气污染的天气成因分析及浓度预报[J]. 干旱区资源与环境，18（6）：19-22.

[86] 罗晓玲，李岩瑛，李耀辉，李君，张爱. 2004. 河西走廊东部沙尘天气与武威市大气污染的关系研究[J]. 中国沙漠，24（5）：642-646.

[87] 孟紫强，胡敏，郭新彪，李德鸿，潘小川. 2003. 沙尘暴对人体健康影响的研究现状[J].中国公共卫生，19（4）：471-472.

[88] 孟紫强，张全喜. 2005. 大气细颗粒物致大鼠肺泡巨噬细胞 DNA 损伤[J]. 中国环境科学，25（1）：15-17.

[89] 孟紫强，卢彬，周义，黄文清，王彤，耿红，张剑. 2006a. 沙尘天气对呼吸系统疾病日入院人数影响的时间序列研究（1995—2003）[J]. 环境科学学报，26（11）：1900-1908.

[90] 孟紫强，张全喜. 2006a. 沙尘暴 $PM_{2.5}$ 对大鼠肺细胞 DNA 损伤效应[J]. 中国公共卫生，22：1458-1459.

[91] 孟紫强，张全喜. 2006b. 沙尘暴细颗粒物对大鼠肺、心、肝组织的氧化损伤效应[J]. 卫生研究，35（6）：688-692.

[92] 孟紫强，张全喜，耿红. 2006b. 沙尘暴细颗粒物致大鼠肺泡巨噬细胞 DNA 损伤[J]. 环境与职业医学，23：185-188.

[93] 孟紫强，卢彬，潘竞界，耿红，张剑，张全喜，杨振华，张欣. 2007a. 沙尘天气与呼吸系统疾病日入院人数关系[J]. 中国公共卫生，23（3）：284-286.

[94] 孟紫强，张剑，耿红，卢彬，张全喜. 2007b. 沙尘暴对呼吸及循环系统疾病日门诊量的影响[J]. 中国环境科学，27（1）：116-120.

[95] 孟紫强，张剑，卢彬. 2007c. 沙尘天气细颗粒物对高血压日门诊人数的影响[J]. 环境与职业医学，24（5）：473-477.

[96] 孟紫强，张雷. 2007. 沙尘暴对暴露儿童健康效应的研究[J]. 生态毒理学报，2（4）：390-395.

[97] 孟紫强，卢彬，张剑. 2008a. 沙尘天气颗粒物对呼吸与心血管系统疾病日入院人数的影响[J]. 环境与职业医学，25（1）：1-7.

[98] 孟紫强，张剑，杨振华，卢彬. 2008b. 沙尘天气细颗粒物对呼吸及心血管系统疾病日门诊人数的影响[J]. 环境与职业医学，25（3）：225- 231.

[99] 孟紫强，杨振华，潘竞界，李建民，耿红，张剑，卢彬，闫晓钟，张全喜，张欣. 2008c. 沙尘天气多发区民勤县发现多例非职业性尘肺病[J]. 生态毒理学报，3（4）：337-342.

[100] 孟紫强. 2010. 沙尘暴对健康的影响及防护. 环境与健康展望，118（2C）：2.

[101] 孟紫强. 2000. 环境毒理学[M]. 北京：中国环境出版社.

[102] 孟紫强. 2003. 环境毒理学基础[M]. 北京：高等教育出版社.

[103] 孟紫强. 2010. 环境毒理学基础[M]. 2 版. 北京：高等教育出版社.

[104] 孟紫强. 2009. 生态毒理学[M]. 北京：高等教育出版社.

[105] 孟紫强. 2006. 生态毒理学原理与方法[M]. 北京：科学出版社.

[106] 孟紫强. 2012. 二氧化硫生物学：毒理学、生理学、病理生理学[M]. 北京：科学出版社.

[107] 孟紫强.1984.大骨节病[M]. 太原：山西人民出版社.

[108] 逄兵，张学书，蒋学之. 1993. 沙漠尘和沙漠肺[J]. 职业医学，20（5）：301-302.

[109] 钱正安，贺慧霞，翟章，陈敏连. 1997. 我国西北地区沙尘暴的分级标准和个例谱及其统计特征[M]. 北京：气象出版社，1-10.

[110] 秦大河. 2003. 沙尘暴[M]. 北京：中国气象出版社，1-10.

[111] 时宗波，邵龙义，Jones T P，Whittaker A G，Richards R J，张鹏飞. 2004. 城市大气可吸入颗粒物对质粒 DNA 的氧化性损伤[J]. 科学通报，49（7）：672-678.

[112] 孙业乐，庄国顺，袁蕙，张兴赢，郭敬华. 2004. 2002 年北京特大沙尘暴的理化特性及其组分来源分析[J]. 科学通报，49（4）：340-346.

[113] 汤旦林，李晓强. 1997. 统计在生命科学中的实践与认识（V）Meta-分析（下）[J]. 数理统计与管理，16（5）：59-64.

[114] 王菲菲，郑灿军，郭新彪. 2006. 沙尘与非沙尘 $PM_{2.5}$ 对人肺成纤维细胞存活率及细胞间通讯的影响[J]. 卫生研究，35（1）：26-30.

[115] 王式功，董光荣，陈惠忠，李希良，金炯. 2000. 沙尘暴研究的进展[J]. 中国沙漠，20（4）：349-356.

[116] 卫生部卫生统计信息中心，北京协和医院世界卫生组织疾病分类合作中心. 国际疾病分类（1CD-10）应用指导手册[M]. 北京：中国协和医科大学出版社，2001.

[117] 魏爱丽，孟紫强. 2006. 沙尘暴细颗粒物对人外周血淋巴细胞的遗传损伤效应[J]. 环境与健康杂志，23（4）：291-293.

[118] 魏爱丽，孟紫强，牛瑞芳. 2006. 沙尘暴细颗粒物对人外周血淋巴细胞微核形成的影响[J]. 环境科学学报，26（3）：509-514.

[119] 魏盛夏，胡伟，腾恩江，吴国平，JimZhang，Robert S. Chapman. 2000. 空气污染与儿童呼吸系统患病率的相关分析[J]. 中国环境科学，20（3）：220-224.

[120] 谢昱姝. 2006. 大气颗粒物对人体健康影响研究进展[J]. 铁道劳动安全卫生与环保，33（4）：205-208.

[121] 杨振华，孟紫强，潘竞界，闫晓钟. 2008. 沙尘暴多发地区人群呼吸与循环等系统疾病的现患调查[J]. 环境与职业医学，25（1）：8-12.

[122] 杨振华，孟紫强. 2008. 民勤县和甘谷县人群呼吸与循环等系统疾病现患调查[J]. 山西大学学报，31（2）：292-296.

[123] 张广兴，李霞. 2003. 沙尘暴观测及分级标准研究现状[J]. 中国沙漠，23（5）：586-591.

[124] 张晓龙、张艳芳、赵景波. 2001. 近年来中国沙尘暴发生特点、成因及其防治对策[J]. 干旱区资源与环境，15（3）：31-36.

[125] 张兴赢，庄国顺，袁蕙. 2004. 北京沙尘暴的盐湖盐渍土源——单颗粒物分析提供的重要证据[J]. 中国环境科学，24（5）：533-537.

[126] 张兴赢，庄国顺，陈建民，薛华欣. 2004. 沙尘暴颗粒物表面的元素存在形态和组成[J]. 科学通报，49（24）：2544-2550.

[127] 赵晓红，郭新彪，金昱，邓芙蓉，王慧，刘世杰. 2003. 可吸入颗粒物 PM_{10} 对细胞间隙连接通讯的抑制作用[J]. 环境与职业医学，20（2）：83-86.

[128] 中国疾病预防控制中心职业卫生与中毒控制所. 2002. GBZ 70—2002，尘肺病诊断标准[S]. 北京：法律出版社.

[129] 中国气象局. 2003. 沙尘天气年鉴 2002 年[M]. 北京：气象出版社.

[130] 中华人民共和国卫生部，http：//www.moh.gov.cn/publicfiles/business/htmlfiles / mohwsjdj/ s5854/201105/51676.htm

[131] 周自江. 2001. 近 45 年中国扬沙和沙尘暴天气[J]. 第四纪研究，21（1）：9-17.

[132] 庄国顺，郭敬华，袁蕙，赵承易. 2001. 2000 年我国沙尘暴的组成、来源、粒径分布及其对全球环境的影响[J]. 科学通报，46（3）：191-196.

附录　孟紫强简历

1939 年 2 月 26 日生，山西省临汾人，医学硕士。山西大学环境医学与毒理学研究所所长、教授、博士生导师。享受政府特殊津贴。历任山西大学环保系环境生物学教研室主任、生命科学系环境与应用生物学研究所主任、环境生物毒理学研究室主任、环境科学与工程研究中心主任。1993—2006 年为环境科学硕士点、博士点及环境科学与工程一级学科硕士点和博士后流动站首席专家。

学历与工作单位

1955—1958 山西省运城农业学校农学专业毕业；

1958—1961 山西省雁北专署农林局土壤试验站，农业技术员；

1961—1966 山西大学生物系植物生理学专业毕业；

1973—1978 山西省地方病研究所，实习研究员；

1978—1980 天津医科大学生物化学研究生毕业，获医学硕士学位；

1981—1986 中国辐射防护研究院放射生物学研究所，助理研究员；

1986 至今 山西大学环保系、生物系、环境科学与工程研究中心，教授、博士生导师。

国际合作

1989.2—1990.3，英国牛津大学药学系毒理学研究室高级访问学者；

1991.11—1992.10，德国汉堡大学环境与职业毒理学研究室客座研究员；

1995.3—1995.10，美国德克萨斯大学医学分院环境毒理学研究所高级访问学者。

主要学术兼职

山西省毒理学会理事长、美国纽约科学院院士、美国国家科学技术促进协会会员、国际 DNA 修复研究学会理事、中国毒理学会常务理事、中华医学微量元素学会理事等，多种环境医学与毒理学类期刊编委。

科研方向

环境医学与环境毒理学、地方病（大骨节病）、放射生物学、肿瘤免疫核酸，以及二氧化硫与微量元素毒理学与生理学。

研究与成果

主持国家自然科学基金项目 5 项，其中重点项目 1 项；山西省自然基金和留学基金 7 项。

发表专著 5 部、教材 3 部、科普著作 1 部，参编专著和其他作品 4 部，发表科研论文 400 余篇、被 SCI 收录论文 80 余篇；获教育部科技进步奖二、三等奖各 1 项、教育部教学成果二等奖 1 项、山西省科技进步奖一、二、三等奖各 1、4、3 项；国家发明专利 1 项、实用发明专利 2 项。

主持的主要科研项目

1．国家自然科学基金重点项目（No.30230310）

沙尘暴细颗粒物的理化特性及其对人体健康的影响（2003.1—2006.12）

2．国家自然科学基金项目（No.20677035）

二氧化硫诱发支气管哮喘的分子机制（2007.1—2009.12）

3．国家自然科学基金项目（No.20477023）

二氧化硫及其衍生物对大鼠肺组织细胞和培养人支气管上皮细胞原癌基因和抑癌基因表达的影响（2005.1—2007.12）

4．国家自然科学基金项目（No.30070647）

二氧化硫对小鼠肺脏和人肺细胞凋亡及氧化损伤的效应（2001.1—2003.12）

5．国家自然科学基金项目（No.39770634）

亚硫酸氢钠对哺乳类细胞的致突变作用及其分子机制（1998.1—2000.12）

6．山西省自然科学基金（No.961045）

二氧化硫致癌的分子机理及预防对策（1996.1—1998.12）

7．山西省自然科学基金

二氧化硫对肺细胞凋亡及氧化损伤的效应（2000.7—2002.12）

8．山西省自然科学基金

二氧化硫的遗传损伤作用及其分子机制（1993.1—1995.12）

9．山西省自然科学基金

无机砷化合物对人血淋巴细胞 DNA 合成的作用（1995.1—1997.12）

10．山西省归国人员基金

二氧化硫及其衍生物对细胞 DNA 单链断裂及修复的效应（1992.1—1994.12）

11．山西省归国人员基金

致癌化学物与人血淋巴细胞 DNA 形成加合物的研究(1992.6—1995.6)

12．山西省自然科学基金

二氧化硫熏气对小鼠骨髓细胞遗传损伤的研究（1999.1—2001.12）

13．山西省自然科学基金

沙尘暴细颗粒物对人体健康的影响（2003.6—2006.6）

14．山西省教育厅科技开发研究基金

二氧化硫对人体氧化损伤防护剂的研究（2000.1—2002.12）

科研获奖

1．2008 年度山西省科学技术奖自然科学类一等奖（编号：2008-Z-1-001）《典型大气污染物毒理作用的系列研究》（第一名），颁奖时间 2009 年。

2．2007 年度山西省科学技术奖自然科学类三等奖（编号：2007-Z-3-003）《二氧化硫衍生物对大鼠神经元和心肌细胞几种离子通道的影响》（第一名），颁奖时间 2008 年。

3．2000 年教育部中国高校科学技术奖二等奖（编号 2000-122）《煤烟型大气污染物 SO_2 与 TSP 毒理学作用的系列研究》（第一名），颁奖时间 2001 年。

3．教育部 1999 年科技进步三等奖

《二氧化硫及其衍生物对哺乳类细胞的致突变作用》（第一名），颁奖时间 1999 年。

4．1994 年山西省科技进步二等奖（编号 92-148）

《二氧化硫对人血淋巴细胞遗传损伤效应的研究》（第一名）。

5．1997 年山西省科技进步三等奖

《砷在人血淋巴细胞转化和 DNA 合成中的作用》（第一名）。

6．1991 年山西省科技进步理论成果二等奖（编号 1989-309）

《电离辐射对哺乳动物细胞 DNA 损伤效应的研究》（第一名）。

7．1995 年山西省科技进步二等奖（编号 952094）

《培养人类细胞中 *N*-乙酰转移酶活性的诱导研究》（第一名）。

8．1991 年山西省科技进步应用成果三等奖

《太原地区抗污树种及指示植物的筛选与研究》（第三名）。

9．1999 年山西省科技进步三等奖

《空气氟化物污染对人血淋巴细胞遗传损伤效应的研究》（第一名）。

10．2005 年教育部教学成果（国家级教学成果奖）二等奖（证书号：2005313）、江苏省教学成果特等奖

《环境类专业基础理论建立与课程体系整体优化的研究》（1281B06211）（第五名）。

专 利

1．孟紫强. 一种有毒气体动式染毒装置，专利类型：实用新型，专利号：2067422，2012.

2．孟紫强，耿红，白巨利，张健彪，张欣. 一种降血压组合物及其制备方法和应用，专利类型：发明，专利号：242183，2005.

3．耿红，孟紫强，张全喜. 一种从动物肺中提取肺泡灌洗液的装置，专利类型：实用新型，专利号：714012，2005.

出版专著和教材

1．孟紫强主编. 2000. 环境毒理学. 北京：中国环境科学出版社.

2．孟紫强主编. 2006. 生态毒理学原理与方法. 北京：科学出版社.

3．孟紫强主编. 2012. 二氧化硫生物学：毒理学、生理学、病理生理学. 北京：科学出版社.

4．孟紫强，张全喜，杨振华. 2012. 沙尘暴医学与毒理学. 北京：中国环境科学出版社.

5．孟紫强主编. 2003. 环境毒理学基础（“十五”国家级规划教材）. 北京：高等教育出版社.

6．孟紫强主编. 2010. 环境毒理学基础.2 版. 北京：高等教育出版社.

7．孟紫强主编. 2009. 生态毒理学（“十一五”国家级规划教材）. 北京：高等教育出版社.

8．孟紫强主编. 2009. 生活方式与健康. 北京：科学普及出版社.

9．孟紫强. 1984. 大骨节病. 太原：山西人民出版社.

10．孟紫强参编. 1996. 生命科学中的微量元素. 2 版（第 21 章 砷）. 北京：中国计量出版社.

11．孟紫强参编. 2000. 旅德追忆.（季羡林等主编，第 40 篇）. 北京：

商务印书馆.

12. 孟紫强参编. 1990. 辐射研究与辐射工艺学术论文集. 上海医大出版社.

13. 孟紫强参编. 1994.Effects of Arsenic on DNA synthesis in Human Lymphocytes，in Arsenic in the environment，Part 2：Human health and ecosystem EFFECTS，（ed. Jerome O. Nriagu）. New York，Chichester，Brisbane，Torontok，Singapore：John Wiley & Sons，Inc. pp133-142.

主要科研论文题录

2012 年

1. 张全喜，孟紫强. 2012. 二氧化硫对大鼠离体心脏功能影响的机制研究. 环境科学学报，32（4）：968-973.

2. 张全喜，孟紫强. 2012. The negative inotropic effects of gaseous sulfur dioxide and its derivatives in the isolated perfused rat heart. Environ. Toxicol.，27：175-184.

2011 年

3. 孟紫强，李君灵. 2011. 二氧化硫生物学研究进展：从毒理学到生理学. 生理学报，63（6）：593-600.

4. 魏彩玲，孟紫强. 2011. 焦亚硫酸钠对大鼠背根节神经元钠电流的影响.生物物理学报，27（7）：608-616.

5. 张建彪，上官铁梁，孟紫强. 2011. Changes in soil carbon flux and carbon stock over a rotation of poplar plantations in northwest China. Ecological Res.，26：153-161.

6. 解静芳，许丽娟，韩琦，郝婷娟，孟紫强. 2011. 二氧化硫致小鼠脑胃蛋白质氧化损伤作用.中国公共卫生，27（3）：0320-0321.

7. 魏海英，孟紫强. 2011. Protective effects of epigallocatechin-3-gallate against lead-induced oxidative damage. Human Experimental Toxicology，30（10）：1521-1528.

2010 年

8. 魏海英，孟紫强. 2010. Epigallacatechin-3 Gallate protects Na channels in rat ventricular myocytes against sulfite.Cardiovascular Toxicology，10：166-173.

9. 白巨利，孟紫强. 2010. Effect of sulfur dioxide on expression of proto-oncogenes and tumor suppressor genes from rats. Environ Toxicol，25（3）：272-283.

10. 魏彩玲，孟紫强. 2010. 焦亚硫酸钠对大鼠背根节神经元 L-型钙电流的影响.环境科学学报，30（6）：1250-1256.

11. 白巨利，孟紫强. 2010.Expression of caspase and apoptotic signal pathway induced by sulfur dioxide. Environ Mol Mutagen，2010，51（2）：112-122.

12. 秦国华，孟紫强. 2010. Expression of oncogenes and tumor suppressor genesin lungs of rats exposed to sulfur dioxide and benzo（a）pyrene. Inhalation Toxicology，2010；22（4）：322-329.

13. 秦国华，孟紫强. 2010. Sulfur Dioxide and Benzo（a）pyrene ModulatesCYP1A and Tumor-Related Gene Expression in rat liver. Environ Toxicol.，25（2）：169-79.

14. 李君灵，李瑞金，孟紫强. 2010. Sulfur dioxide upregulates the aortic nitric oxide pathway in rats. European Journal of Pharmacology，645：143-150.

2009 年

15. 李君灵，孟紫强. 2009. 内源性气态 SO_2 对血管的舒张作用及其机制 III：信号转导途径. 生态毒理学报，2009，4（3）：366-372.

16. 解静芳，刘丽娜，金国文，毕明丽，周晶，孟紫强. 2009. 二氧化硫吸入对小鼠肺和心组织 DNA-蛋白质交联作用的影响.环境与职业医学，26（4）：362-366.

17. 解静芳，李瑞金，范仁俊，孟紫强. 2009. Effects of sulfur dioxide on expressions of p53，bax and bcl-2 in lungs of asthmatic rats.Inhalation toxicology，21（11）：952-957.

18. 孟紫强，李君灵，张全喜，白维铭，杨振华，王珐琦，赵颖. 2009. The vasorelaxant effect of endogenous gaseous sulfur dioxide on aortic rings and its mechanism：A comparison with sulfite effects and SO_2 biosynthesis and regulation.中日大气污染及健康影响研讨会论文集.

19. 张全喜，孟紫强. 2009. Research advances on sulfur dioxide toxicology in China.中日大气污染及健康影响研讨会论文集.

20. 孟紫强，张全喜. 2009. Toxicological and epidemiological studies on health effects of sand-storms in China，中日大气污染及健康影响研讨会论文

集.

21. 孟紫强，李君灵，张全喜，白维铭，杨振华，王法琦，赵颖. 2009. 内源性气态 SO_2 对血管的舒张作用及其机制II：与亚硫酸盐的比较及 SO_2 的内源产生于调节. 生态毒理学报，4（2）：203-211.

22. 孟紫强，李君灵，张全喜，杨振华. 2009. 内源性气态 SO_2 对血管的舒张作用及其机制. 生物物理学报（增刊），25：220-221.

23. 孟紫强，郭掌珍. 2009. SO_2 在水和有机溶剂中的化学形态及其脂/水分配系数：SO_2 生理学研究新模式. 生态毒理学报，4（1）：75-80.

24. 秦国华，孟紫强. 2009. Effects of sulfur dioxide derivatives on expression of oncogenes and tumor suppressor genes in human bronchial epithelial cells.Food Chem Toxicol.，47（4）：734-744.

25. 张全喜，孟紫强. 2009. 用煤矸石制备饮水除氟剂的研究. 科技情报开发与经济，19（6）：166-167.

26. 解静芳，金国文，李瑞金，王学峰，刘丽娜，孟紫强. 2009. 在大鼠哮喘发生中 SO_2 致凋亡相关基因及蛋白质表达的改变. 环境科学学报，29（3）：613-618.

27. 李君灵，孟紫强. 2009. The role of sulfur dioxide as an endogenous gaseous vasoactive factor in synergy with nitric oxide.Nitric Oxide，20（2009）：166-174.

28. 魏海英，孟紫强. 2009. 茶多酚对二氧化硫衍生物引起的心肌细胞钠电流增大效应的抑制作用. 中国病理生理杂志，25（2）：285-288.

29. 孟紫强，李君灵，张全喜，白维铭，杨振华，赵颖，王法琦. 2009. Vasodilator Effect of Gaseous Sulfur Dioxide and Regulation of its Level by ACh in Rat Vascular Tissues. Inhalation Toxicology，21（14）：1223-1228.

30. 聂爱芳，魏彩玲，孟紫强. 2009. Sodium metabisulfite modulation of potassium channels in pain-sensing dorsal root ganglion neurons. Neurochem Res.，34：2233-2242.

31. 孟紫强. 2009. “生态毒理学”课程内容及其结构的思考. 大学环境类课程报告论坛论文集，63-265.

32. 张全喜，孟紫强. 2009. The vasodilator mechanism of sulfur dioxide on isolated aortic rings of rats：Involvement of the K and Ca2 channels. European Journal of Pharmacology，602：117-123.

2008 年

33. 杨振华，孟紫强. 2008. 民勤县和甘谷县人群呼吸与循环等系统疾病现患调查. 山西大学学报，31（2）：292-296.

34. 魏海英，孟紫强. 2008. Enhancing effects of diethyldithiocarbamate on increasing of sodium channel by sulfur dioxide derivatives in the ventricular myocytes. Cell Biology International，32（9）：1143-1149.

35. 孟紫强，卢彬，张剑. 2008. 沙尘天气颗粒物对呼吸与心血管系统疾病日入院人数的影响. 环境与职业医学，25（1）：1-7.

36. 杨振华，孟紫强，潘竟界，阎晓钟. 2008. 沙尘地区呼吸与循环等系统疾病现患调查. 环境与职业医学，25（1）：8-12.

37. 李君灵，曹庆玲，孟紫强. 2008. 环氧化酶-2 对细胞动力学和癌变影响的研究进展. 环境与职业医学，25（2）：203-206.

38. 孟紫强，李屹，曹庆玲. 2008. cAMP-PKA 信号转导在 SO_2 衍生物舒张血管中作用. 中国公共卫生，24（5）：562-564.

39. 孟紫强，杨振华，潘竟界，李建民，耿红，张剑，卢彬，阎晓钟，张全喜，张欣. 2008. 沙尘天气多发区民勤县发现多例非职业性尘肺病. 生态毒理学报，3（4）：337-342.

40. 李瑞金，孟紫强，解静芳. 2008. Effects of sulfur dioxide on the expressions of EGF，EGFR，and COX-2 in airway of asthmatic rats. Arch Environ Contam Toxicol，54：748-757.

41. 白巨利，孟紫强. 2008. The effects of sulphur dioxide on activities of fatty acid synthase in livers and lungs. luminescence，23（2）：59-60.

42. 张欣，孟紫强. 2008. 有害因子胁迫对人支气管上皮细胞 SO_2 生物合成的影响. 生态毒理学报，3（1）：55-58.

43. 桑楠，云洋，李广科，孟紫强. 2008. 硫酸镁调节 SO_2 衍生物对大鼠海马神经元钠通道的刺激作用. 应用与环境生物学报，14（1）：74-77.

44. 张全喜，孟紫强. 2008. 内源性气态 SO_2 对血管的舒张作用及其机制：细胞离子通道的作用. 生态毒理学学报，3（6）：558-562.

45. 孟紫强，张剑，杨振华，卢彬. 2008. 沙尘天气细颗粒物对呼吸及心血管系统疾病日门诊人数的影响. 环境与职业医学，25（3）：225-231.

2007 年

46. 孟紫强，张海飞. 2007. The vasodilator effect and its mechanism of sulfur dioxide-derivatives on isolated aortic rings of rats. Inhal Toxicol.，19

（11）：979-86.

47. 李瑞金，孟紫强，解静芳. 2007. Effects of sulfur dioxide on the expressions of MUC5AC and ICAM-1 in airway of asthmatic rats. Regul Toxicol Pharmacol.，48（3）：284-291.

48. 孟紫强，王少栋. 2007. SO_2 —— 一种神秘的生物小分子：SO_2 及其衍生物对血管张力的双相—双向性调节作用. 生态毒理学报，2（2）：158-163.

49. 孟紫强，张剑，卢彬. 2007. 沙尘天气细颗粒物对高血压日门诊人数的影响. 环境与职业医学，24（5）：473-476.

50. 孟紫强，卢彬. 2007. Dust events as a risk factor for daily hospitalization for respiratory and cardiorasunlar diseases in Minqin，China. Atmospheric Enviornment，41：7048-7058.

51. 聂爱芳，孟紫强. 2007. Sulfur dioxide derivatives modulate Na/Ca exchange currents and cytosolic $[Ca^{2+}]i$ in rat myocytes. Biochem Biophys Res Commun，6；358（3）：879-884.

52. 孟紫强，刘玉香. 2007. Cell morphological ultrastructural changes in various organs from mice exposed by inhalation to sulfur dioxide. Inhal Toxicol.，19（6-7）：543-551.

53. 孟紫强，张全喜. 2007. Damage eggects of duxt storm $PM_{2.5}$ on DNA in alveolar macrophages and lung cells of rats. Food and Chemical Toxicology，45：1368-1374.

54. 解静芳，范任俊，孟紫强. 2007. Prontein oxidation and DNA-protein crosslink induced by sulfur dioxide in lungs，livers，and hearts from mice. Inhalation Toxicology，19：759-765.

55. 李屹，孟紫强. 2007. 二氧化硫及其衍生物对大鼠血管及血浆中前列环素和血栓素 A2 的影响. 环境与健康，24（4）：189-191.

56. 孟紫强，卢彬，潘竞界，耿红，张剑，张全喜，杨振华，张欣. 207. 沙尘天气与呼吸系统疾病日入院人数关系. 中国公共卫生，23（3）：284-286.

57. 杜青平，贾晓珊，李适宇，孟紫强. 207. SO_2 对大鼠肺泡巨噬细胞膜脂流动性及酶活性的影响. 中国环境科学，27（3）：391-394.

58. 孟紫强，秦国华，白巨利，张建彪，张欣，杨振华. 2007. Alterations of gene expression profiles induced by sulfur dioxide in rat lungs. Front. Biol. China，2（4）；369-378.

59. 解静芳，徐敏，王学峰，刘丽娜，孟紫强. 2007. 荧光法研究二氧化硫衍生物与牛血清蛋白的相互作用. 分析仪器，（3）：21-25.

60. 解静芳，王学峰，孟紫强，徐敏. 2007. SO_2至小鼠肝蛋白质氧化损伤和DNA蛋白质交联作用. 中国环境科学，27（3）：400-403.

61. 孟紫强，张雷. 2007. 沙尘暴对暴露儿童健康效应的研究. 生态毒理学报，2（4），390-395.

62. 孟紫强，吕亚峰. 2007. 大鼠不同脏器亚硫酸氧化酶活性及其与年龄的关系. 生态毒理学报，2（4）：422-426.

63. 李瑞金，孟紫强. 2007. SO_2 衍生物对人 BEP2D 细胞哮喘基因表达的影响. 中国公共卫生，23（12）：1457-1459.

64. 孟紫强. 2007. 生态毒理学与环境毒理学课程建设. 高教出版社《大学环境类课程报告论坛文集（2006）》，7：319-322.

65. 李瑞金，孟紫强. 2007. Effects of SO_2 derivatives on expressions of MUC5AC and IL-13 in human bronchial epithelial cells. Arch Toxicol.，81（12）：867-874.

66. 李瑞金，孟紫强，解静芳. 2007. Effects of sulfur dioxide derivatives on four asthma-related gene expressions in human bronchial epithelial cells. Toxicol Lett.，175（1-3）：71-81.

67. 魏海英，孟紫强. 2007. 二乙基二硫代氨基甲酸钠对二氧化硫衍生物引起的心肌细胞钠电流增大的增强效应. 生物物理学报，23（3）：157-162.

68. 孟紫强，李屹，李君灵. 2007. Vasodilatation of sulfur dioxide derivatives and signal transduction. Arch Biochem Biophys.，15；467（2）：291-296.

69. 孟紫强，卢彬，周义，黄文清，王彤，耿红，张剑. 2007. 沙尘天气对呼吸系统疾病日入院人数影响的时间序列研究（1995—2003 年）. 环境科学学报，（11）：1900-1908.

70. 孟紫强，张剑，耿红，卢彬，张全喜. 2007. 沙尘暴对呼吸及循环系统疾病日门诊量的影响. 中国环境科学，（1）：116-120.

2006 年

71. 刘玉香，杜青平，孟紫强. 2006. 二氧化硫体内衍生物对人血红细胞的氧化损伤及其防护. 环境科学学报，26（9）：1520-1523.

72. 孟紫强，张全喜. 2006. Oxidative damage of dust stormfine particles mstillatim on lungs hearts and livers of rats. Environmental Toxicology and Pharmacology，22：277-282.

73. 魏爱丽，孟紫强. 2006. Evaluation of micronuclevs indaction of sand

dust storm fine particles（$PM_{2.5}$） in humem blood lymphocytes. Environmental Toxicology and Pharmacology，22：292-297.

74. 李瑞金，孟紫强，李晓芳. 2006. 二氧化硫染毒小鼠部分脏器中亚硫酸盐的高效液相色谱测定法及毒理学效应. 环境与健康杂志，23（5）：405-408.

75. 耿红，孟紫强，张全喜. 2006. In vifro responses of rat alveolar macrophages to particle suspensions and water-soluble components of dust storm $PM_{2.5}$. Toxicology in vitro，20：575-584.

76. 魏爱丽，孟紫强. 2006. Induction of chromosome aberrations in cuetured human lymphocytes treated with sand dust storm fine particles（PM2.5）. Toxicology Letters，166：37-43.

77. 孟紫强，张全喜，耿红. 2006. 沙尘暴细颗粒物致大鼠肺泡巨噬细胞 DNA 损伤. 环境与职业医学，23（3）：185-188.

78. 解静芳，孟紫强. 2006. 二氧化硫衍生物对小鼠心、肝、肺蛋白质氧化损伤作用. 环境科学学报，26（7）：1175-1179.

79. 孟紫强，刘玉香，白剑英. 2006. 二氧化硫吸入对小鼠肺、肝、脾超微结构的影响. 环境与职业医学，23（4）：301-306.

80. 秦国华，孟紫强. 二氧化硫对大鼠细胞色素 P4501A 的抑制作用. 中国公共卫生，22（9）：1073-1074，2006.

81. 解静芳，孟紫强. 2006. 二氧化硫衍生物对小鼠脾、胃组织蛋白质的氧化损伤. 中国环境科学，26（5）：595-598.

82. 常凤滨，孟紫强，王慧阳. 2006. 二氧化硫体内衍生物对小鼠的显性致死作用. 应用与环境生物学报，12（3）：360-362.

83. 孟紫强. 2006. 关于生态毒理学与环境毒理学几个基本概念的见解. 生态毒理学报，1（2）：97-104.

84. 孟紫强，聂爱芳，桑楠，杜正清，魏彩玲. 2006. 二氧化硫衍生物对大鼠神经元和心肌细胞几种离子通道的影响. 生态毒理学报，1（2）：123-134.

85. 魏爱丽，孟紫强. 2006. 沙尘暴细颗粒物对人外周血淋巴细胞的遗传损伤效应. 环境与健康杂志，23（4）：291-293.

86. 王慧阳，孟紫强，常凤滨. 2006. 二氧化硫体内衍生物对雄性小鼠精子的毒性效应. 应用与环境生物学报，12（3）：363-366.

87. 刘晓铃，李秀芬，白剑英，仪慧兰，孟紫强. 2006. 二氧化硫衍生物对玉米种子萌发、幼苗生长和细胞分裂的影响. 植物研究，26(4)：465-469.

88. 秦国华，孟紫强. 2006. Effect of sulfur Dioxide lnhalation on CYP2B1/2 and CYP2E1 in rat liver and Lung. Inhalation Toxicology，2006，18：581-588.

89. 孟紫强，聂爱芳. 2006. 二氧化硫衍生物对大鼠心肌细胞膜离子通道的影响. 生物物理学报，22 增刊（292）.

90. 解静芳，孟紫强. 2006. 二氧化硫衍生物对小鼠不同器官组织蛋白质的氧化损伤作用. 生物物理学报，22 增刊（405）.

91. 孟紫强，秦国华，白巨利，张建彪，杨振华，张欣. 2006. SO_2 长期吸入对大鼠肺组织基因表达谱的影响. 应用与环境生物学报，12（2）：229-234.

92. 魏爱丽，孟紫强，牛瑞芳. 2006. 沙尘暴细颗粒物对人外周血淋巴细胞微核形成的影响. 环境科学学报，3，26（3）：509-514.

93. 耿红，孟紫强. 2006. Inhibition of superoxide dismutase，vitamin C and glutathione on chemiluminescence produced by luminol and the mixture of sulfite and bisulfite. Spectrochemica Acta Part A，64：87-92.

94. 秦国华，孟紫强. 2006. The expressions of protooncogenes and CYPIA in lungs of rats exposed to sulfur dioxide and benzo（α）pyrene. Regulatory Toxicology and Pharmacology，45：36-43.

95. 白巨利，孟紫强. 2006. p53、bax 和 bcl-2 基因在 SO_2 染毒大鼠肝中的表达. 中国生物化学与分子生物学报，22（4）：343-348.

96. 白巨利，孟紫强. 2006. SO_2 吸入对大鼠肺 p53、bax、bcl-2 mRNA 和蛋白表达的影响. 环境与职业医学，23（2）：100-104.

97. 孟紫强，秦国华. 2006. 二氧化硫吸入致大鼠肺组织基因表达谱改变. 中国公共卫生，22（3）：274-276.

98. 聂爱芳，孟紫强. 2006. Modulation of L-type calcium current in rat cardiac myocytes by sulfur diokicte derivatives. Food and Chemical Toxicology，44：355-363.

99. 孟紫强，魏彩玲. 2006. 焦亚硫酸钠对大鼠背根节神经元钾电流的影响. 应用与环境生物学报，12（2）：224-228.

100. 耿红，孟紫强，张全喜. 2006. 沙尘暴细颗粒物对大鼠肺泡巨噬细胞膜损伤. 中国公共卫生，22（2）：144-146.

101. 孟紫强，张全喜. 2006. 沙尘暴 $PM_{2.5}$ 对大鼠肺细胞 DNA 损伤效应. 中国公共卫生，22（12）：1458-1459.

102. 孟紫强，张全喜. 2006. 沙尘暴 $PM_{2.5}$ 对大鼠肺、心、肝组织的氧化损伤效应. 卫生研究，35（6）：690-692.

103. 孟紫强，卢彬，周义，黄文清，王彤，耿红，张剑. 2006. 沙尘天气对呼吸系统疾病日入院人数影响的时间序列研究. 环境科学学报，26（11）：1900-1908.

104. 孟紫强，秦国华，白巨利，张建彪，杨振华，张欣. 2006. 二氧化硫对大鼠肺基因组表达谱的影响——环境表达不稳定基因组存在的证据. 山西大学学报，29（3）：225-236.

105. 秦国华，孟紫强. 2006. 二氧化硫对大鼠肝和肺细胞色素 p4502B1 和 2E1mRNA 表达及活性的影响. 卫生研究，35（5）：554-556.

106. 孟紫强，刘玉香. 2006. 二氧化硫吸入对小鼠脑、心、肾、睾丸超微结构的影响. 环境科学学报，26（1）：130-136.

107. 耿红，孟紫强，张全喜. 2006. 沙尘暴 $PM_{2.5}$ 水溶和有机成份对巨噬细胞的损伤. 中国环境科学，26（1）：20-24.

108. 孟紫强，李屹，张海飞，王少栋. 2006. 二氧化硫衍生物引起大鼠血管舒张的细胞信号转导途径. 应用与环境生物学报，12（1）：52-54.

2005 年

109. 王少栋，孟紫强，李屹. 2005. SO_2 衍生物对大鼠胸主动脉的舒张作用及其机制的研究. 山西大学学报，2005 增刊（124-126）.

110. 刘晓莉，宋宪强，孟紫强. 2005. $PM_{2.5}$ 对大鼠肝、脾、肾组织的氧化损伤效应. 环境与健康杂志，22（5）：326-329.

111. 孟紫强，秦国华，白巨利，张建彪，张欣，杨振华. 2005. 二氧化硫吸入后大鼠肺组织基因表达谱的改变. 毒理学杂志，19（3）增刊：228.

112. 孟紫强，聂爱芳. 2005. 焦亚硫酸钠对大鼠海马 CAI 区神经元钾电流的影响. 中国应用生理学杂志，21（3）：241-245.

113. 孟紫强，秦国华，张波. 2005. DNA damage in mice treated with sulfur dioxide by inhalation. Environmental and Molewlar Mutagenesis，46：150-155.

114. 刘晓莉，杨东升，孟紫强. 2005. 大气细颗粒物对大鼠脑组织的氧化损伤效应. 中国公共卫生，21（8）：990-991.

115. 孟紫强，张波，秦国华，李瑞金. 2005. 二氧化硫对小鼠不同脏器 DNA 的损伤作用. 中国环境科学，25（4）：424-427.

116. 孟紫强，刘玉香，武冬梅. 2005. Effect of sulfur dioxide inhalation on cylokine levels in lungs and serum of mice. Inhal Toxicol，17（6）：303-307.

117. 孟紫强，李瑞金，张欣. 2005. Levels of sulfite in three organs frome mice exposed to sulfur dioxide. Inhal Toxicol，17（6）：309-13.

118. 孟紫强，聂爱芳. 2005. Enhancement of sodium metabisulfile on sodium concents in acutely isolated rat hippocampal CAI neurons. Environmental Toxicology and Pharmacology，20（1）：35-41.

119. 孟紫强，李瑞金，张欣. 2005. HPLC 荧光检测法测二氧化硫吸入后小鼠脑、心和肺亚硫酸盐水平. 环境科学学报，25（3）：346-350.

120. 刘晓莉，李红，孟紫强. 2005. $PM_{2.5}$ 对大鼠心、肺、睾丸的氧化损伤作用. 中国环境科学，25（2）：160-164.

121. 李瑞金，孟紫强，张波. 2005. 二氧化硫衍生物对小鼠肝细胞 DNA 损伤的研究. 山西医科大学报，36（2）：177-179.

122. 白巨利，孟紫强. 2005. Effect of sulfur dioxide on apoptpsis-related gene expressions in lungs from rats. Regulatory Toxicology and Pharmacology，43：272-279.

123. 秦国华，孟紫强. 2005. Effect of sulfur dioxide inhalation on CYPLAL and CYPLAZ in rat liver and lung. Toxicology Letters，160：34-42.

124. 白巨利，孟紫强. 2005. Expression of apoptosis-related genes in livers from rats exposed to sulfur dioxide. Toxicology，216：253-260.

125. 孟紫强，李瑞金，白巨利，张欣，杨振华. 2005. 二氧化硫亚慢性染毒对大鼠肺细胞 DNA 的损伤. 应用与环境生物学报，11（6）：726-728.

126. 聂爱芳，孟紫强. 2005. Sulfur dioxide derivatives modulation of potassium channels in rat ventricular myocytes. Archives of Biochemistry and Biophysics，442：187-195.

127. 聂爱芳，孟紫强. 2005. Study of the interaction of sulfur dioxide derivatives with cardiac sodium channel，Biochimica et Biophysica Acta，1718：67-73.

128. 孟紫强，白巨利，秦国华. 2005. SO_2 对大鼠肝、肺 3 种细胞凋亡相关基因和细胞色素 P450 4 种基因表达的影响. 毒理学杂志，19（3）增刊：229.

129. 孟紫强，耿红，张全喜. 2005. 沙尘暴细颗粒物对大鼠肺泡巨噬细胞的体外毒作用. 毒理学杂志，19（3）增刊：307-308.

130. 孟紫强，聂爱芳. 2005. 焦亚硫酸钠对大鼠海马 CAI 区神经元钠电流的影响. 中国病理生理杂志，21（9）：1824-1828.

131. 耿红，孟紫强，张全喜. 2005. Effects of blowing sand fine particies

on plasma membrane permeability and fluidity and intracellular calcium levels of rat alveolar macrophages. Toxical Letters，157：129-137.

132. 耿红，孟紫强，张全喜. 2005. 沙尘暴细颗粒物对大鼠肺泡巨噬细胞钙水平和脂质过氧化的影响. 环境科学学报，25（6）：845-850.

133. 刘晓莉，孟紫强. 2005. Effects of airbone fine particle matter on antioxidant capacity and lipid peroxidation in maltiple organs of rats. Inhal Toxical，17（9）：467-473.

134. 孟紫强，李瑞金，白巨利，张全喜，李屹. 2005. 亚硫酸钠对小鼠不同脏器的 DNA 损伤. 食品科学，26（10）：203-205.

135. 孟紫强，聂爱芳. 2005. Effects of sodium metabisulfite on potassium currents in acutely isolated CAI pyramidal neurons of rat hippocampus. Food and Chemical Toxicology，43（2）：225-232.

136. 孟紫强，张海飞. 2005. 二氧化硫衍生物对大鼠离体主动脉血管环的舒张作用. 应用与环境生物学报，11（1）：64-66.

137.孟紫强，张全喜. 2005. 大气细颗粒物致大鼠肺泡巨噬细胞 DNA 损伤. 中国环境科学，25（1）：15-17.

2004 年

138. 孟紫强，刘玉香，武冬梅. 2004. 二氧化硫对小鼠肺及血清中细胞因子的影响. 中国公共卫生，20（9）：1050-1051.

139. 刘晓莉，孟紫强. 2004. 有氧运动抗氧化损伤作用的最新研究. 中国临床康复（现代康复），8（9）：1738-1749.

140. 孟紫强，聂爱芳，白伟. 2004. 三氯化铝对大鼠海马 CA1 区锥体细胞钠电流的影响. 中国药理学与毒理学杂志，18（4）：309-312.

141. 张波，聂爱芳，白伟，孟紫强. 2004. Effects of aluminum chloride on sodium current，ransient outward potassium current and delayed rectifier potassium current in acutely isolated rat hippocampal CA1 neurons. Food and chemical Toxicology，42：1453-1462.

142. 孟紫强，白伟. 2004. Oxidation damage of sulfur dioxide on testicles of mice. Enrionmental Research，96：298-304.

143. 杜正清. 孟紫强. 2004. Effects of derivatives of sulfur dioxide on transient outward potassium currents in acutely isolated rat hippocampal neurons. Food and Chemical Toxicology，42：1211-1216.

144. 孟紫强，秦国华，张波. 2004. Damage of sulfur dioxide on DNA in

lung cells from mice，Toxicology and Applied Pharmacology，197（3）：239.

145. 桑楠，孟紫强. 2004. Influence of sulfur dioxide derivatiues on outward potassium currrnt rat hippocampal neurons. 中国临床康复，8（16）：3207-3209.

146. 孟紫强，聂爱芳. 2004. 过氧化氢对大鼠海马 CA1 区神经元钠电流的影响. 中国病理生理杂志，20（5）：748-751.

147. 李瑞金，孟紫强，张波. 2004. 二氧化硫体内衍生物对小鼠胃细胞 DNA 损伤的研究. 山西大学学报（自然科学版），33（2）：205-208.

148. 杜正清. 孟紫强. 2004. Modulation of sodium current in rat dorsal root ganglion neurons by sulfur dioxide derivatives. Brain Res，1010：127-133.

149. 白剑英，孟紫强. 2004. 二氧化硫对肝脏组织学结构的影响. 中华病理学杂志，33（2）：155-157.

150. 孟紫强，耿红，秦国华，张波. 2004. 二氧化硫对小鼠脾脏的氧化应激作用. 卫生毒理学杂志，18（1）：1-3.

151. 孟紫强，聂爱芳. 2004. Effects of hydrogen peroxide on sodium current in acutely isolated rat hippocampal CA1 neurons of rat. Toxicology Letters，147：45-52.

152. 杜正清，孟紫强. 2004. 铅对大鼠海马神经元钠电流的抑制作用. 中国药理学与毒理学杂志，18（1）：62-65.

153. 仪慧兰，李红孩，孟紫强. 2004. SO_2 衍生物诱发蚕豆根尖细胞微核. 生态学报，24（2）：368-371.

154. 孟紫强，秦国华，张波，白巨利. 2004. DNA damaging effects of sulfur dioxide derivatives in cells from various organs mice. Mutagenesis，19：465-468.

155. 张波，秦国华，孟紫强. 2004. 二氧化硫对小鼠肾脏的氧化损伤作用. 工业卫生与职业病，30（1）29-31.

2003 年

156. 孟紫强，张波，秦国华. 2003. Sulfur dioxide is a systemic toxic agent. Toxicology，191（1）：28.

157. 张波，刘承云，孟紫强. 2003. 二氧化硫对小鼠脑细胞 DNA 的损伤作用. 山西大学学报（自然科学版），26（3）：257-259.

158. 孟紫强，白伟. 2003. 三氯化铝对大鼠海马 CAI 区锥体细胞瞬间外向钾电流和延迟整流钾电流的影响. 生理学报，55（4）：401-404.

159. 仪慧兰，李新锋，孟紫强. 2003. SO_2衍生物诱发蚕豆根尖细胞微核和后期异常的研究. 植物研究，23（3）：308-311.

160. 杜青平，孟紫强. 2003. 二氧化硫的大鼠肺细胞膜通透性的损伤效应. 中国公共卫生，19（7）：783-785.

161. 白剑英，孟紫强. 2003. 二氧化硫体内衍生物对人胚肺细胞的毒性作用. 中华预防医学杂志，37（4）：300.

162. 孟紫强，张波. 2003. Oxidative damage of sulfur dioxide inhalation on brains and livers of mice. Environmental Toxicology and Pharmacology，13：1-8.

163. 孟紫强，白巨利，耿红，闫广海. 2003. SO_2吸入对大鼠血压的影响. 环境与健康杂志，20（4）：207-209.

164. 白巨利，孟紫强. 2003. 细胞凋亡抑制蛋白的研究进展. 中国公共卫生，19（6）：761-763.

165. 杜青平，孟紫强，袁保红，王茜. 2003. 亚硫酸盐引起小麦幼苗细胞膜透性等改变的机制研究. 西北植物学报，23（6）：938-941.

166. 武冬梅，孟紫强. 2003. SO_2吸入对小鼠抗氧化酶及脂质过氧化的影响. 中国公共卫生，19（5）：515-517.

167. Aidong R，Hang Min，孟紫强. 2003. Protective effects of seabuckthorn seed oil on mouse injury induced by sulfur dioxide inhalation，Inhalation Toxicology，15：1053-1058.

168. 孟紫强，张波. 2003. Oxidative damage of sulfur dioxide inhalation on stomachs and intestines of mice. Inhal Toxicol.，15：1256-1266.

169. 孟紫强，胡敏，郭新彪，李德鸿，潘小川. 2003. 沙尘暴对人体健康影响的研究现状. 中国公共卫生，19（4）：471-472.

170. 仪慧兰，孟紫强. 2003. Genotoxicity of hydrated sulfur dioxide on root tips of Allium sativum and Vicia faba. Mutation Research，537：109-114.

171. 白剑英，孟紫强. 2003. 二氧化硫诱导小鼠脾细胞凋亡与谷胱甘肽水平的关系. 卫生毒理学杂志，17（1）：42-44.

172. 孟紫强，白伟. 2003. SO_2对雄性小鼠睾丸组织的氧化损伤作用. 环境与健康杂志，20（2）：79-80.

173. 孟紫强，秦国华，张波，耿红，白伟，刘承芸. 2003. Oxidative damage of sulfur dioxide inhalation on lungs and hearts of mice. Environmental Research，93：285-292.

174. 孟紫强. 2003. Oxidative damage of sulfur dioxide on various organs

of mice: sulfur dioxide is a systemic oxidative damage agent. Inhalation Toxicology，15：181-195.

175. 孟紫强，耿红，白巨利. 2003. Blood pressure of rats lowered by sulfur dioxide and its derivatives. Inhalation Toxicology，15：951.

176. 武冬梅，孟紫强，耿红，白伟. 2003. SO_2吸入对小鼠谷胱甘肽氧化还原系统的影响. 应用与环境生物学报，9（2）：163-166.

177. 耿红，孟紫强. 2003. 线粒体融合机制研究进展. 细胞生物学杂志，25（1）：17-21.

178. 张波，刘承芸，孟紫强. 2003. 二氧化硫吸入对小鼠各脏器过氧化氢酶活性的影响. 环境与职业医学，20（1）：10-12.

179. 杜青平，孟紫强. 2003. 二氧化硫对大鼠肝线粒体的损伤作用. 中华劳动卫生职业病杂志，21（6）：454-456.

180. 杜正清，孟紫强. 2003. 二氧化硫衍生物对大鼠海马 CA3 区神经元瞬间外向钾电流的影响. 生物物理学报，9（4）：378-382.

181. 杜正清，孟紫强. 2003. 铅对大鼠海马神经元瞬间外向钾电流和延迟整流钾电流的影响. 应用与环境生物学报，9（6）：619-622.

182. 孟紫强. 2003. 氧化应激效应与 SO_2 全身性毒作用研究. 中国公共卫生，19（12）：1422-1424.

183. 孟紫强，耿红，秦国华，张波. 2003. 二氧化硫吸入对小鼠心脏脂质过氧化和抗氧化指标的影响.中华劳动卫生职业病杂志，21（6）：448-449.

184. 孟紫强，白巨利. 2003. 二氧化硫体内衍生物对小鼠海马神经元 DNA 的损伤作用. 中国生物化学与分子生物学报，19（6）：791-794.

185. 杜青平，孟紫强. 2003. 二氧化硫对大鼠肺泡细胞和肺泡灌洗液的生化效应. 环境科学学报，23（6）：828-830.

186. 孟紫强，白巨利. 2003. 二氧化硫对大鼠肺泡巨噬细胞 DNA 的损伤作用. 环境科学学报，23（6）：825-827.

187. 孟紫强，白巨利，耿红. 2003. 二氧化硫对小鼠胃组织氧化损伤的作用. 工业卫生与职业病，29（6）：332-335.

188. 武冬梅，孟紫强. 2003. Effect of sulfur dioxide inhalation on the glutathione redox system in mice and protective role of sea buckthorn seed oil. Arch Environ Contamin Toxicol.，45（3）：423-428.

189. 武冬梅，孟紫强. 2003. 二氧化硫和铅联合染毒对小数遗传物质的损伤. 中国环境科学，23（5）：526-530.

190. 孟紫强，白伟. 2003. SO_2 对小鼠多脏器脂质过氧化作用的研究. 中国公共卫生，19（10）：1213-121.

191. 桑楠，孟紫强. 2003. SO_2代谢衍生物对大鼠海马 CA 区神经元瞬间外向钾电流和延迟态电影响. 动物学报，49（1）：73-80.

192. 桑楠，孟紫强. 2003. 二氧化硫衍生物对大鼠海马神经元外向钾电流特性的影响. 环境与职业医学，20（1）：1-5.

193. 桑楠，孟紫强. 2003. 大鼠海马锥体神经元外向电流特性分析. 山西大学学报（自然科学版）)，26（1）：59-63.

2002 年

194. 桑楠，孟紫强. 2002. 硫酸镁对大鼠海马神经元瞬间外向钾电流和延迟整流钾电流的抑制作用. 药学学报，37（7）.

195. 孟紫强，耿红. 2002. 线粒体 DNA 及其表达的研究进展. 生命的化学，21（6）：500-502.

196. 杜青平，孟紫强，王茜，袁保红. 2002. 亚硫酸盐对小麦幼苗叶组织生长代谢的影响. 西北植物学报，22（6）：1372-1376.

197. 张波，白巨利，孟紫强. 2002. 一些致突变剂和致癌剂分子流行病学的研究进展. 城市环境与城市生态，14（6）：16-19.

198. 孟紫强，耿红，刘海龙. 2002. 6 种吸附材料饮水除氟效果的比较研究. 中国地方病学杂志，21（5）：373-376.

199. 仪慧兰，孟紫强. 2002. SO_2对大蒜根尖细胞遗传损伤作用的研究. 生态学报，22（5）：709-714.

200. 桑楠，孟紫强，王爱英. 2002. SO_2衍生物对油菜毒性的研究. 农业环境保护，21（5）：410-412.

201. 孟紫强，阮爱东. 2002. SO_2污染对小鼠骨髓细胞微粒的诱发作用. 环境科学，23（4）：123-125.

202. 孟紫强，阮爱东，张波，桑楠，张建彪. 2002. SO_2吸入对小鼠骨髓细胞微粒的诱发效应，环境与健康杂志，19（4）：298-299.

203. 孟紫强，张波. 2002. SO_2吸入诱发小鼠骨髓细胞染色体畸变的效应. 中华预防医学杂志，36（4）：229-231.

204. 杜青平，孟紫强，袁保红. 2002. SO_2与 CI 胁迫对小麦幼苗毒性的研究. 农业环境保护，21（4）：328-330.

205. 张波，白伟，孟紫强. 2002. 基因多态性与铅中毒关系的研究. 环境与健康杂志，19（4）：348-349.

206. 孟紫强，耿红. 2002. 线粒体 DNA 突变与线粒体疾病. 癌变 • 畸变·突变，14（3）：253-255.

207. 武冬梅，孟紫强. 2002. 沙棘油对 SO_2 吸入所致小鼠肺氧化损伤的防护效应. 环境与职业医学，19（4）：222-224.

208. 仪慧兰，马良燕，孟紫强. 2002. 二氧化硫衍生物对蚕豆根尖细胞不同分裂时期遗传损伤的研究.应用与环境生物学报，8（4）：383-386.

209. 孟紫强，张波. 2002. Induction effect of sulfur dioxide inhalation on chromosomal aberrations in mouse bone marrow cells. Mutagenesis，17（3）：215-217.

210. 仪慧兰，孟紫强. 2002. Na_2SO_3-$NaHSO_3$ 混合液对大麦幼苗生长和细胞分裂的影响. 植物生态学报，26（3）：303-307.

211. 孟紫强，桑楠. 2002. SO_2 代谢衍生物对在大鼠海马 CAI 区神经元钠电流的影响. 生理学报，54（3）：267-270.

212. 孟紫强，秦国华，张波，阮爱东，张建彪. 2002. SO_2 对小鼠肺细胞 DNA 损伤的研究. 环境科学学报，22（3）：389-392.

213. 桑楠，孟紫强. 2002. SO_2 致突变作用的研究进展. 环境与健康杂志，19（3）：285-286.

214. 孟紫强，杜青平，张建彪. 2002. 维生素 C 抗突变与致突变作用的研究发展. 中国公共卫生，18（3）：381-384.

215. 曲运波，孟紫强，张建彪. 2002. 硒酵母对环磷酰胺诱发骨髓细胞微核的作用. 山西大学学报，25（3）：252-253.

216. 仪慧兰，马良燕，孟紫强. 2002. 二氧化硫衍生物对蚕豆幼苗生长和细胞周期的影响. 植物研究，22（3）：305-309.

217. 孟紫强，桑楠，张波. 2002. Effects of derivatives of sulfur dioxide on micronuclei formation in mouse bone marrow cells in vivo. Bull. Environ. Contaim.Toxicol，69（2）：257-264.

218. 孟紫强，阮爱东，张波，桑楠，张建彪. 2002. SO_2 对小鼠骨髓细胞微核的诱发及沙棘油的防护作用. 山西大学学报，25（2）：168-172.

219. 孟紫强，耿红. 2002. 与线粒体分裂有关的蛋白质研究进展. 生命的化学，22（2）：118-120.

220. 桑楠，孟紫强. 2002. 硫酸镁对大鼠海马 CA 区神经元钠电流的抑制作用. 生理学报，54（6）：539-543.

221. 白剑英，孟紫强. 2002. 短期二氧化硫吸入对小鼠免疫器官的损伤作用. 中国工业医学杂志，15（6）：325-327.

222. 白剑英，孟紫强. 2002. 短期二氧化硫吸入的肝脏毒性研究. 肝脏，

7（4）：243-245.

223. 孟紫强，秦国华，张波，张建彪. 2002. 吸入二氧化硫对小鼠脑细胞 DNA 的损伤作用. 中华预防医学杂志，36（6）：370-373.

224. 桑楠，孟紫强. 2002. Blockade by magnesium of sodium currents in acutely isolated hippocampal CA1 neurons of rat. Brain Research，952：218-226.

225. 孟紫强，张波，阮爱东，桑楠，张建彪. 2002. Micronmche induced by sulfur dioxide inhalation in mouse bone-marrow cells in vivo. Inhalation Toxicology，14：303-309.

226. 张波，孟紫强. 2002. SO_2对小鼠脑组织的氧化损伤. 中国生物化学与分子生物学报，18（1）：120-124.

227. 张波，刘承芸，孟紫强. 2002. 衰老的分子生物学进展. 生命科学研究，6（1）：5-7.

2001 年

228. 孟紫强. 2001. Micronuclei induced by derivatives of sulfur dioxide in mouse bone marrow cells in vivo，Toxicology，164（No，1-3）：100.

229. 孟紫强，张波. 2001. 二氧化硫吸入对大鼠血红细胞的氧化损伤作用. 环境与健康杂志，18（5）：262-264.

230. 孟紫强，张波. 2001. 二氧化硫吸入对大鼠脑组织细胞的氧化损伤作用.中国环境科学，21（5）：464-467.

231. 孟紫强，张波，秦国华. 2001. 二氧化硫对小鼠不同组织器官的氧化损伤作用. 环境科学学报，21（6）：768-773.

232. 张波，孟紫强. 2001. DNA 连接酶的结构与功能，生命的化学，21（2）：119-121.

233. 孟紫强，张连珍. 2001. 吸烟诱发人血淋巴细胞 DNA 氧化损伤的研究，癌变•畸变•突变，13（3）：186-188.

234. 仪慧兰，孟紫强. 2001. SO_2衍生物对大蒜根尖细胞遗传损伤作用的研究 环境科学学报，7.

235. 张波，孟紫强. 2001. DNA 连接酶同功酶的研究进展，生物化学与生物物理进展，28（5）：639-641.

236. 仪慧兰，孟紫强，杜建红. 2001. 亚硫酸氢钠对大蒜有丝分裂周期的影响。 山西大学学报，24（3）：262-264.

237. 仪慧兰，孟紫强. 2001. 亚硫酸氢钠对大蒜幼苗生长和有丝分裂的作用。植物研究，21（3）：384-387.

238. 张波，孟紫强. 2001. 人发铅、锌含量的研究. 城市环境与城市生态，14（4）：8-10.

239. 孟紫强，耿红，张波. 2001. 线粒体 DNA 及其表达的研究进展. 生命的化学，21（6）：500-502.

240. 张波，白巨利，孟紫强. 2001. 一些致突变剂与致癌剂分子流行病学的研究进展. 城市环境与城市生态，14（6）：16-19.

241. 孟紫强，桑楠，张波. 2001. 二氧化硫体内衍生物诱发中国仓鼠肺细胞微核的效应. 环境与健康杂志，18（1）：7-10.

2000 年

242. 孟紫强，桑楠. 2000. 二氧化硫体内衍生物诱发 CHL 细胞染色体畸变的效应. 中国环境科学，20（1）：8-12.

243. 孟紫强，桑楠. 2000. 二氧化硫体内衍生物诱发小鼠骨髓嗜多染红细胞微核的效应. 环境科学学报，20（2）：239-243.

244. 孟紫强，秦国华. 2000. 维生素 E 的抗诱变性及其机理. 癌变、畸变、突变，12（4）， 242-5.

245. 孟紫强，杜青平. 2000. 松胞素 B 对人血淋巴细胞和 CHL 细胞微核率的影响. 应用与环境生物学报，6（4）：341- 343.

246. 孟紫强，孟宁宇. 2000. Effects of arsenic on blast transformation and DNA synthesis of human blood lymphocytes，Chemosphere，41：115-119.

1999 年

247. 张 波，孟紫强. 1999. 空气氟化物污染对工人淋巴细胞微核的诱发. 应用与环境生物学报，5（6）：598-600.

248. 张连珍，孟紫强. 1999. 放射科和肿瘤科护士血液淋巴细胞遗传损伤的研究，山西大学学报，22（1）：84-86.

249. 孟紫强. 1999. Polymerases chain reaction based deletion screening of bisulfite（sulfur dioxide）-enhanced gpt mutants in CHO-AS52 cells. Mutation Res.，425：81-85.

1998 年

250. 孟紫强. 1998. Age and sex related differences in zinc and lead levels in human hair. Biol Trace Elem Res.，61：79-87.

251. 孟紫强. 1998. 应用单细胞微凝胶电泳技术研究氯化镉对人血淋

巴细胞 DNA 损伤的效应. 广东微量元素科学，5（6）：4-8.

252. 孟紫强，张连珍. 1998. 应用单细胞微凝胶电泳技术研究细胞 DNA 损伤的原理与方法. 癌变 • 畸变 • 突变，10（6）：377-382.

253. 孟紫强，张连珍. 1998. 应用彗星试验研究细胞 DNA 损伤的原理与方法. 中国公共卫生，14（7）：425-427.

254. 孟紫强，张连珍. 1998. 单细胞微凝胶电泳技术及其在人血淋巴细胞 DNA 损伤研究中的应用. 遗传学报，25（4）：294-300.

255. 孟紫强，张波. 1998. 氟化物细胞遗传毒理效应的研究进展，中国公共卫生学报，17（1）：58-60.

256. 孟紫强，张连珍. 1998. 应用 SCGE 技术研究细胞 DNA 损伤的原理与方法.中国生物化学与分子生物学报，14（5）604-609.

257. 孟紫强. 1998. 砷的分子毒理学研究进展. 中国公共卫生，14（9）570-574.

1997 年

258. 孟紫强. 1997. Molecular analysis of sponteneous and arsenite induced mutations at the gpt locus in Chinese hamster ovary cells. Chinese Journal of Genetics，24（4）：263-269.

259. 孟紫强，孟华千. 1997. Chromsomal aberrations and micronuclei in lymphocytes of workers in a phosphate fertilizer factory. Mutation Res.，393（3）：283-288.

260. 孟紫强. 1997. 砷的分子毒理学研究进展，癌变 • 畸变 • 突变，9（5）324-326.

261. 张波，孟紫强. 1997. 砷的致癌、致畸及致突变作用的研究的最进展. 癌变、畸变、突变，9（3）.

262. 孟紫强. 1997. 应用 ^{32}P-后标记技术对苯醌和氢醌处理人血淋巴细胞形成 DNA 加合物的研究.中国环境科学，17（3）：272-275.

263. 孟紫强. 1997. 中国田鼠卵巢细胞 gpt 基因自发和亚砷酸钠诱发突变的分子分析. 遗传学报，24（5）：403-409.

264. 孟紫强. 1997. 中国田鼠卵巢细胞自发和亚硫酸氢钠诱发突变的 gpt 基因分子分析. 中国环境科学，17（2）：171-175.

265. 张波，孟紫强. 1997. 接触氟化物工人外周血淋巴细胞染色体畸变的研究，中国公共卫生学报，16（6）：366-367.

266. 郭翠花，孟紫强. 1997. 太原市地表土砷含量分布及污染评价，农业环境保护，16（2）：61-64.

267. 孟紫强，祝玉珂. 1997. 太原地区绿化植物受氯气伤害的特征及其抗性的研究，城市环境与城市生态，10（3）：4-7.

1996 年

268. 孟紫强，谢武雄. 1996. Polymorase chain reaction- based deletion analysis of spontaneous and arsenite-enhanced gpt mutants in CHO-AS52 cells. Mutation Res.，356（2）：255-259.

269. 张波，孟紫强. 1996. 汞和镍对人血淋巴细胞转化和 DNA 合成的效应，中国环境科学，16（6）：452-455.

270. 孟紫强. 1996. 砷细胞遗传毒理学研究的最近进展，城市环境与城市生态，9（2）：51 -54.

1995 年

271. 孟紫强，孟华千. 1995. Sister-chromatid exchanges in lymphocytes of workers at a phosphate fertilizer factory. Mutant. Res.，334：243-246.

272. 孟紫强，孟华千. 1995. 氟化物对人血淋巴细胞 SCE 的诱发，中国环境科学，15（1）：68-71.

273. 张波，孟紫强. 1995. 大气污染与健康的研究，城市环境与城市生态，8（4）：15-18.

1994 年

274. 孟紫强. 1994. Efects of Arsenic on DNA Synthests in human lymphocytes. Archves of Environmetal Contamination and Toxicology，25（4）：525-528.

275. 孟紫强. 1994. Effects of inorganic arsenicals on DNA synthesis in unsensitized human blood lymphocytes in vitro. Biol.Trace Elem.Res.，42：201-208.

276. 孟紫强，张连珍. 1994. 亚硫酸氢钠（SO_2）对人血淋巴细胞染色体畸变，姊妹染色单体互换，及微核的诱发效应. 遗传学报，（1）：1-6.

277. 孟紫强. 1994. 二氧化硫对人血淋巴细胞的遗传毒理效应，城市环境与城市生态，7（4）：17-21.

278. 孟紫强，孟华千. 1994. 砷对人血淋巴细胞转化和 DNA 合成的效应，中国环境科学，14（2）：134-138.

1993 年

279. 孟紫强. 1993. Effects of Arsenic on DNA Synthesis in human lymphocytes Stimulated by phytoheagglutinin，Biol. Tr. Element Res.，39（1）：73-75.

280. 孟紫强. 1993. Chromosomal aberrations，sister chromatid exchanges and micronuclei induced in human lymphocytes by sodium bisulfite（Sulfur dioxide）. China Environmental Science，4（1）：41-47.

281. 孟紫强. 1993. 砷对人血淋巴细胞 DNA 合成的效应，中国环境科学，13（3）：174-179.

282. 孟紫强，高昆，武翠清. 1993. 无机砷化合物对人血淋巴细胞分裂和 DNA 合成的效应. 山西大学学报，16（4），467-473.

1992 年

283. 孟紫强，张连珍. 1992. Cytogenetic damage induced in human lymphocytes by Sodium bisulfite. Mutation Research，298：63-69.

284. 孟紫强. 1992. 对氨基苯酸对人类培养细胞中 *N*-乙酰转移酶活性的效应. 中国环境科学，12（2）：104-107.

1991 年

285. 孟紫强. 1991. Effects of four chemicals on *N*-acetyltransferase activities in human U937 cell line. Acta Pharmacologica Sinica，12（1）：24-27.

286. 孟紫强. 1991. The effects of P- aminobenzoic acid on *N*- acety ltransferase activities in human cultured cells. China Environmental Science，2（2）：182-187.

287. 孟紫强，张连珍，马幼平. 1991. 硫酸厂工人外周血淋巴细 SCE 的观察，癌变・畸变・突变，3（1）：52-53.

288. 孟紫强，张连珍，张珂. 1991. 硫酸厂工人外周血淋巴细胞染色体畸变的研究（转载）. 癌变・畸变・突变，3（2）：38.

1990 年

289. 孟紫强，张连珍. 1990. Chromosomal aberrations and sister-chromatid exchanges of lymphocytes of workers exposed to sulphur dioxide. Mutation Research，241（1）：15-20.

290. 孟紫强，张连珍. 1990. Observation of frequecies of lymphocytes

with micronuclei in human peripheral blood cultures from workers in a sulphuric acid factory. Environmental and Molecular Mutagenesis，15（4）：218-220.

291. 孟紫强，张连珍，张珂. 1990. 硫酸厂工人外周血淋巴细胞染色体畸变的研究. 中国环境科学，10（5）：360-363.

1989 年

292. 孟紫强，张连珍，张珂. 1989. Chromosomal aberrations in sulphur dioxie-exposed workes. China Environmental Scifne，1：90-95.

293. 孟紫强，张连珍，郑卫萍. 1989. 硫酸厂工人外周血淋巴细胞微核率的研究. 环境科学学报，9（1）：125-128.

294. 孟紫强，张连珍. 1989. 二氯化汞对人外周血淋巴细胞的遗传毒性及硒的防护作用. 环境科学，10（2）：7-9-49.

1988 年

295. 孟紫强，张连珍. 1988. DNA 碱解旋速率法及其在 DNA 损伤研究中的应用. 环境科学学报，8（1），56-60.

296. 孟紫强. 1988. 小鼠白血病细胞核 RNA 在与 DNA 杂交反应中的变化. 遗传，10（1）：17-19.

297. 孟紫强. 1988. ^{60}Co-γ 射线诱发的中国田鼠 V79 细胞和小鼠胸腺细胞 DNA 单链断裂及其修复的研究. 辐射防护，8（6）：447-450.

298. 孟紫强. 1988. 肿瘤免疫肝 RNA 对肿瘤生长动态的影响. 肿瘤防治研究，15（2）：63-65.

299. 孟紫强，张连珍. 1988. 小鼠脾细胞 DNA 合成实验技术及其影响因素的研究. 山西大学学报（自然科学版），（3）：109-114.

1987 年

300. 孟紫强. 1987. Complexity of hybridization change of uclear RNA synthesized after Gamma-irradiation in mouse splenocytes，“ 3rd China -Japan bilateral Symposium on Radiation Chemistry”，360-367.

301. 孟紫强. 1987. 带瘤小鼠肝 RNA 的抑瘤效应. 癌症，6(4):261-263.

302. 孟紫强. 1987. γ 线照射引起哺乳动物细胞 DNA 单链断裂与重接的研究. 中华放射医学与防护杂志，7（5），351-353.

303. 孟紫强. 1987. 哺乳动物细胞 DNA 单链断裂与重接修复的研究.

辐射研究与辐射工艺学报，5（4）：14-18.

1986 年

304. 孟紫强. 1986. 小鼠脾细胞受电离辐射后立即合成的核 RNA 与 DNA 杂交反应的变化. 辐射研究与辐射工艺学报，6（4）：1-7.

305. 孟紫强. 1986. 几种因素对[3]H-胸腺嘧啶核苷掺入小鼠脾细胞 DNA 的影响. 动物学报，32（2）：94-95.

306. 孟紫强. 1986. ^{60}Co-γ 线照射对小鼠脾细胞 DNA，RNA 及蛋白质合成的影响. 辐射防护，6（3）：202-206.

307. 孟紫强，赵宝祈. 1986. γ 线照射对小鼠甲状腺细胞 DNA、RNA 及蛋白质合成的影响. 中华放射医学与防护杂志，6（5）：342-344.

1984 年

308. 孟紫强. 1984. 带瘤小鼠对玻片肉瘤的免疫性. 肿瘤防治研究，11（4）：236-238.

1981 年

309. 孟紫强. 1981. 带瘤小鼠肝核糖核酸对移植性肿瘤的抑制效应. 天津医学院学报，（2）：28-38.

1978 年

310. 孟紫强. 1978. 大骨节病病理形态学改变的研究. 山西医药杂志，（2）：55-59.

311. 孟紫强. 1978. 从大骨节病病理形态和生理生化学改变探讨本病的实质、发病机制及预防治疗. 地方病防治研究动态（辽宁省地方病研究所编辑出版），（13）：43-50.

1977 年

312. 孟紫强. 1977. 大骨节病患者血、尿羟脯氨酸含量的初步探讨. 山西医药杂志，（4），35-37.